Gerd Ludwig   Julian Frick   Erwin Rovan

Praxis der Spermatologie

Springer

Berlin
Heidelberg
New York
Barcelona
Budapest
Hongkong
London
Mailand
Paris
Santa Clara
Singapur
Tokio

Gerd Ludwig   Julian Frick   Erwin Rovan

Praxis der Spermatologie

Atlas und Anleitung

2., überarbeitete und erheblich erweiterte Auflage

Mit Beiträgen von

Wolfgang Küpker, Safaar Al-Hasani, Klaus Diedrich,
Wolfgang Weidner, Wolf-Hartmut Weiske und Fred Maleika

Mit 139 überwiegend farbigen Abbildungen
in 252 Einzeldarstellungen
und 21 Tabellen

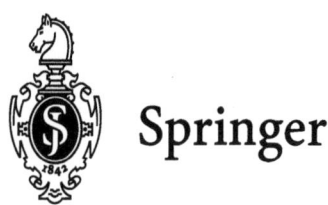

Springer

Professor Dr. GERD LUDWIG
Urologische Klinik
der Städtischen Kliniken Frankfurt a. M.-Höchst
Gotenstraße 6–8
65929 Frankfurt am Main-Höchst

Professor Dr. JULIAN FRICK
Urologische Abteilung
der Landeskrankenanstalten Salzburg
Müllner Hauptstraße 48
A-5020 Salzburg

Universitäts-Dozent Dr. ERWIN ROVAN
Zoologisches Institut
der Universität Salzburg
A-5020 Salzburg

Die Deutsche Bibliothek – CIP-Einheitsaufnahme
Ludwig, Gerd: Praxis der Spermatologie : Atlas und Anleitung ; mit
21 Tabellen / Gerd Ludwig ; Julian Frick ; Erwin Rovan. Mit Beitr. von Wolfgang Küpker . . .
– 2., überarb. und erheblich erw. Aufl. – Berlin ; Heidelberg ; New York ; Barcelona ; Budapest ;
Hongkong ; London ; Mailand ; Paris ; Santa Clara ; Singapur ; Tokio : Springer, 1996
ISBN-13: 978-3-642-64688-1   e-ISBN-13: 978-3-642-61088-2
DOI: 10.1007/978-3-642-61088-2
NE: Frick, Julian:; Rovan, Erwin:

Einbandgestaltung: design & production GmbH, Heidelberg
Gesamtherstellung: Fa. Appl, Wemding
SPIN: 10484492   21/3133 – 543210 Gedruckt auf säurefreiem Papier

Vorwort zur 2. Auflage

Die Ejakulatanalyse, das sog. Spermiogramm, ist der zentrale Untersuchungsgang in der andrologischen Abklärung einer ungewollt kinderlosen Partnerschaft. Wenn auch erst weitere wichtige Parameter wie Anamnese, körperliche Untersuchung, Hormonanalysen und -tests, biochemische, mikrobiologische, immunologische und genetische sowie histologische und histochemische Untersuchungen die abschließende Beurteilung der männlichen Fruchtbarkeit erlauben, bleibt das Spermiogramm richtungsgebender Gradmesser in der Abschätzung der Fertilitätschance.

Hinzu kommt, daß in den letzten Jahren verbesserte Techniken der sog. assistierten Reproduktion die Bedeutung einer exakten morphologischen und funktionellen Spermaanalyse noch heraufgesetzt haben.

Aufgrund der oben aufgeführten Vielfalt der andrologischen Untersuchungstechniken befassen sich heute Urologen, Gynäkologen, endokrinologisch und immunologisch ausgerichtete Internisten, interessierte Allgemeinmediziner und Laborärzte ebenso mit der praktischen Spermaanalyse wie die Dermatologen, die in früheren Jahrzehnten aus historischen Gründen in Deutschland fast ausschließlich die Andrologie vertraten und hier Pionierarbeit leisteten.

All diese verschiedenen medizinischen Fachrichtungen wollen wir mit diesem Buch ansprechen.

Wir beschränken uns im Hinblick auf die Belange der täglichen Praxis dabei bewußt auf das Spermiogramm, das wir anhand zahlreicher Abbildungen stufenweise und rezeptartig darstellen wollen, wobei der morphologischen Beurteilung der normalen und pathologischen Spermatozoenformen und sonstigen zellulären Elemente im reich bebilderten Atlasteil ein großer Anteil eingeräumt wurde.

Im Hinblick auf eine zusätzliche Entscheidungshilfe bei der Evaluierung der Fertilisierungschancen auf natürlichem Weg sowie der Konzeptionschancen durch homologe Insemination bzw. In-vitro-Fertilisation haben wir ein neues Kapitel über Akrosom und akrosomale Reaktion eingefügt.

Als u. E. für die Praxis einzigen relevanten immunologischen Test haben wir dem MAR-Test ein eigenes Kapitel eingeräumt.

Das Kapitel „Penetrations- und Fertilisationstests" wurde in „Erweiterte spermatologische Funktionsdiagnostik" umbenannt und in bewährter Weise von Wolf-Hartmut Weiske und Fred Maleika dem derzeitigen Wissensstand angepaßt.

Die enormen Ergebnisverbesserungen, die die extrakorporalen Befruchtungstechniken, insbesondere durch die intrazytoplasmatische Spermatozoeninjektion (ICSI) – ggf. durch vorbereitende mikrochirurgische epididymale Spermatozoenaspiration (MESA) bzw. testikuläre Spermatozoenextraktion (TESE) – erfahren haben, eröffnen nun auch bei früher aussichtslosen Fällen mit hochpathologischem Ejakulat berechtigte Hoffnungen. Gerade hier ist die kollegiale Zusammenarbeit von auf diesem Gebiet spezialisierten Gynäkologen und andrologisch versierten Urologen besonders wichtig und fruchtbar.

Wolfgang Küpker und Safaar Al-Hasani haben dankenswerterweise zusammen mit Klaus Diedrich, dem Leiter der erfolgreichen Lübecker Gruppe, das ausführliche neue Kapitel über die „Techniken der assistierten Reproduktion" übernommen.

Besonders im Hinblick darauf, daß diese neuen Techniken bislang wegen ihres Aufwands und der noch relativ hohen Kosten zunächst noch einigen Zentren vorbehalten sind, kommt der Kryokonservierung von Sperma bei andrologisch tätigen Ärzten in Kliniken und Praxen eine enorm gestiegene Bedeutung zu. So ist es vorstellbar, daß das Paar nicht mehr zu einem derartigen Zentrum reisen muß, sondern nur noch die hormonal vorbehandelte Frau zum Zeitpunkt des Eisprungs mit dem beim behandelnden Andrologen solange kryokonservierten Sperma ihres Mannes in der Handtasche. Dieser zugegebenermaßen noch etwas zukunftsvisionären Vorstellung wurde mit einem abschließenden Kapitel über die Kryokonservierung Rechnung getragen.

Auch bei dieser 2. Auflage ist es uns eine angenehme Pflicht, folgenden hilfreichen Mitarbeiterinnen und Mitarbeitern herzlich zu danken: Frau Eva Potyka für ihre Hilfe bei der Erstellung der Spermiogramme, Herrn Wolf-Dieter Körner für die Anfertigung der Zeichnungen, Frau Daniela Schwarzwälder für die kritische Durchsicht der 1. Auflage, Frau Eleonore Milz für die Erstellung der Schreibarbeiten, Herrn Dr. Rolf Leissner und Frau Eva Brandes-Hölzer für die Hilfe bei der Korrektur.

Unser besonderer Dank gilt dem Springer-Verlag, vor allem Frau Marga Botsch und Frau Dr. Carol Bacchus, für die erneut gute Zusammenarbeit und die trotz Erweiterung gleichbleibend hervorragende Ausstattung.

Wir hoffen, daß das Buch seinem Anspruch, ein praktischer, stets griffbereiter Ratgeber bei der Erstellung und Beurteilung eines Spermiogramms einschließlich der erweiterten Funktionsdiagnostik zu sein, ebenso gerecht wird, wie es Einführung sein soll in die Vorbereitung einer Insemination, die Abschätzung der Chancen für eine In-vitro-Fertilisation und die neuen assistierten Fertilisationstechniken.

GERD LUDWIG   Frankfurt-Höchst
                                                Im Frühjahr 1996

Inhalt

KAPITEL 3

Erweiterte spermatologische Funktionsdiagnostik

W.-H. WEISKE und F. MALEIKA

KAPITEL 4

Techniken der assistierten Reproduktion

W. KÜPKER, S. AL-HASANI und K. DIEDRICH

Mitautoren

Prof. Dr. med. KLAUS DIEDRICH
Direktor der Klinik für Frauenheilkunde
und Geburtshilfe
Medizinische Universität zu Lübeck
Ratzeburger Allee 160
23562 Lübeck

Dr. med. SAFAAR AL-HASANI
Klinik für Frauenheilkunde
und Geburtshilfe
Medizinische Universität zu Lübeck
Ratzeburger Allee 160
23562 Lübeck

Dr. med. WOLFGANG KÜPKER
Klinik für Frauenheilkunde
und Geburtshilfe
Medizinische Universität zu Lübeck
Ratzeburger Allee 160
23562 Lübeck

Dr. med. FRED MALEIKA
Gynäkologische Praxis
Lessingstraße 9
70174 Stuttgart

Prof. Dr. med. WOLFGANG WEIDNER
Direktor der Urologischen Klinik
Klinikum der Justus-Liebig-Universität
Klinikstraße 37
35392 Gießen

Dr. med. WOLF-HARTMUT WEISKE
Urologische Praxis
König Karl-Straße 38
70372 Stuttgart

Einleitung

Etwa 15 % aller Ehen, das ist fast jede 6., bleiben ungewollt kinderlos (Schill 1980; Lipshultz u. Howards 1983; Swerdloff et al. 1985). Dieser Prozentsatz hat sich in den letzten Jahren durch ein Hinauszögern des Kinderwunsches auf einen späteren Lebensabschnitt in Deutschland sogar auf 20 % erhöht (Bruckert 1991). Hinzu kommt, daß es angeblich in den letzten 50 Jahren zu einer dramatischen Abnahme der Ejakulatqualität in den Industrienationen gekommen ist (Carlsen et al. 1992), einer Behauptung, die allerdings durch neuere Daten in Frage gestellt wird (Olson et al. 1995).

Besteht der Zustand der ungewollten Kinderlosigkeit trotz versuchter Konzeption länger als ein Jahr, so spricht man von primärer Infertilität (Simmons 1956). Dann, spätestens jedoch nach 2 Jahren, sollte eine ausführliche andrologische Untersuchung erfolgen, da sich gezeigt hat, daß der Behandlungserfolg einer Infertilität um so schlechter ist, je länger sie bestanden hat (Lamb 1972).

Da Mann und Frau je zu etwa 50 % ursächlich an der Sterilität beteiligt sind, sollte der Mann wegen der geringeren Invasivität der erforderlichen andrologischen Tests als erster untersucht werden.

Eine exakte Erhebung der Vorgeschichte, wobei neben der üblichen Anamnese auch die Sozialanamnese und die Erfragung sexueller Gewohnheiten und Praktiken festgehalten werden müssen, steht am Anfang der andrologischen Abklärung.

Es schließt sich eine eingehende körperliche Untersuchung an, bei der neben Inspektion und Palpation des äußeren Genitales und der rektalen Palpation von Prostata und Bläschendrüsen auch der Beurteilung des Gesamthabitus, dem Verhältnis der Ober- zur Unterlänge, der Körperbehaarung sowie der männlichen Brust besondere Beachtung geschenkt werden müssen.

Anamnese und allgemeine körperliche Untersuchung sind also die beiden wichtigsten ersten Schritte bei der Erstellung des Fertilitätsstatus (Einzelheiten in den folgenden empfehlenswerten Lehrbüchern: Krause et al., Enke 1991; Schirren, Karger 1982 a; Hargreave, 1994; Lipshultz u. Howards, 1983).

Wenn auch die männliche Fertilität von mehreren unterschiedlichen Faktoren abhängt, die sich teilweise gegenseitig beeinflussen (Anatomie, Genetik, Hormone, Biochemie des Seminalplasmas, Begleiterkrankungen, funktionelle Ejakulationsstörungen u. a.), bleibt die makroskopische und mikroskopische Ejakulatanalyse – das Spermiogramm, evtl. unter Einbeziehung einer erweiterten spermatologischen Funktionsdiagnostik – die zentrale andrologische Untersuchungstechnik (MacLeod 1964; Eliasson 1971; MacLeod 1974; Amelar u. Dubin 1977; Zukerman et al. 1977; Hofmann 1979; Eliasson 1981; Schirren 1982; Hofmann et al. 1982; Schill u. Dasilva 1983; Kiessling 1984).

Wir wollen uns daher in diesem Buch entsprechend seinem Titel mit der praktischen Spermatologie befassen und im folgenden eine Schritt-für-Schritt-Anleitung zur Ejakulatanalyse geben sowie die Differenzierung der Spermatozoenpathologie anhand zahlreicher beispielhafter Abbildungen vor Augen führen.

Da die praktische Spermatologie durch die Möglichkeiten der assistierten Reproduktionstechniken eine vermehrte Bedeutung in neuen Dimensionen bekommen hat, ist es ferner unser

Anliegen, den andrologisch tätigen Arzt durch eine erweiterte praktische Spermatologie in die entsprechenden Tests einzuführen und ihm zu helfen, diese vorzubereiten.

KAPITEL 1

Andrologische Nomenklatur

Ejakulat	= Sperma = Samen
Spermatozoon	= Samenzelle
Plural: Spermatozoen (früher und auch heute noch manchmal Spermien)	= Samenzellen
– *spermie*	= Volumen des Spermas
Aspermie	= kein Sperma
Hypospermie	= zu wenig Sperma (< 2 ml)
Hyperspermie	= zu viel Sperma (> 6 ml)
Hämatospermie oder Hämospermie	= blutiges Sperma
Pyospermie oder Leukozytospermie	= eitriges Sperma
– *zoospermie*	= Spermatozoen im Sperma
Azoospermie	= keine Spermatozoen im Sperma

Oligozoospermie	= < 20 Mio. Spermatozoen/ml
Polyzoospermie	> 250 Mio. Spermatozoen/ml
Asthenozoospermie	= herabgesetzte Motilität (< 50 % Spermatozoen mit Vorwärtsprogression)
Teratozoospermie	= > 30 % deformierte Spermatozoen
Nekrozoospermie	= nur tote Spermatozoen (durch Eosintest gesichert)
Kryptozoospermie	= sehr wenige (< 1 Mio./ml oft erst im Sediment entdeckte Spermatozoen)
Globozoospermie	= nur rundköpfige Spermatozoen
OAT-Syndrom	= *Oligo-Astheno-Teratozoospermie-Syndrom*

KAPITEL 2

Ejakulatanalyse (Spermiogramm)

2

2.1
Das Ejakulat:
Zusammensetzung und Transport

Die Gesamtheit aller auf dem Höhepunkt der sexuellen Reizung meist in Kombination mit einem Orgasmus aus der Harnröhre ausgestoßenen Samenbestandteile bezeichnet man als Ejakulat.

Dieses Ejakulat besteht aus einem Gemisch von Sekreten der in die Harnröhre mündenden Cowper- und Littré-Drüsen, der Prostata, der Bläschendrüsen, der Ductus deferentes, der Nebenhoden und der im Hoden gebildeten Spermatozoen. Die Hauptfunktion dieses komplexen Gemisches dürfte im Transport der Spermatozoen zur Cervix uteri liegen (Heite u. Wokalek 1980; Urry 1985).

Spermatozoentransport. Die Sertoli-Zellen schieben die noch unbeweglichen Spermatozoen eingebettet in ein Sekret in die Lumina der Hodentubuli. Von dort gelangen die Samenfäden passiv in die Ductuli efferentes und in den Nebenhodengang. Während ihres Transports durch den langen, meanderähnlich aufgeknäulten Ductus epididymis machen die Spermatozoen einen Reifungsprozeß durch. Sie werden beweglich und erhalten erst jetzt ihre fertilisierende Kapazität (Mann u. Lutwak-Mann 1981).

Nach dem Verlassen des Nebenhodenschwanzes durchwandern die Spermatozoen – bei der Ejakulation durch peristaltikähnliche Kontraktionen des Nebenhodens und des Samenleiters unterstützt – den 40 cm langen Ductus deferens. Die im Nebenschluß hinter den Ampullen der Ductus deferentes mündenden Bläschendrüsen geben ein stark fruktosehaltiges Sekret hinzu, dessen Volumen 50–80 % des Gesamtejakulats ausmacht. Das Prostatasekret hat einen Anteil von 15–30 % an der Samenflüssigkeit und enthält vor allem Zitronensäure und saure Phosphatase (Mann 1974).

Ejakulation. Zu Beginn der Ejakulation kontrahieren sich zunächst die Ductuli efferentes testis zwischen Hoden und Nebenhoden. Diese Kontraktionen setzen sich über den Nebenhoden zum Ductus deferens fort. Gleichzeitig kontrahieren sich die Bläschendrüsen und die Drüsengänge der Prostata. Es kommt so zu einer Bereitstellung dieses Gemisches aller Sekrete in der Pars prostatica der Harnröhre. Dieser Vorgang wird als *Emission* bezeichnet.

Wenn die eigentliche Ejakulation beginnt, kontrahiert sich der innere Harnblasensphinkter und verhindert auf diesem Weg eine retrograde Ejakulation. In dem Moment, wo die Samenflüssigkeit ausgestoßen wird, entspannt sich der Sphinkter externus, es erfolgt eine synchrone Kontraktion der perinealen Muskulatur (vor allem M. bulbocavernosus und M. ischiocavernosus) bei geschlossenem inneren und geöffnetem äußeren Sphinkter, wodurch die Austreibung des Samens durch die Harnröhre nach außen erfolgt. Der hierbei erzeugte Druck ist so groß, daß das Ejakulat stoßweise fraktioniert herausgeschleudert wird.

Man unterscheidet üblicherweise 4 Ejakulatfraktionen (Heite u. Wokalek 1980; Schirren 1982 a)

1. die präejakulatorische Fraktion,
2. die Vorfraktion,
3. die Hauptfraktion,
4. die Schlußfraktion.

Die *präejakulatorische Fraktion* tritt mit zunehmender sexueller Erregung auf. Die Sekrete werden von den Cowper-Drüsen und den Littré-Urethraldrüsen sezerniert. Es handelt sich um ein wasserklares, eiweißhaltiges Sekret von schleimiger, mäßig visköser Konsistenz, welches möglicherweise der Neutralisation von Urinresten in der Urethra dient und zusätzlich den Urethralkanal für die spätere Entleerung der folgenden Spermaplasmafraktionen gleitfähiger macht.

Die *Vorfraktion* entstammt der Prostata. Sie gibt dem Gesamtsperma den typischen „kastanienblütenähnlichen" Geruch. Sie enthält zahlreiche Prostatafermente, deren Aufgabe die Verflüssigung des aus Nebenhoden und Ductus deferens kommenden Spermatozoenkoagulats ist.

Die *Hauptfraktion* besteht aus einer Mischung von gallertigen und flüssigen Bestandteilen. Sie entstammen einerseits der Prostata und entsprechen somit teilweise der Vorfraktion, andererseits von Bläschendrüsen und den Sekreten von Hoden und Nebenhoden.

Vorfraktion und Hauptfraktion enthalten den überwiegenden Anteil der Spermatozoen.

Die *Schlußfraktion* wird ausschließlich aus dem Sekret der Bläschendrüsen gebildet. Sie ist vollkommen gallertig, wobei in den festen Massen vielfach unbewegliche Spermatozoen eingeschlossen sind.

Die Gesamtheit dieses Ejakulats wird bei der Erstellung des sog. Spermiogramms analysiert, weshalb exakter von *Ejakulatanalyse* gesprochen werden sollte. Üblicherweise genügt es, als orientierende Fertilitätsuntersuchung die in Tabelle 1 aufgeführten Parameter zu bestimmen. Zur Beurteilung der Fertilitätschance – eine andere Aussage ist nicht möglich und auch diese nur im Zusammenhang mit der gesamten andrologischen Untersuchung verwertbar – müssen mindestens 2 Ejakulatanalysen im Abstand von mindestens 14 Tagen erstellt werden. Ist eines der beiden Ejakulate pathologisch verändert, sollte ein 3. Ejakulat evtl. auch noch mehr nach weiteren 2–4 Wochen untersucht werden.

Tabelle 1. Das Spermiogramm (= Ejakulatanalyse) erlaubt eine Aussage über:

- Farbe, Geruch (milchig-trüb, kastanienblütenartig)
- Verflüssigungszeit (10–30 Minuten)
- Viskosität
- Volumen (2–6 ml)
- pH-Wert (7,2–7,8)

  Nativpräparat

- Agglutination (möglichst keine)
- Motilität (50 % Globalmotilität, mindestens 25 % schnelle Progressivmotilität)

  Zählkammer

- Anzahl (40–800 · 10^6 pro Ejakulat)
- Konzentration (20–250 · 10^6 Spermatozoen/ml)

  gefärbter Ausstrich

- Morphologie der Spermatozoen (30 % normale Formen)
- Differenzierung der „Rundzellen"

  Eosintest

- Vitalität 75 % lebende Spermatozoen)

Schwankungen. Auch innerhalb desselben Individuums gibt es Schwankungen in der Qualität der Spermatozoenanzahl und der Spermatozoenmotilität von Tag zu Tag. Die Schwankung der Spermatozoendichte beim normalen Mann beträgt zwischen 35 und 79 Mio./ml (Titmar 1978; Porath 1988).

Andere Autoren fanden in bezug auf Spermatozoengeschwindigkeit, Spermatozoenbewegungslinearität und maximaler seitlicher Spermatozoenkopfauslenkung sowie der Schlagfrequenz bei gesunden Freiwilligen nur eine niedrige Schwankung dieser Bewegungsparameter (Knuth et al. 1988).

Sicher ist, daß die Spermatozoenanzahl mit zunehmender sexueller Frequenz abnimmt (Lampe u. Masters 1956; Freund 1963; Confino et al. 1985; Levin et al. 1986).

Saisonvariationen werden unterschiedlich beurteilt: Tjoa et al. (1982) lehnen sie für den Menschen ab, während Baker et al. (1981) in Australien im Winter eine geringere und im Sommer eine höhere Beweglichkeitsrate fanden.

Klimatische Hitze (Sommer, heiße Länder) hat nach anderen Autoren keinen negativen Einfluß auf die männliche Reproduktionsfähigkeit (Levine et al. 1992), wohl aber eine lokale Überwärmung des Skrotalinhalts (Kandeel et al. 1988).

Die Altersschwankungen sind gering. In den reproduktiven Jahren bleibt der Ejakulatbefund ziemlich konstant, wenn es auch tendenziös zu einer Motilitätsverschlechterung ab dem 40. Lebensjahr kommen soll (MacLeod 1951).

Auch altersabhängige morphologische Veränderungen wurden beschrieben (Bujan et al. 1988).

Bei Untersuchungen von Langzeitvariationen der Spermaparameter wurde zwar keine signifikante Abweichung mit zunehmendem Alter festgestellt, es zeigten sich jedoch bei individuellen Patienten – ungeachtet der weitgehend konstanten Mittelwerte – ausgeprägte Schwankungen von einer Untersuchung zur anderen (Krause 1984). Dies unterstreicht die Wichtigkeit der Forderung, mindestens 2 Ejakulatanalysen als Basisuntersuchung vorzunehmen.

Hingegen gibt es erhebliche Schwankungen unter dem Einfluß von Begleiterkrankungen, vor allem Virusinfektionen, die so stark sein können, daß die Fertilitätschance auch noch Wochen nach einer entsprechend durchgemachten Infektion scheinbar unmöglich sein kann. Beobachtet wurde dieses Phänomen vor allem bei Masern, Hepatitis oder der infektiösen Mononukleose (MacLeod 1964; Schill 1985 b). Grundsätzlich können jedoch auch andere Viruserkrankungen derartige vorübergehende Spermatozoendepressionen verursachen (Schneider u. Scheuerlein 1946; Callomon u. Wilson 1956; Niermann 1960; Niermann u. Nolting 1971). Der Effekt ist reversibel, wenn nicht wie bei der bekannten Mumpsorchitis beide Hoden in ein lokal entzündliches Geschehen einbezogen wurden, aus dem eine narbige Hodenatrophie resultieren kann (Kiessling 1960; Niermann 1960; Scott 1960; Schirren u. Thiesenhausen 1972; Chan et al. 1994; Leib et al. 1994).

Streß korreliert hochsignifikant mit einer verminderten Motilität und einer verringerten Spermatozoenkonzentration (Trummer et al. 1995).

2.2
Ejakulatgewinnung und sexuelle Karenz

Die Ejakulatgewinnung erfolgt durch Masturbation nach einer 3- bis 5tägigen sexuellen Karenz. Eine verkürzte Karenz vermindert individuell unterschiedlich die Samenqualität, während eine über 5 Tage hinausgehende keine Verbesserung bringt (MacLeod u. Gold 1954; Schwartz et al. 1979; Krause u. Rothauge 1991, Schirren 1982 a; Hargreave u. Nilsson 1994; Urry 1985; Poland et al. 1985).

Ist die Masturbation ausnahmsweise in den Untersuchungsräumen nicht möglich, erhält der Patient das Auffanggefäß (s. Kap. 2.3) mit nach Hause. Wichtig ist, daß die Untersuchung bis

Tabelle 2. Erforderliche Utensilien für ein Spermiogramm

1. Mikroskop (möglichst mit Phasenkontrast)
2. Auffangglas für Ejakulat (auch Petrischale)
3. Glasstab (Pipette)
4. Meßzylinder oder 5-ml-Spritze mit Kanüle Nr. 1 (falls im Auffangglas keine Graduierung)
5. Spezielles Indikatorpapier pH 6,4–8,0 (Art 9557, Merck, Darmstadt)
6. Objektträger (geputzt, 76 × 26 mm)
7. Deckgläser (18 × 18 mm)
8. Zählkammer (Neubauer, Thoma-Zeiß, Bürker-Türk und Makler-Kammer)
9. Hämozytometer-Deckglas (20 × 26 mm, 0,4 mm dick)
10. Leukozytenpipette
11. Mikropipettierhelfer
12. 3 %ige NaCl-Lösung oder Aqua dest.
13. elektrischer Vibrator (fakultativ)
14. Filterpapier oder Zellstofftupfer
15. Utensilien und Reagenzien für Papanicolaou-Färbung (s. S. 40)
16. Testsimplet (Boehringer, Mannheim)
17. 0,5 % gelbliche Eosinlösung oder 1 %ige bläuliche Eosinlösung
18. Ölimmersion
19. Utensilien und Reagenzien für Fruktosebestimmung (Hexokinasemethode, Boehringer, Mannheim) (s. Kap. 2.8)
20. Dokumentationsbogen zum Eintragen der Befunde (s. Tabelle 3)

spätestens 2 h nach der Ejakulation erfolgen kann, optimal ist eine 1/2 h danach.

In sehr wenigen Fällen gelingt die Spermagewinnung per masturbationem auch zu Hause nicht. Danach bleibt nichts anderes übrig, als das Ejakulat entweder durch Coitus interruptus oder durch Auffangen in einem Spezialkondom, das nicht wie die handelsüblichen Präservative Spermatizide enthält, zu gewinnen (Schirren 1982a; Urry 1985).

Vorbereitung der Ejakulatanalyse. Vor Beginn der Ejakulatanalyse sollten sämtliche benötigten Utensilien und Reagenzien auf einem geeigneten Arbeitsplatz (z.B. abwischbare Resopalplatte) bereitgestellt werden. In Tabelle 2 sind die erforderlichen Requisiten aufgelistet.

2.3
Auffangen des Ejakulats

Die Samenflüssigkeit sollte entweder in einem sauberen Glasgefäß mit erweitertem Hals (Abb. 1) (Heite u. Wokalek 1980; Krause u. Rothauge 1991; Hargreave u. Nilsson 1994) oder in einem Auffangglas mit Ausgießschnabel (Abb. 2) oder in einem Kunststoffgefäß (Calamera 1978) mit Schraubdeckelverschluß (Abb. 3) aufgefangen werden. Das Plastikgefäß und die ebenfalls aus Kunststoff bestehende Petrischale haben den Vorteil, daß sie billig und steril verpackt erworben werden können. Dadurch wird das

gleichzeitige Anlegen einer Spermakultur zur mikrobiologischen Abklärung möglich. Auf alle Fälle muß das Auffangglas frei von chemischen Lösungen, Spülmittel- oder sonstigen Rückständen sein. Um diese evtl. Rückstände zu beseitigen, sollen Glasbehälter nach dem Reinigen mehrfach mit bidestilliertem Wasser gespült werden (Schirren 1973).

2.4
Transport bis zur Untersuchung

Erfolgt die Samengewinnung nicht in den Untersuchungsräumen, so sollte Sorge getragen werden, daß das verschlossene Auffanggefäß keinen extremen Temperaturschwankungen ausgesetzt ist, da sonst – vor allem bei Kälte – die Beweglichkeit der Spermatozoen empfindlich gestört werden kann. Am besten ist der Transport bei Körpertemperatur, z.B. in der Hosentasche (Hargreave u. Nilsson 1994).

2.5
Split-Ejakulat

Unter Split-Ejakulat versteht man das fraktionierte Sammeln der Samenflüssigkeit in einzelnen (meist 2) Portionen, also ein Aufsplitten des Gesamtejakulats. Die physiologische Voraussetzung hierfür ist dadurch gegeben, daß das Eja-

Abb. 1

Grob graduierter Standzylinder mit trichterförmiger Öffnung zum Auffangen des Ejakulats

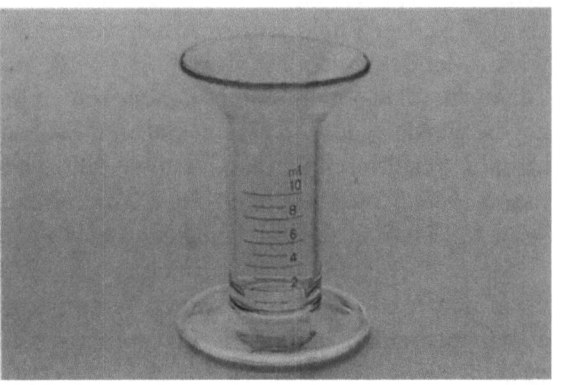

Abb. 2

Auffangglas mit Ausgießschnabel *(rechts)* und Meßglas *(liegend)*

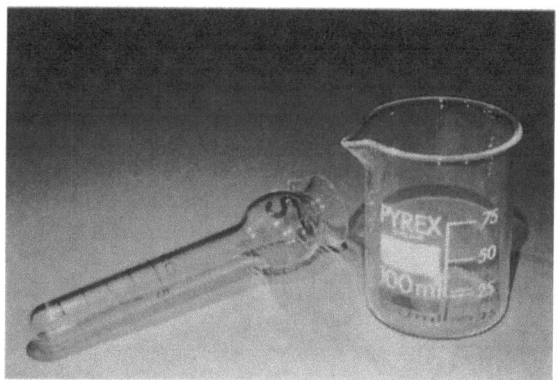

Abb. 3

Auffanggefäß aus Kunststoff mit Schraubdeckelverschluß

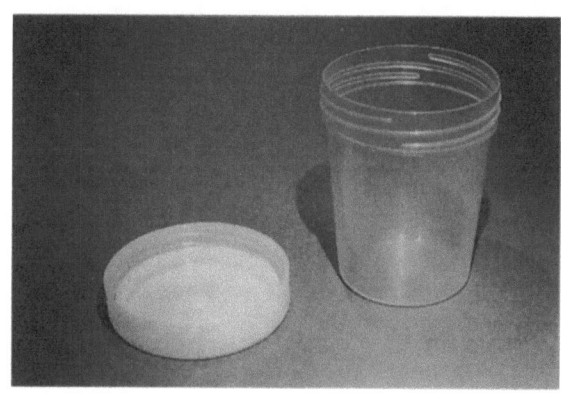

kulat in 4–6 Portionen (Eliasson u. Lindholmer 1976) in schnell aufeinanderfolgenden Propulsionen ausgeworfen wird. In der ersten Ejakulathälfte befinden sich bei 95 % aller Patienten etwa zwei Drittel der Spermatozoen (Amelar u. Hotchkiss 1965; Eliasson u. Lindholmer 1972; Tauber et al. 1975; Adoni u. Palti 1979; Marmar et al. 1979; Cohen et al. 1980; Cohen et al. 1981; Schill 1985 a). Da auch deren progressive Motilität, Konzentration, Lebensfähigkeit und Morphologie signifikant besser ist (Schill 1980; Singer et al. 1982) ermöglicht das Splitten, ein qualitativ verbessertes Ejakulat bei Oligo- und Asthenozoospermien (s. Kap. 2.7.1 u. 2.7.2) für Inseminationszwecke zu gewinnen (Schill 1979).

Außerdem kann es auch bei Viskositätsstörungen (s. Kap. 2.6.3) nötig werden, die einzelnen Ejakulatfraktionen auf unterschiedliches Koagulations- bzw. Verflüssigungsverhalten zu untersuchen.

Heutzutage werden Optimierungen des Ejakulats jedoch vorwiegend mit moderneren Separationstechniken wie Aufbereitung in verschiedenen Kulturmedien (s. Kap. 4.4.1 und 4.4.5) mit oder ohne „swim-up" (s. Kap. 3.1 bzw. 4.4.2), Mini-swim-up (s. Kap. 4.4.4) oder Glaswollfiltration (s. Kap. 4.4.3) vorgenommen.

2.6 Makroskopische Ejakulatuntersuchungen

Zu Beginn der Ejakulatanalyse werden folgende Untersuchungen in der aufgelisteten Reihenfolge vorgenommen und in den in Tabelle 3 aufgeführten Dokumentationsbogen eingetragen:
- Farbe und Geruch,
- Volumen,
- pH-Wert.

Tabelle 3. Dokumentationsbogen für Ejakulatanalyse (Normalwerte in Klammern)

Name: .... Vorname: ....

Geburtsdatum: .... Datum der Untersuchung: ....

Anschrift: ....

Kasse: .... Überweisender Arzt: ....

Ejakulation zu Hause ☐, vor ...... min, in der Praxis: ....

Farbe: .... Geruch: ....

Verflüssigungszeit: ..... (10–30 min) Viskosität: ....

Volumen: .... (2–6 ml) pH-Wert: ....(7,2–7,8)

Motilität: a) .... % schnelle progressive Beweglichkeit (≥ 25 %) ⎫
           b)   % langsame oder träge progressive   ⎬ ≥ 50 % Globalmotilität
                       Beweglichkeit (mit a) zusammen   ⎭
                       bis 50 %
           c) .... % nicht progressive Beweglichkeit oder
           d) .... % Immotilität   ≤ 50 %

Gesamt-Anzahl .... ($40 \cdot 10^6$ pro Ejakulat oder mehr)

Konzentration .... ($20 \cdot 10^6$/ml oder mehr)

(= Dichte)

Morphologie   .... % normale Formen (≥ 30 %)
              .... % Kopfdeformitäten
              .... % Mittelstückdeformitäten
              .... % Schwanzdeformitäten
              .... % Leukozyten ($< 1 \times 10^6$/ml)

Vitalität   .... % lebende Spermatozoen (≥ 75 %)

MAR-Test   .... % Spermatozoen mit adhärenten Erythrozyten (≤ 10 %)
Penetrak-Test .... % mm, Wanderstrecke im Mukus (≥ 30 mm)
HOS-Test   .... % geschwollene Spermatozoenschwänze (≥ 60 %)

Beurteilung: ....
....
....

2.6.1
Farbe

Das normale frisch entleerte Sperma hat einen milchig-weißlich trüben bis grau-gelblichen Farbton. Die Trübung hängt von der Spermatozoenzahl ab (Krause u. Rothauge 1991). Die Farbe ändert sich auch mit zunehmender Karenzzeit: je kürzer die sexuelle Karenz war, um so durchsichtiger, je länger, um so mehr gelblich verfärbt ist das Sperma (Schirren 1982a). Außerdem wird im Alter eine zunehmende dunklere Gelbfärbung beobachtet (Krause u. Rothauge 1991). Vermehrte Leukozytenbeimengungen, wie sie bei Entzündungen der männlichen akzessorischen Geschlechtsorgane beobachtet werden, geben dem Ejakulat ebenfalls einen gelben, dann häufig mehr schmutzigen Farbton. Man spricht dann von einer *Pyospermie* (Ludvik 1976).

Beimengungen von Blut geben dem Sperma je nach dem Zeitpunkt der Blutung eine rötliche bis bräunliche Färbung (Hämatospermie oder Hämospermie).

Man kann dabei zwischen einer Hämospermia spuria und einer Hämospermia vera unter-

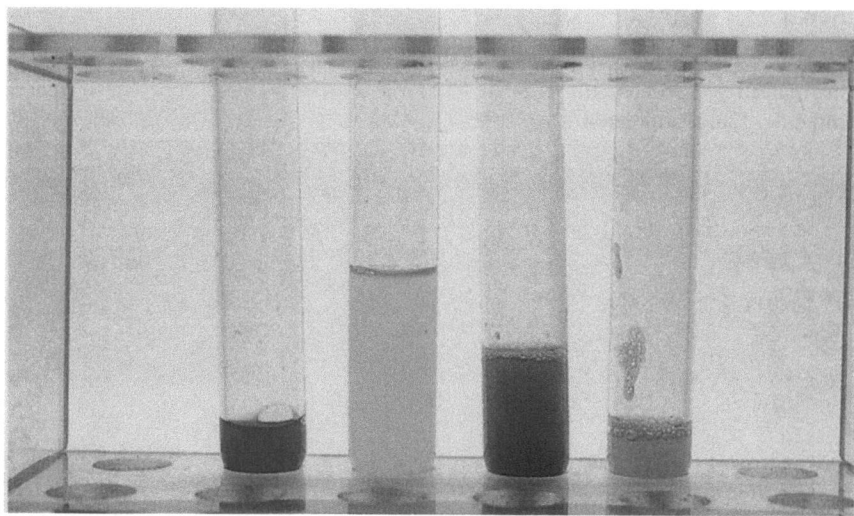

Abb. 4

Verschiedenfarbene Ejakulate, von links nach rechts: *rot* Hämatospermie mit frischen Blutbeimengungen (Hämospermia spuria); *gelblich* normale Ejakulatfarbe nach 5-tägiger Karenz; *bräunlich* Hämospermia vera bei Spermatozystitis; *gelbgrünlich* Pyospermie bei Prostatitis

scheiden (Ludvik 1976). Bei der Hämospermia spuria finden sich blutige Beimengungen zum Sperma in Form von Klümpchen oder Fäden, die meist auf Verletzungen (z. B. nach Katheterismus oder Zystoskopie) oder auf entzündliche Prozesse in der hinteren Harnröhre zurückzuführen sind (Bauer 1963). Bei der Hämospermia vera kommt das Blut aus den akzessorischen Geschlechtsdrüsen im Rahmen einer unspezifischen Prostatovesikulitis und zeigt eine intensive, gleichmäßige Vermischung mit dem Sperma. Ursächlich hierfür wird eine Erhöhung der lokalen fibrinolytischen Aktivität durch den Entzündungsprozeß angenommen (Jecht 1971).

Tumoren kommen als Ursache einer Hämospermie nur äußerst selten in Betracht.

Abbildung 4 zeigt Beispiele verschieden gefärbter Ejakulate.

2.6.2
Geruch

Der Geruch ist normalerweise sehr typisch und ähnelt dem Duft blühender Kastanien. Er stammt aus dem Prostatasekret und fehlt bei Prostataatrophie (Schirren 1982a). Entzündliche Prozesse geben dem Sperma einen foetiden, üblen Geruch (Hargreave u. Nilsson 1994). Sonstige unterschiedliche Geruchsqualitäten sind bedeutungslos (Krause u. Rothauge 1991).

2.6.3
Viskosität

Das Sperma koaguliert normalerweise unmittelbar nach der Ejakulation, was zielbezogen gesehen den Sinn hat, ein zu frühes Herauslaufen aus der Vagina zu vermeiden. Die koagulierenden Enzyme entstammen dem Bläschendrüsensekret (MacLeod u. Hotchkiss 1942; Amelar 1962; Mann u. Lutwak-Mann 1981). Es ist von zähflüssiger, gallertiger, teils auch flockigscholliger bis sagokornähnlicher Konsistenz und läßt sich nach seiner Verflüssigung (s. Kap. 2.6.4) gewöhnlich Tropfen für Tropfen ausschütten bzw. in eine Pipette oder eine Spritze aufziehen (Schirren 1982a; Hargreave u. Nilsson 1994, Lipshultz u. Howards 1983a) (Abb. 5).

Zur exakten Beurteilung benötigt man entweder ein Viskosimeter oder eine geeichte Pipette (Ludvik 1976; Schirren 1982a). Für die praktische Routine genügt jedoch folgendes

Abb. 5

Nach vollständiger Verflüssigung läßt sich das Sperma normalerweise Tropfen für Tropfen aus einer Spritze mit einer Kanüle entleeren

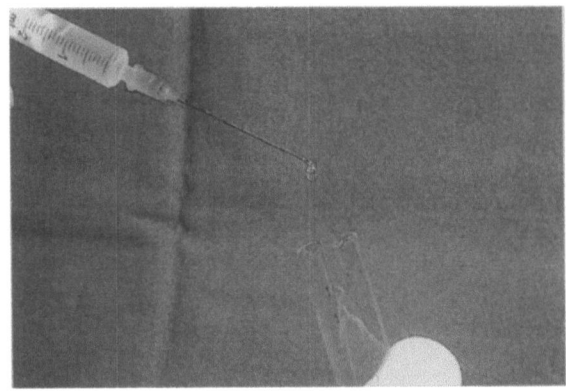

Abb. 6

Die „Spinnbarkeit" des verflüssigten Ejakulats ist ein Zeichen für die normale Viskosität: ein Spermatropfen läßt sich mindestens einen cm lang fadenartig ausziehen und bleibt ausgezogen 10–15 s hängen

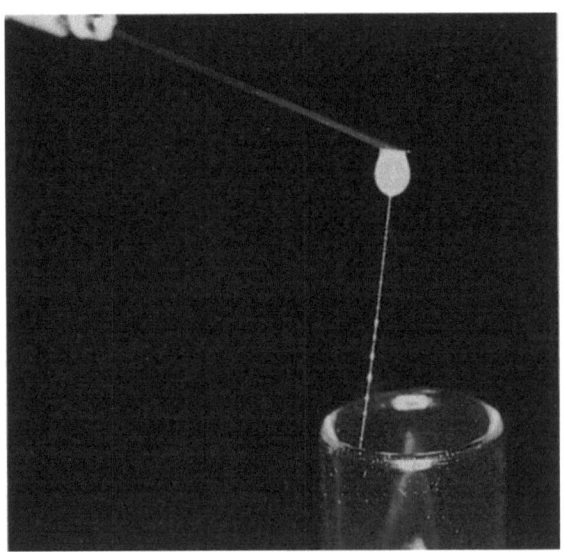

Vorgehen: nach vollständiger Verflüssigung (s. Kap. 2.6.4) wird das Ejakulat mit einem Glasstab (Pipette) gerührt, um es gut zu durchmischen. Danach schätzt man die Länge des bei langsamem Herausziehen am Glasstab haftenden Samenfadens. Bei normaler Viskosität bleibt ein verlängerter Spermatropfen von ca. 1 cm fadenartig für 10–15 s hängen. Man spricht von „Spinnbarkeit" (Abb. 6). Bei verminderter Viskosität läßt sich das Sperma überhaupt nicht, bei erhöhter Viskosität einige Zentimeter weit herausziehen (Vasterling 1960; Schirren 1976; Schirren 1982 a).

Sichere Rückschlüsse auf eine Korrelation verminderter bzw. vermehrter Viskosität auf Störungen der Bläschendrüsen respektive der Prostata wurden bisher jedoch nicht gefunden (Aafjes et al. 1985; Hübner et al. 1985; Mandal u. Bhattacharyya 1985).

2.6.4
Verflüssigung

Normalerweise verflüssigt sich das nach der Ejakulation sofort koagulierte Sperma innerhalb von 20 min (10–30 min) (Lunenfeld u. Glezerman 1981). Die proteolytischen Enzyme, die die Verflüssigung induzieren, entstammen der Prostata (Mann 1974; Lilya u. Laurell 1984). Erst nach vollständiger Verflüssigung und Durch-

Abb. 7

Zur Volumenmessung und weiterer Verarbeitung des Ejakulats (tropfenweise Beschickung der Objektträger) kann das verflüssigte Ejakulat auch in eine Spritze aufgezogen werden. Der dabei auftretende minimale Volumenverlust darf vernachlässigt werden

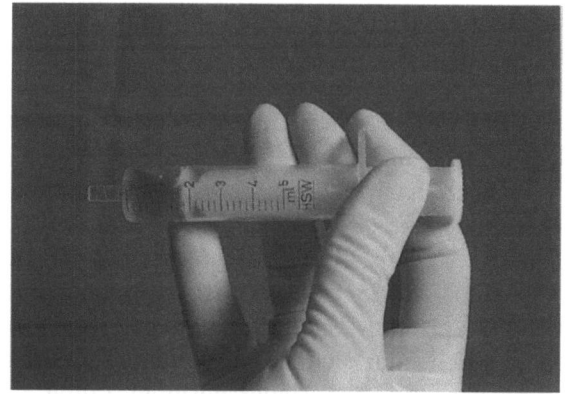

mischung aller Ejakulatfraktionen können Viskosität (s. Kap. 2.6.3), Volumen (s. Kap. 2.6.5) sowie der pH-Wert (s. Kap. 2.6.6) überprüft bzw. bestimmt werden.

2.6.5
Volumen

Das normale Ejakulatvolumen nach 3- bis 5tägiger sexueller Karenz beträgt 2–6 ml. Mit zunehmender sexueller Karenz nimmt auch das Ejakulatvolumen zu oder mit anderen Worten: es besteht eine Korrelation zwischen ansteigendem Volumen und abfallender sexueller Aktivität (MacLeod u. Gold 1954; Schwartz et al. 1979).

Gemessen wird das Volumen nach vollständiger Verflüssigung (s. Kap. 2.6.4) in dem graduierten Standzylinder mit trichterförmiger Öffnung, falls in diesem das Ejakulat aufgefangen wurde (s. Abb. 1), was den Vorteil hat, daß ein mit Umschütten verbundener Volumenverlust vermieden wird.

Sollte eine Petrischale oder ein sonstiges nichtgraduiertes Gefäß zum Auffangen benutzt worden sein (s. Abb. 2 und 3), muß das vollständig verflüssigte Ejakulat in einen graduierten Zylinder umgeschüttet oder in eine Spritze aufgezogen werden (Abb. 7), wobei sich ein minimaler Volumenverlust nicht vermeiden läßt. Das Aufziehen in eine Spritze hat den Vorteil, daß man aus ihr über eine Kanüle die verschiedenen

Objektträger (s. unten) leicht tropfenweise beschicken kann. Das ermittelte Volumen wird sofort in den Spermiogrammdokumentationsbogen (s. Tabelle 3) eingetragen.

Bei einem Volumen von weniger als 2 ml *(Hypospermie)* sollte an eine Störung im Bereich der Prostata und der Bläschendrüsen (Schirren 1982 b) oder auch an eine retrograde Ejakulation oder – sehr selten – an ein kongenitales Fehlen von Prostata und Bläschendrüsen sowie ein Gonadotropindefizit (Hargreave u. Nilsson 1983) oder an einen Verschluß der Ductus ejaculatorii (Ludvik 1976) gedacht werden (Tabelle 4).

Ein sehr niedriges Volumen ($\leq$ 1 ml) geht häufig auch mit einer herabgesetzten Vitali-

Tabelle 4. Differentialdiagnostische Erwägungen bei Hypospermie (< 2 ml Ejakulat)

- Äußerst kurze sexuelle Karenz
- Teilweiser Verlust bei Masturbation
- Retrograde Ejakulation
- Verschluß der Ductus ejaculatorii
- Schwere chronische Prostatovesikulitis (evtl. auch Tuberkulose)
- Androgenmangelzustand (z. B. durch Gonadotropindefizit)
- Kongenitales Fehlen
  - Ductus deferens
  - Prostata
  - Bläschendrüsen

tät und einer verminderten Motilität einher (Dickerman et al. 1989).

Für ein über 6 ml (bis maximal 10 ml) hinausgehendes Volumen (Hyperspermie) gibt es keine Erklärung (Krause u. Rothauge 1991).

Hinsichtlich der einzelnen Spermatozoencharakteristika wie Motilität (s. Kap. 2.7.1), Dichte (s. Kap. 2.7.2) und Morphologie (s. Kap. 2.7.3) sowie der Fertilisierungskapazität beim Hamsterei-Penetrationstest (s. Kap. 3.4) fanden sich jedoch keine Unterschiede zwischen Hypospermien und Hyperspermien (Tang u. Chan 1985).

2.6.6
pH-Wert

Der normale pH-Wert wird unmittelbar nach vollständiger Verflüssigung mit einem Spezialindikatorpapier (Merck, Darmstadt), das eine engstufige Farbanzeigeskala zwischen pH 6,4 und 8,0 aufweist, gemessen (Abb. 8).

Der Indikatorstreifen wird zu etwa der Hälfte in das Sperma eingetaucht, worauf sich das eingetauchte Streifenende verfärbt. Durch unmittelbar darauf angestellten Vergleich mit der Farbanzeigeskala (Abb. 9) kann der pH-Wert sehr einfach abgelesen und sofort in den Spermiogrammdokumentationsbogen (s. Tabelle 3) eingetragen werden.

Die Bestimmung mit einem elektrischen pH-Meter ist aufwendig und bringt gegenüber dem einfachen Indikatorpapier keine Vorteile.

Der normale pH-Wert des vollständig verflüssigten und durchrührten (s. Kap. 2.6.4) Ejakulats schwankt zwischen 7,2 und 7,8.

Mit zunehmender Zeit nach der Ejakulation verschiebt sich der pH-Wert in den stärker alkalischen Bereich von 8 und darüber. Auch bei akuten Entzündungen der mänlichen akzessorischen Geschlechtsorgane liegt der pH-Wert häufig über 8, während er sich bei chronischen

Abb. 8

Indikatorpapier zur Bestimmung des pH-Werts (Merck Art. 9557)

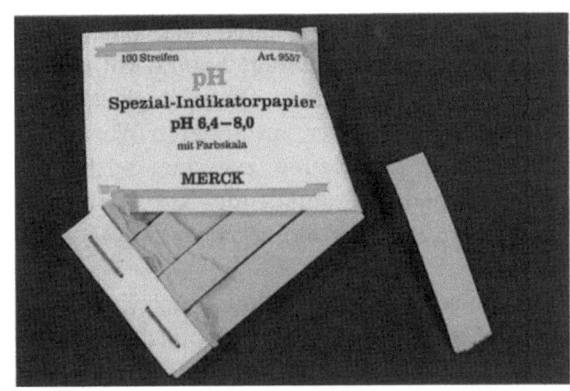

Abb. 9

Farbvergleich des in das Sperma eingetauchten Indikatorstreifens zur Bestimmung des pH-Werts

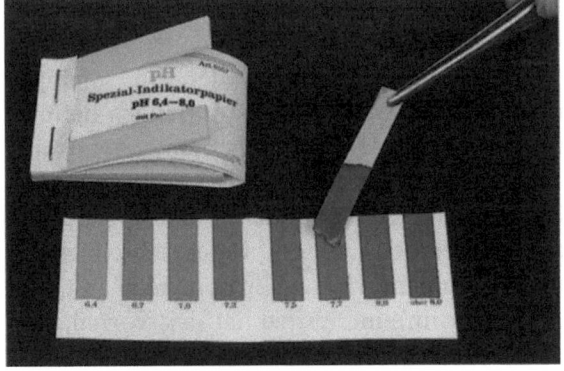

Tabelle 5. pH-Wert-Verschiebungen des Ejakulats und ihre verschiedenen möglichen Ursachen

pH-Wert	Mögliche Ursache
7,2–7,8	Normal
8,0 und darüber	Akute Prostatitis
	Akute Vesikulitis
	Akute Epididymitis (beidseits)
6,6–7,0	Chronische Prostatitis
	Chronische Vesikulitis
	Chronische Epididymitis
	(beidseits)
	Verschluß der Ductus ejaculatorii

Erkrankungen von Prostata und Bläschendrüsen sowie beim Verschluß der Ductus ejaculatorii in den sauren Bereich unter 7 verschiebt (Schirren 1976; Schirren 1982a; Urry 1985).

Tabelle 5 zeigt die verschiedenen pH-Werte und ihre mögliche Zuordnung zu pathologischen Zuständen in einer Übersicht.

2.7
Mikroskopische Ejakulatuntersuchungen

Bei der mikroskopischen Untersuchung werden mit Beweglichkeit, Anzahl und Morphologie der Spermatozoen die klassischen Spermaparameter als wichtigste Kriterien für die Befruchtungsfähigkeit des Ejakulats bestimmt.

Im *nativen, ungefärbten* Sperma werden die Spermatozoen*motilität* und die Spermatozoen*anzahl* bzw. die Spermatozoen*dichte* oder *-konzentration* (= Anzahl/ml) bestimmt (Kap. 2.7.1 und 2.7.2).

Mit verschiedenen *Färbemethoden* werden im Anschluß daran *morphologische Differenzierungen* der einzelnen Spermatozoen und sonstigen zellulären Elemente sowie die *Vitalitätsprüfung* vorgenommen (Kap. 2.7.3 und 2.7.4).

2.7.1
Spermatozoenbeweglichkeit (Motilität)

Die progressive Vorwärtsmotilität des Samenfadens durch peitschende Bewegungen seines Schwanzes ist die Voraussetzung für einen Raumgewinn zur Bewältigung der Wegstrecke durch Zervix, Uterus und Tube und letztlich zur Penetration der weiblichen Eizelle (Overstreet u. Katz 1981).

„Was nützt das schönste Auto, wenn es nicht fährt."

Übertragen auf die Wertung der einzelnen Spermaparameter macht dieses Paradigma mehr als viele Worte klar, daß die *Spermatozoenmotilität das wichtigste Kriterium für die Befruchtungsfähigkeit* darstellt (Janick u. MacLeod 1970; Schill 1980, Steinberger et al. 1981; Albert et al. 1986). So ist es nicht verwunderlich, daß ein hoher Prozentsatz gut beweglicher Spermatozoen auch mit einer hohen Konzeptionsrate wechselseitig korreliert (Edvinsson et al. 1983; Bostofte et al. 1984; Hinting et al. 1988). Selbst von Männern mit stark erniedrigter Spermatozoendichte (hochgradige Oligozoospermie – s. Kap. 2.7.2 – von < 1 Mio./ml) konnten Schwangerschaften induziert werden, weil 50–60 % der Samenfäden eine gute progressive Beweglichkeit aufwiesen (Schill 1980).

Die Aussagekraft der Motilität wird allerdings relativiert durch eine Kasuistik, bei der eine Vaterschaft mit höchstgradiger Motilitätsstörung (Motilität Grad a 0–10 %) und gleichzeitiger Kryptozoospermie (< $1 \cdot 10^6$ Spermatozoen/ml) beschrieben wurde (Sokoll u. Sparks 1987).

Es besteht auch eine Korrelation von gestörter Motilität und pathologischer Morphologie (Haidl et al. 1988, Matschulat u. Schirren 1989).

Daher überrascht es wenig, daß die Beweglichkeit auch in Korrelation zur Kapazitationsfähigkeit der Spermatozoen steht, was sowohl für die natürliche Konzeption als auch für die In-vitro Fertilisation von zentraler Bedeutung ist.

Warter et al. (1985) fanden bei vermehrtem Motilitätsverlust auch eine vermindert kapazitationsfähige Spermatozoenzahl und nehmen an, daß ein Motilitätsverlust auf Störungen im Seminalplasma zurückzuführen ist.

2.7.2
Klassifizierung der Motilität

Nach dem „WHO-Laborhandbuch zur Untersuchung des menschlichen Ejakulates und der Spermien-Zervikalschleim-Interaktion" (WHO 3. Auflage 1992, ins Deutsche übersetzt von E. Nieschlag, 1993) wird eine einfache Klassifizierung empfohlen, die die bestmögliche Schätzung ohne komplizierte Geräte (s. unter CASA, S. 25) ermöglicht.

Man unterscheidet 4 Kategorien der *Spermatozoenmotilität*:
a) schnell-progressive Beweglichkeit,
b) langsame oder träge progressive Beweglichkeit,
c) nichtprogressive Beweglichkeit,
d) Immotilität.

Die Spermatozoen der Kategorien a) und b) bewegen sich zielgerichtet fort. Man spricht auch von „Raumgewinn". Kategorie c) bewegt sich nicht zielgerichtet, im Extremfall handelt es sich nur um ein ortsständiges Zittern. So wird bestenfalls zwar möglicherweise eine Strecke zurückgelegt, aus der jedoch kein Raumgewinn resultiert (z. B. kreisförmige Bewegungen).

Das die Spermatozoenmotilität stimulierende Prinzip im Sperma ist nicht aufgeklärt, es ist von komplexer Natur und multifaktorieller Herkunft (Mizutani u. Schill 1985). An dieser nun 10 Jahre alten Erkenntnis hat sich bis heute nichts geändert.

Auch die *Dauer der Beweglichkeit* spielt eine Rolle. Normalerweise sollte nach 2 h der Motilitätsverlust nicht größer als 20% sein, bezogen auf die anfängliche Beweglichkeit (Schirren 1982 a). Insbesondere vor geplanter intrauteriner Insemination (IUI, s. Kap. 4.1) erscheint eine Langzeitmotilitätsbestimmung wichtig (Denil et al. 1992).

Lange Zeit wurde der *Spermaplasmafruktose* eine bedeutende Rolle als Energiequelle für die Beweglichkeit der Spermatozoen eingeräumt

(Schirren 1971; Ludwig et al. 1974), was jedoch schon früh angezweifelt wurde (Hartree u. Mann 1961, Kindler u. Möllmann 1972) und durch die Konzeption mit fruktosefreiem Ejakulat im Tierversuch (Kelâmi 1981) und letztlich durch die assistierten Reproduktionstechniken (IUI und IVF; s. Kap. 4.1 und 4.2), wo erfolgreiche Fertilisationen mit spermaplasmafreien und damit fruktosefreien Spermatozoen vorgenommen werden, endgültig widerlegt.

Ob den bis dahin unbeweglichen Spermatozoen bei ihrer Passage durch den Nebenhoden „reifende Substanzen" beigegeben werden (Mann u. Lutwak-Mann 1981; Cooper 1986), ist bis heute nicht geklärt. Vor allem dem Adenosintriphosphat (ATP) wird hier eine wichtige Bedeutung als intrazellulärer und damit primärer Energiequelle für die Spermatozoenmotilität zugeschrieben (Calamera et al. 1982; Comhaire et al. 1983).

Um die *Motilitätslinearität und die Geschwindigkeit der Spermatozoen* zu messen, bedarf es aufwendiger Meßgeräte, die unter dem Kapitel „objektive Motilitätsbestimmungen" (Kap. 2.7.1.3) ausführlich dargestellt werden. Für die tägliche Praxis sind derartige Messungen zu aufwendig, zu teuer und letztlich ohne Belang.

Als einfache, schnelle und für die *tägliche andrologische Routineuntersuchung* völlig *ausreichende Methode* zur Bestimmung der Spermatozoenmotilität hat sich die *Schätzmethode* bewährt (Eliasson 1975; Schirren 1982 c; Mattheus u. Heise 1984; Schill 1985 a).

2.7.3
Motilitätsbestimmung nach der Schätzmethode

Erforderliche Utensilien
● 1 Mikroskop (möglichst mit Phasenkontrast) (Abb. 10),
● Objektträger (geputzt, 76 × 26 mm) (Abb. 11 a)
● Deckgläser (18 × 18 mm) (Abb. 11 b),
● Pipette, Glasstab oder 5-ml-Spritze mit Kanüle.

Abb. 10

Mikroskop (möglichst, aber nicht zwingend, mit Phasenkontrast)

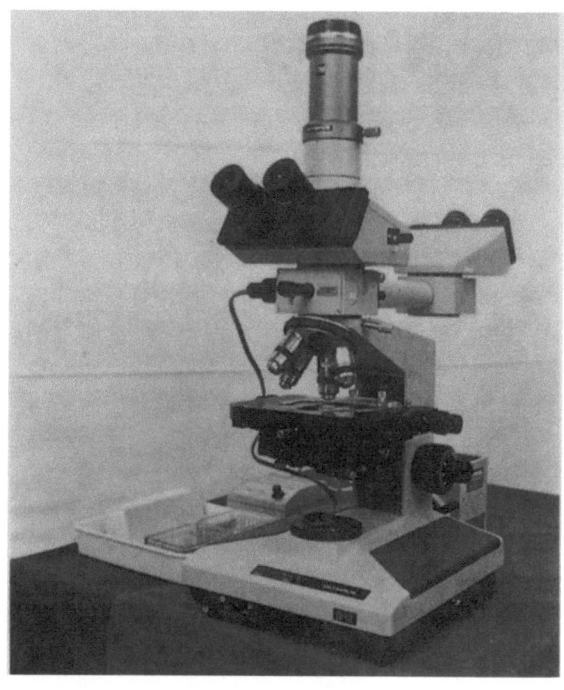

Abb. 11 a, b

Objektträger. **a** Deckgläser und 5 ml-Spritze mit Kanüle. **b** Deckgläser 18 × 18 mm, Deckgläser 20 × 26 mm, 0,4 mm dick, rechts oben für Abdeckung der Zählkammer (s. Abb. 27)

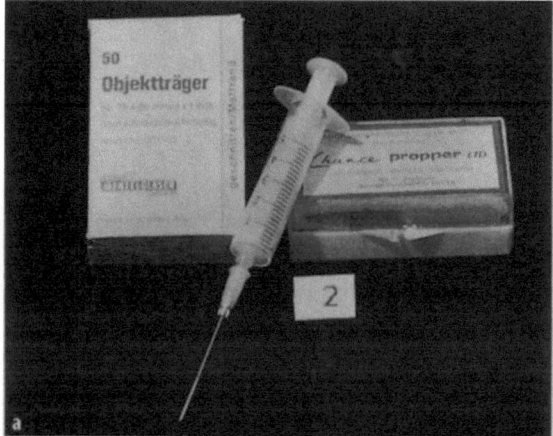

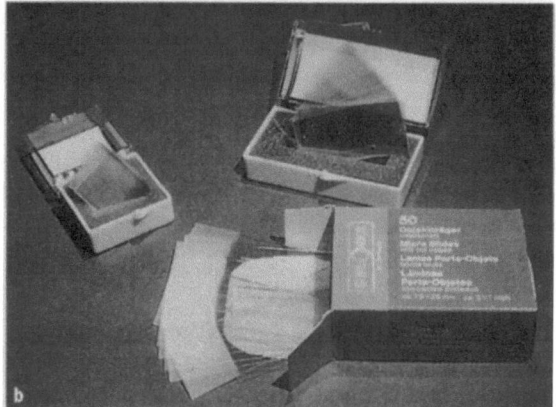

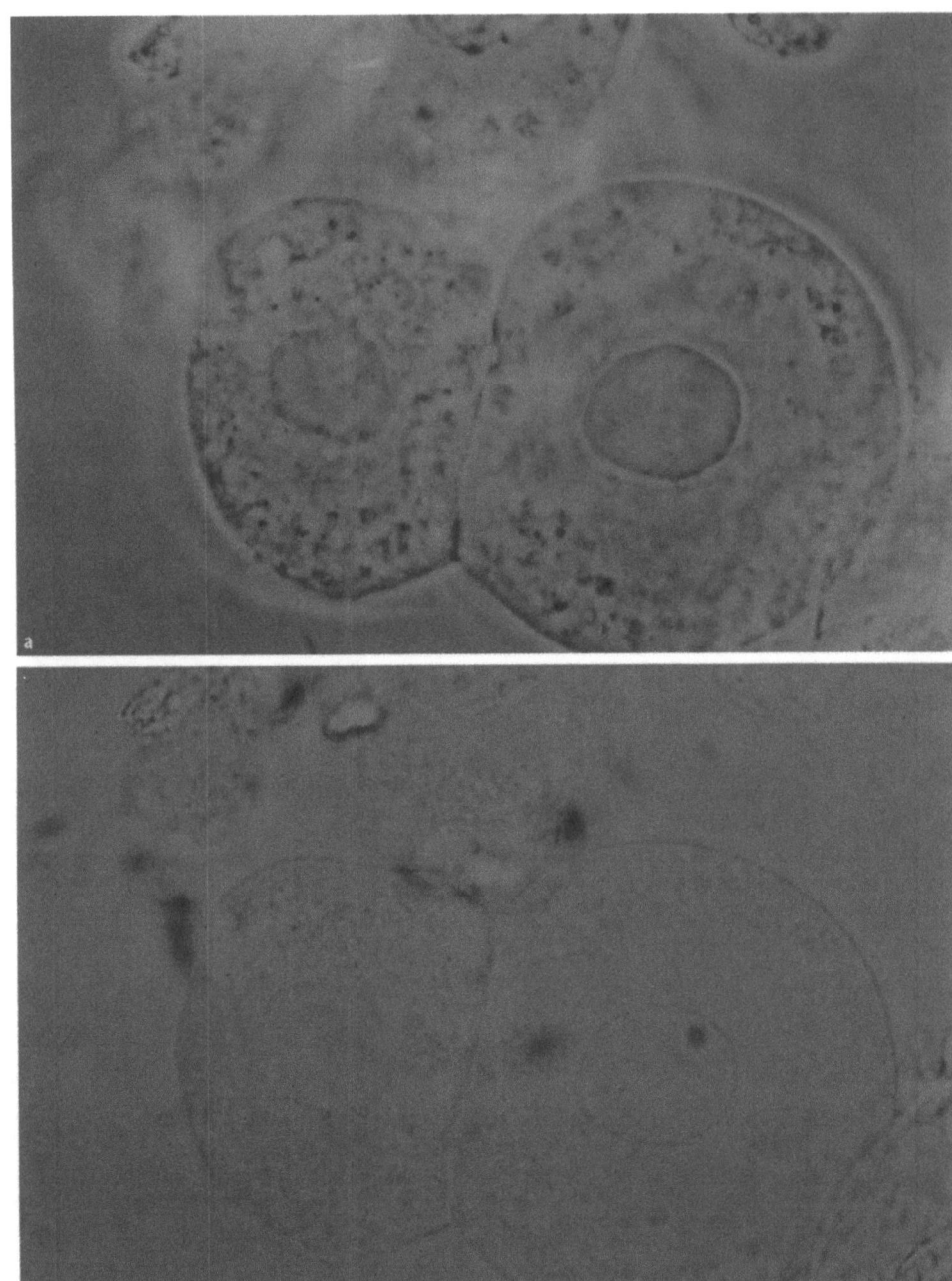

Abb. 12 a, b

a „Rundzellen" im Nativpräparat. Obwohl mit Hilfe des Phasenkontrasts zuweilen schon eine Differenzierung gelingen kann, sind Germinalzellen von Leukozyten, Phagozyten oder Epithelzellen meist nicht sicher zu differenzieren. Phasenkontrast, Xenon-Lampe, Blaufilter, Verg. 640:1 **b** „Rundzellen" im Nativpräparat. Dieselben Zellen wie in Abb. 12 a, jedoch im einfachen Hellfeld ohne Phasenkontrast, Xenon-Lampe, Blaufilter, Vergr. 640:1

Vorgehen. Unmittelbar nach vollständiger Verflüssigung des Ejakulats (s. Kap. 2.6.4) wird mit Pipette, Glasstab oder aus der 5-ml-Spritze ein Spermatropfen auf den Objektträger aufgebracht und mit einem Deckglas bedeckt. Der sollte so groß sein, daß er die Fläche des Deckglases gerade auszufüllen vermag (keine freien Ränder, auch kein Schwimmen), was im allgemeinen bei einem Tropfen von 3–4 mm Durchmesser gewährleistet ist. In 400facher Vergrößerung (Objektiv 40×, Okular 10×) erfolgt nun die mikroskopische Betrachtung.

Man wird im Normalfall eine Vielzahl schnell „dahinschwimmender" Spermatozoen sehen. Daneben finden sich auch zahlreiche schwach oder nur am Ort zitternd bewegliche Samenfäden sowie nicht differenzierbare Zellen. Diese als *„Rundzellen"* bezeichneten Gebilde können im Nativpräparat nicht differenziert werden. Sie entsprechen entweder Zellen der Spermatogenesereihe, Leukozyten, Lymphozyten, Monozyten, Phagozyten oder Epithelien (Abb. 12 und Abb. 16). Auch die Feinheiten der morphologischen Struktur der Spermatozoen können im Nativpräparat nicht differenziert werden (Abb. 13–16).

Die einfache *Lichtmikroskopie (Hellfeld-Mikroskopie)* ermöglicht nur die Unterscheidung zwischen verschiedenartig beweglichen und unbeweglichen Samenfäden sowie „Rundzellen".

Mit der *Phasenkontrastmikroskopie* kann zuweilen eine grobe Differenzierung der Rundzellen gelingen, vor allem bei zusätzlicher Verwendung von Filtern und stärkeren Lichtquellen (Halogen- oder Xenonlampe), eine sichere Unterscheidung gelingt jedoch auch dann meist nicht.

Dasselbe gilt für die *Interferenzmikroskopie*, wo durch verschiedene Ablenkungen des Lichtstrahls unterschiedliche Farbeffekte auch ohne Filter erreicht werden und hierdurch eine räumliche Darstellung gelingt.

Eine sichere Differenzierung der einzelnen Zellen sowie der Feinheiten der morphologischen Struktur ist erst durch die auf S. 38 beschriebenen Färbungen möglich.

Auch Kopf- und Schwanzagglutinationen der Spermatozoen lassen sich bereits im Nativpräparat, besser jedoch im gefärbten Ausstrich erkennen. Ihre Bedeutung ist unklar. Möglicherweise handelt es sich um einen immunologischen Prozeß. Für eine Befruchtung fallen sie in der agglutinierten Konstellation aus.

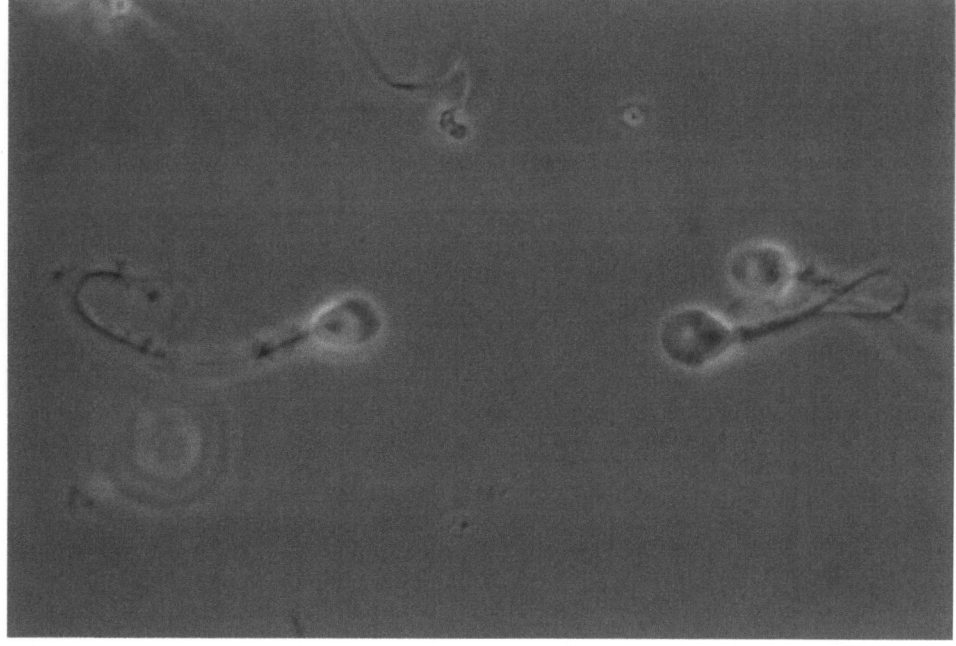

Abb. 13

Spermatozoen im Nativpräparat. Phasenkontrast, Halogen-Lampe, ohne Filter, Vergr. 640:1

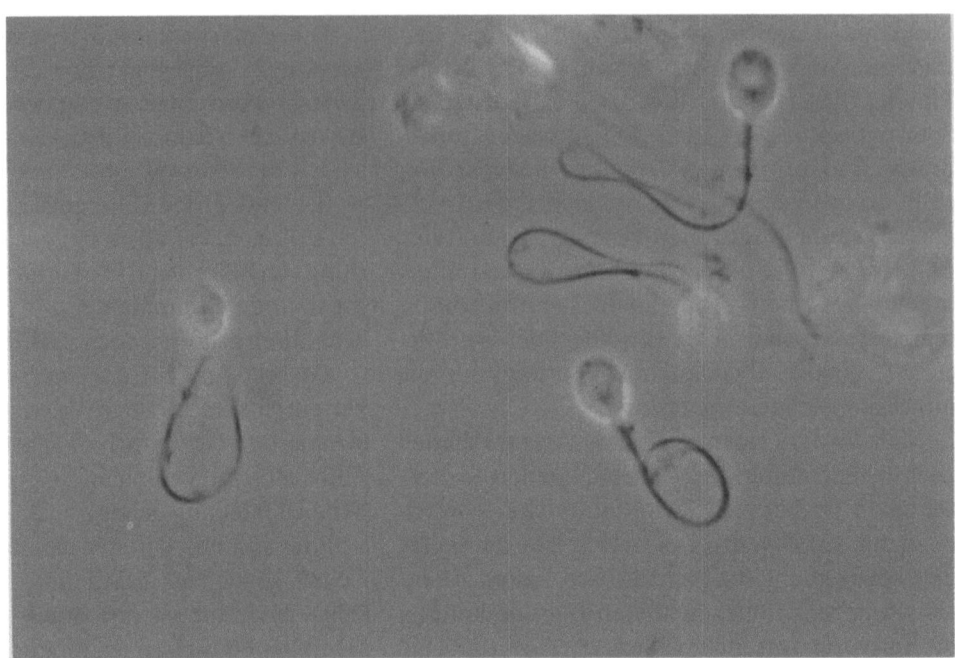

Abb. 14

Spermatozoen im Nativpräparat. Phasenkontrast, Xenon-Lampe, Blaufilter, Vergr. 640:1

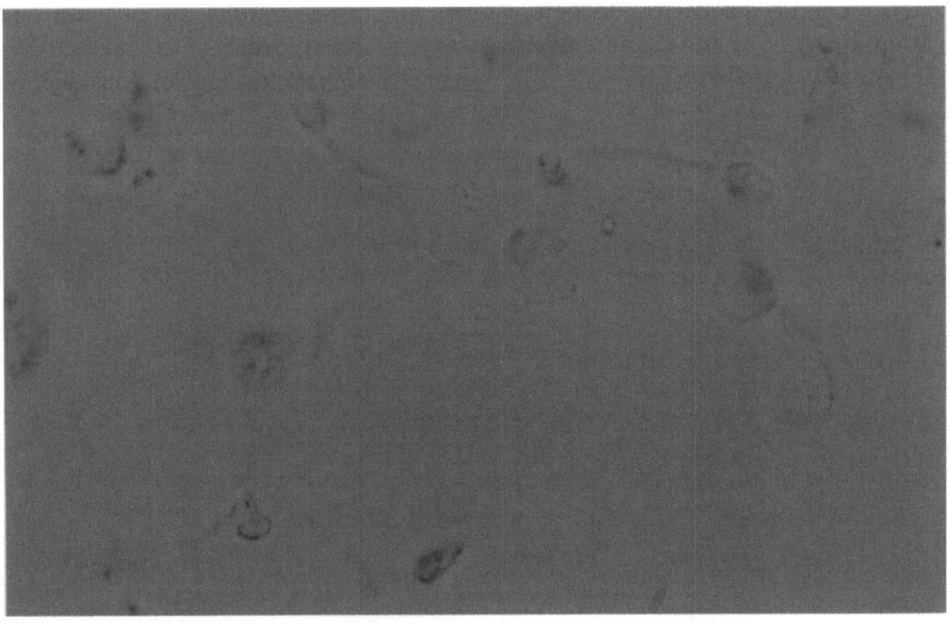

Abb. 15

Spermatozoen im Nativpräparat, Hellfeld, Blaufilter, Vergr. 640:1

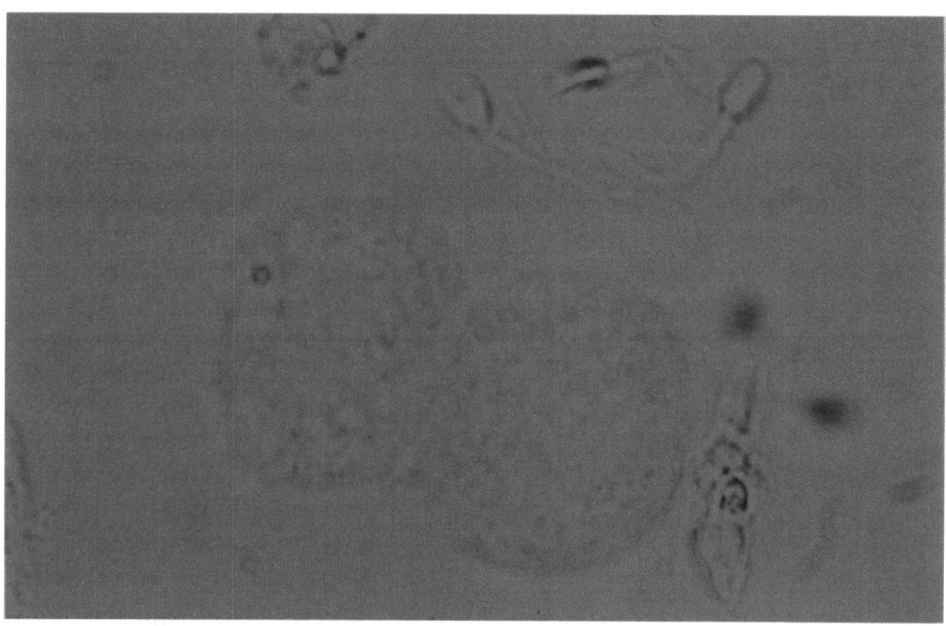

Abb. 16

Spermatozoen und Rundzellen im Nativpräparat. Hellfeld, Blaufilter, Vergr. 640:1

Schätzung der Beweglichkeit. Entscheidend ist die progressive Vorwärtsbewegung, weil nur hierdurch ein Raumgewinn in Richtung auf die zu befruchtende Eizelle erzielt werden kann.

Man versucht daher, die im Gesichtsfeld liegenden Spermatozoen prozentual in 4 Gruppen einzuteilen (s. S. 22):
a) schnelle progressive Beweglichkeit,
b) langsame oder träge progressive Beweglichkeit,
c) nichtprogressive Beweglichkeit oder
d) Immotilität.

Die Globalmotilität kann man grob am besten dadurch abschätzen, indem man wechselnd mit akkomodationslosem und fixierendem Blick das Gesichtsfeld betrachtet.

Bei akkomodationslosem Blick erfaßt man die unbeweglichen bzw. nur ortsständig beweglichen Spermatozoen, mit fixierendem Blick die progressiv beweglichen besser. Durch ständigen Wechsel und abschätzenden Vergleich erreicht man nach einiger Übung bald Ergebnisse, die in einer annehmbaren Fehlerquote den mit objektiven Meßmethoden ermittelten Ergebnissen vergleichbar sind. Auf diese Art und Weise sol-

len mindestens 10 Gesichtsfelder in einer 400fachen Vergrößerung (Okular 10×, Objektiv 40×) durchmustert werden.

Man sollte jedoch beachten, daß die Motilitätsraten bei hoher Anzahl eher zu hoch und bei niedriger Anzahl eher zu niedrig geschätzt werden (Krause u. Rothauge 1991).

Die genaue Anzahl der Spermatozoen in jeder der oben aufgelisteten Kategorie kann mit Hilfe eines Laborzählers bestimmt werden. Hierzu müssen im Normalfall 4–6 Gesichtsfelder beurteilt werden, um 100 aufeinanderfolgende Spermatozoen zu klassifizieren und damit für jede Motilitätskategorie eine prozentuale Verteilung angeben zu können. Eine 2. Auszählung von weiteren 100 Spermatozoen und ihre prozentuale Motilitätszuordnung wird angeschlossen. Der Mittelwert von beiden Zählungen ergibt die exakte Motilitätsverteilung in Prozenten.

Bewertung der Motilität. Eine verminderte Beweglichkeit der Spermatozoen heißt *Asthenozoospermie*.

Die Normwerte wurden wie folgt festgelegt (WHO 1992):

- Kategorie a: Schnelle
      progressive
      Beweglichkeit
      ≥ 25%.   } = Global-
- Kategorie b: Langsame oder   } motilität
      träge   } ≥ 50%
      progressive
      Beweglichkeit
      mit a zusammen
      bis 50%.
- Kategorie c: Nichtprogressive
      Beweglichkeit   } = zusammen
      oder   } > 50%
- Kategorie d: Immobilität.

2.7.4
Objektive Motilitätsbestimmungen

Quantitative Bestimmungen der Spermatozoen-motilität hinsichtlichen Geschwindigkeit und Geradlinigkeit ihrer Fortbewegung wurden zusätzlich als wichtige Parameter für die Beurteilung der Spermaqualität in einer erweiterten Motilitätsdiagnostik genannt (Aitken et al. 1982).

Eine ganze Reihe von Methoden zur objektiven Motilitätsbestimmung wurden bereits in den 70er Jahren angegeben: Phillips 1972; Jecht u. Russo 1973; Dubois et al. 1975; Katz u. Dott 1975; Steiner et al. 1977; Sokolowski et al. 1977 sowie Overstreet et al. 1979 leisteten hier Pionierarbeit. Makler (1978a) eröffnete mit seiner Mehrfachbelichtung eine zwar aufwendige, doch objektive Beweglichkeitsmessung, wie auch Kamidono et al. (1983) bestätigten.

All diese Systeme haben ihre Vor- und Nachteile. Letztlich bieten sie jedoch gegenüber der einfachen, wenn auch etwas ungenaueren, aber tolerabel ungenauen Schätzmethode für die tägliche andrologische Routineuntersuchung keine Vorteile. Ebenso ersetzen Computersysteme – auch aus Gründen teilweiser Fehleinschätzung (Überschätzung der Dichte durch fehlende Exaktheit in der Diskriminierung von Debris und Spermatozoon und dadurch bedingte Unterschätzung der Motilität) – nicht die traditionellen Zähl- und Motilitätsschätzmethoden bei Paaren mit unerfülltem Kinderwunsch (Knuth u. Nieschlag 1988).

Trotzdem wollen wir 2 Systeme vorstellen, da sie besonders bei der Überprüfung von Therapien oder spermatozoenstimulierenden Substanzen in vitro sowie bei forensischer Fragestellung von der Empirie zur exakten Analyse führen können:
1. die „Multiple-Exposure-Photography"-Methode (MEP) mit der Makler-Kammer und
2. die „Computer-Assisted Sperm-Analysis" (CASA) – Systeme der 2. Generation.

Die MEP, weil sie mit vertretbarem Kostenaufwand objektive Meßergebnisse und eine akkurate Motilitätsmessung gewährleistet (Oliva et al. 1993) und die von Knuth u. Nieschlag (1988) kritisierten Mängel durch die neuen CASA-Systeme der 2. Generation deutlich abgebaut werden konnten.

Multiple-Exposure-Photography (MEP) in der Makler-Kammer[1]

Es handelt sich hierbei um ein mikrofotografisches Vorgehen in der von Makler angegebenen Zählkammer (Makler 1978a; Makler 1978b). In der in Abb. 17 dargestellten nur 10 μm tiefen standardisierten Zählkammer werden durch Zwischenschaltung einer mit Elektromotor bewegten 6-Schlitzscheibe bei einer Belichtungszeit von einer Sekunde progressive Beweglichkeit, Abweichungen davon (kreisförmige Bewegungen, ortsständiges „shaking") oder Unbeweglichkeit auf einem Foto festgehalten. Die Köpfe der motilen Spermatozoen werden während der relativ langen Belichtung von einer Sekunde mehrfach abgebildet, so daß die beweglichen Spermatozoen als 6-Ringketten erscheinen, während die unbeweglichen als von Kopf bis Schwanz klar sichtbare Spermatozoen in hellerer Figur abgebildet werden (Abb. 18).

---

[1] Makler counting chamber, Sefi-Medical Instruments, P.O.B. 7295, Haifa 31070, Israel, Tel. 04-2516 51, TLX 46400 EXT 8796

Abb. 17

Makler-Kammer

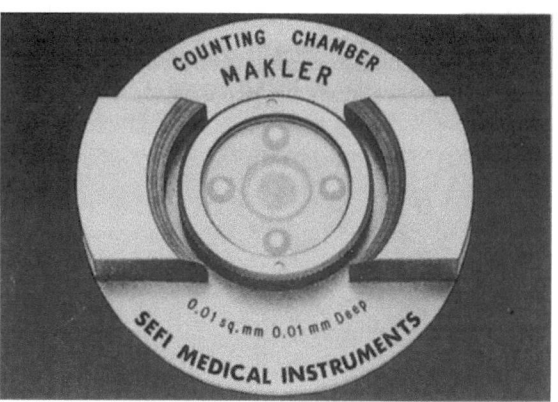

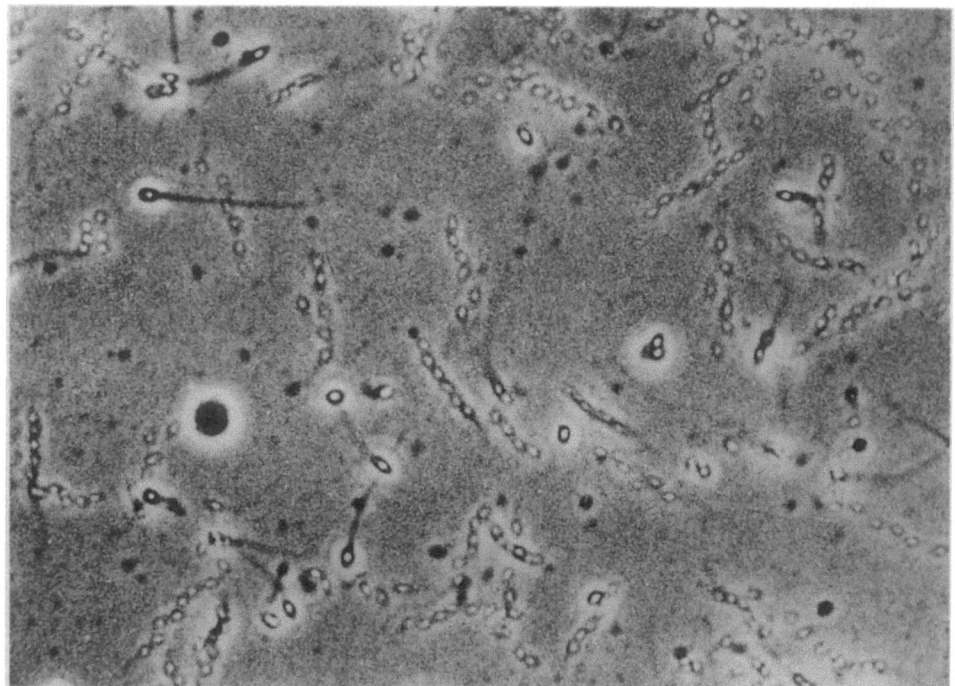

Abb. 18

Multiple Exposure Photography (MEP)-Methode zur objektiven Beweglichkeitsmessung: unbewegliche Spermatozoen sind heller und stellen sich als einzelne ovale Ringe, umgeben von einem „Lichthof" dar. Bewegliche Spermatozoen erscheinen als 6-Ringkette, deren Form und Länge ihren Weg während einer $^5/_6$ s darstellt (mikrophotographisch nach Makler 1978 aus Glezerman M (1982) Semen Analysis. In: Bandhauer K, Frick J (eds) Disturbances in male fertility. Springer Berlin Heidelberg New York p 207

Praktisches Vorgehen. Ein Tropfen gut durchgemischten Ejakulats wird mit einem Holzstab in den niedrigeren Teil der 10 µm tiefen Makler-Kammer gebracht und sofort verschlossen (Abb. 19 und 20). Auf diese Weise bekommt der Tropfen automatisch eine Dicke 10 µm.

Die mit dem Ejakulattropfen beschickte Kammer (A, Abb. 21) wird nun auf den Kreuztisch (B) eines Phasenkonstrastmikroskops unter das 20 ×-Objektiv (C) gelegt. Eine Kamera mit Balgengerät (D) wird auf dem Mikroskop fixiert und mit einem 100 ASA (= 21 DIN) Schwarzweißfilm geladen. Statt des Balgens können auch Extensionsringe benutzt werden. Die Objektentfernung wird so eingestellt, daß der Film eine Fläche von ungefähr 0,5 × 0,35 mm aufnimmt.

Abb. 19

Über einen Holzstab wird die Makler-Kammer mit einem Tropfen gut durchmischten Ejakulats beschickt

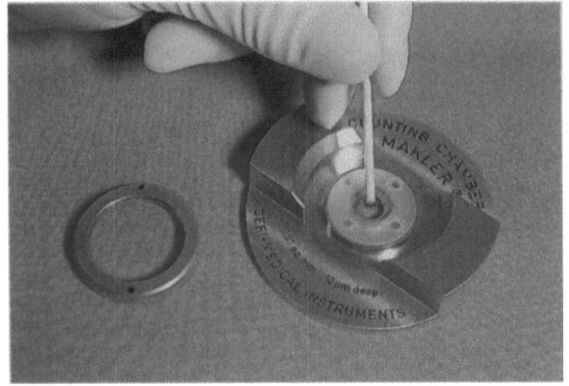

Abb. 20 a, b

Nach Aufbringen des Ejakulattropfens in den niedrigeren Teil der Makler-Kammer (**a**) wird diese mit dem deckenden Teil sofort geschlossen (**b**). So bekommt der Tropfen eine Dicke von 10 μm. Er wird bei 200facher Vergrößerung (Okular 10×, Objektiv 20×) im Mikroskop durchmustert

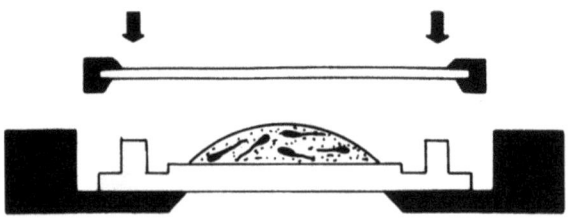

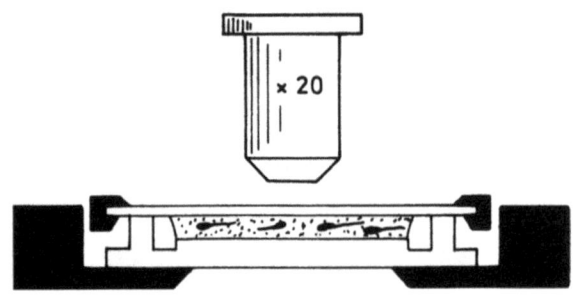

In der Makler-Kammer liegen die unbeweglichen Spermatozoen am Boden, während die beweglichen im oberen Teil der Kammer schwimmen. Auf die oben schwimmenden, beweglichen wird scharf gestellt. Eine Stroboskop, bestehend aus einer an einen elektrischen Rotationsmotor angeschlossenen, 6 Schlitze enthaltenden schwarzen Scheibe (E, Abb. 21), wird zwischen den Kondensor und die Leuchtfeldblende des Mikroskops gebracht. Während die Scheibe sich mit einer Geschwindigkeit von 60 Umdrehungen/min (= 1 Umdrehung/s) dreht, wird der Film eine Sekunde lang belichtet.

Auf diese Art und Weise gelangen 6 Lichtimpulse von je $^1/_{200}$ s Dauer und Intervallen von $^1/_6$ s auf den Film. Da so nur $^1/_{30}$ des in einer Sekunde ausgesandten Lichts auf den Film auftrifft, werden die unbeweglichen Spermatozoen – obwohl 6mal länger belichtet – zwar heller, aber nicht überbelichtet abgebildet, und es entstehen – nicht unterbelichtet – die in Abb. 18 dargestellten 6-Ringketten der progressiv beweglichen Spermatozoen.

Da zusätzlich gleichzeitig die von den Spermatozoen pro Sekunde zurückgelegten Wegstrecken erfaßt werden, läßt sich außer der qualitativen Motilität auch noch die mittlere Geschwindigkeit der Spermatozoen in μm/s berechnen (näheres bei Makler 1978 a).

Abb. 21

Multiple Exposure Photography (MEP)-Methode: *A*
Makler-Kammer, mit Ejakulattropfen beschickt; *B*
Kreuztisch des Mikroskops; *C* Objektiv 20×; *D* Kamera
mit Balgengerät; *E* Stroboskop = 6-Schlitzscheibe mit
elektrischem Rotationsmotor (Erläuterungen s. Text).
(Modifiziert nach Makler 1978)

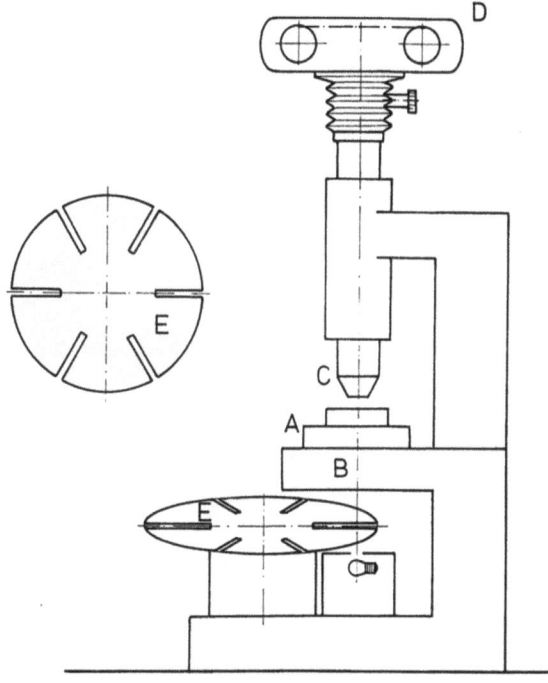

Ishii et al. (1977) sowie Overstreet et al.
(1979) gaben ähnliche Methoden zur Objekti-
vierung der Motilität an. Da die Auswertung all
dieser Verfahren jedoch zeitaufwendig ist, er-
gänzte Makler die MEP durch schnelle mikro-
computergesteuerte Ableseverfahren, die natürlich erheblich teurer sind.

„Computer-Assisted Sperm-Analysis" (CASA)

Wolfgang Weidner

Makler entwickelte Ende der 70er Jahre mit der
„Multiple Exposure Photography" (MEP, s. S. 22)
ein erstes reproduzierbares Verfahren zur
Motilitätsbestimmung (Makler 1978 a, Makler
1980 b). Diese Methode bot zum ersten Mal die
Möglichkeit, mit Hilfe der Sequenzfotografie neben der prozentualen Motilität auch Bewegungscharakteristika von Spermatozoen darzustellen. Weiter konnten erstmals Geschwindig-
keitsbestimmungen durchgeführt werden. Der
Einsatz von Mikrocomputern erleichterte in
Folge die Bildanalyse und machte dieses Verfah-

ren nicht nur genauer, sondern auch praktikabler (Makler 1980 c).

Eine logische Fortentwicklung dieser Metho-
de findet sich in den heute verfügbaren, compu-
tergestützten Analysesystemen, den CASA-Sy-
stemen, wieder. Diese werden derzeit von 4 Her-
stellern weltweit ausgeboten: Strömberg-Mika
Cell Motion Analysis System (SM-CMA; Mika
Medical GmbH, Bad Feilnbach, Deutschland);
Hamilton-Thorn Motility Analyser (HTMA; Ha-
milton-Thorn Research, Beverly, MA, USA; The
Cell Soft Automated Seeman Analyser (CRYO
Resources Ltd., New York, N.Y., USA); The Cell
Trak Analyser Cell Motion Analysis System
(Santa Rosa, CA, USA).

Funktionsweise. CASA-Systeme (Abb. 22) funk-
tionieren alle nach dem gleichen Grundprinzip:
Das mikroskopische Bild einer Spermatozoensuspension (Ejakulat) wird über eine Videokamera aufgezeichnet und in einem angeschlossenen Computer mittels spezifischer Software di-
gitalisiert, d. h. in einzelne Bildpunkte zerlegt.
Dabei ist der Rechner in der Lage, durch Kon-
trastunterschiede und Größe einzelner Bild-

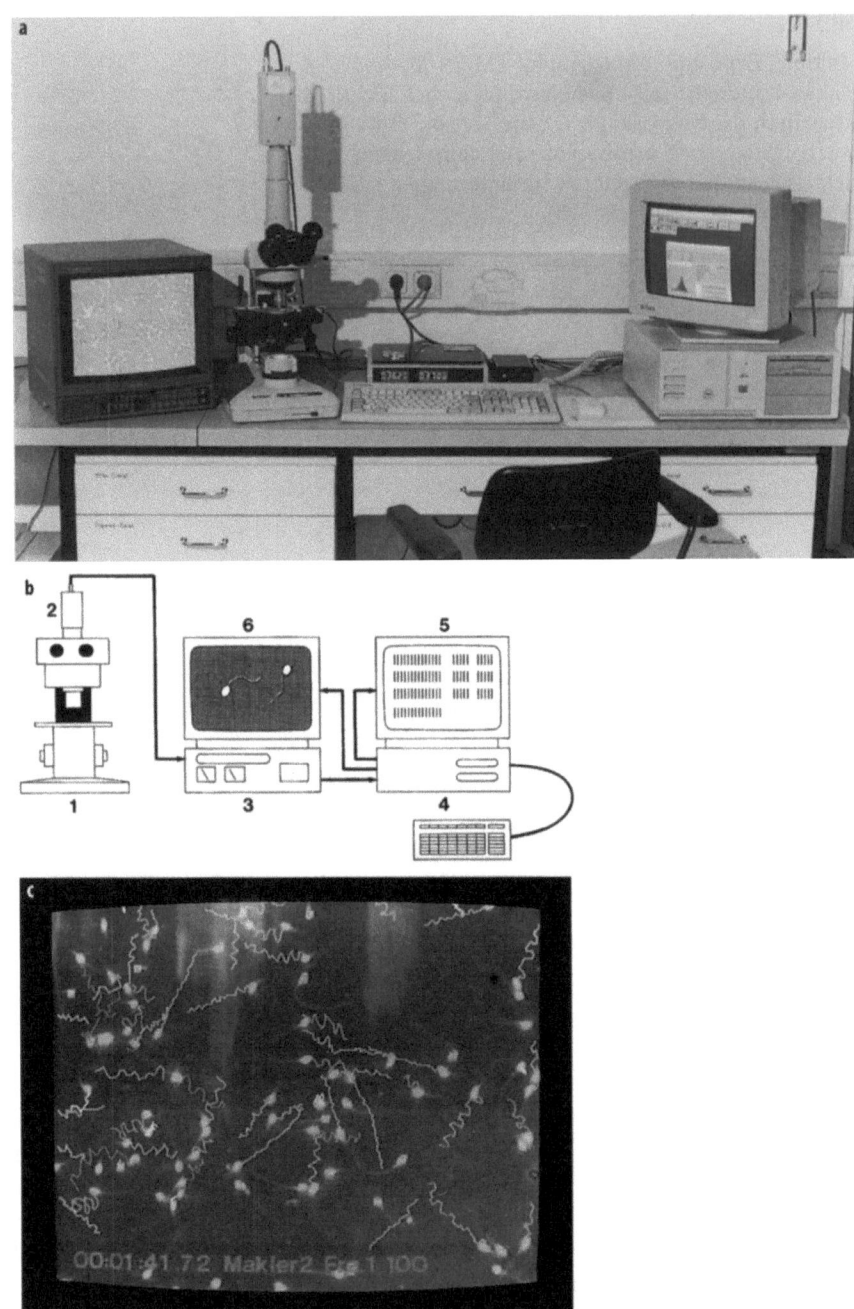

Abb. 22 a–c

a Arbeitsplatz eines CASA-Systems **b** Strömberg-Mika Zell Motion Analysis: *1* Mikroskop, *2* Videokamera, *3* Videorecorder, *4* Computer, *5* Computermonitor, *6* Bildschirm **c** Bildschirmausschnitt mit den Bewegungslinien der Spermatozoen

punktgruppen Spermatozoen von anderen Zellen des Ejakulats zu unterscheiden und nur diese auszuwerten. Eine Schwanzerkennung wird zusätzlich zur Identifikation eingesetzt (Krause u. Schönhärl 1992). Während einer Motilitätsmessung werden sequenziert zahlreiche, zeitlich aufeinanderfolgende Bilder eines eingestellten Bildausschnitts erfaßt und im Rechner miteinander verglichen. Das System ist so in der Lage, Bildpunktänderungen als Spermatozoenbewegungen zu erfassen, diese zu quantifizieren und Parameter wie prozentuale Motilität sowie Art der Bewegungen und Geschwindigkeiten zu berechnen (WHO 1992).

Die Messungen verschiedener durch den Untersucher eingestellter mikroskopischer Bildausschnitte werden schließlich zu einem Gesamtergebnis zusammengefaßt und in einem Display präsentiert. Objektgrößen sowie Referenzbereiche für die Messungen einzelner Parameter können dem System vorgegeben werden. Letztlich hängt von dieser Programmierung das Ergebnis der Analyse ganz entscheidend ab. Aufgrund der hohen Rechnerkapazität können in kurzer Zeit Hunderte von Spermatozoenbewegungen berechnet werden, wobei alle Systeme eine exzellente Reproduzierbarkeit und eine geringe Interessay-Variabilität bieten (Krause et al. 1993).

CASA-Parameter. Die heute verfügbaren CASA-Systeme der „2. Generation" analysieren im wesentlichen 3 Bewegungsparameter:
- prozentuale Motilität,
- Art der Spermatozoenbewegung,
- Spermatozoengeschwindigkeit.

Weiterhin können diese Analysegeräte auch die Spermatozoenkonzentration bestimmen (s. Kap. 2.7.2), wobei hier allerdings die konventionelle Analyse eine höhere (Mathur et al. 1986; Petzold u. Engel 1994) bzw. vergleichbare Genauigkeit (Krause et al. 1993) besitzen dürfte. Untersuchungen zur Erfassung einer abnormalen Morphologie mit CASA-Systemen sind noch Gegenstand der derzeitigen Forschung.

Es werden 3 *Motilitätsklassen* unterteilt:
- progressiv-motile Spermatozoen,
- lokal-motile Spermatozoen und
- immotile Spermatozoen.

Tabelle 6. Parameter des CASA-Systems (SM-CMA)	
Mindestanzahl der Bilder	15
Minimale Fläche des Objekts (Spermatozoen)	20 pix
Maximale Fläche des Objekts (Spermatozoen)	300 pix
Geschwindigkeitsgrenze für immotile	5 mm/s
Geschwindigkeitsgrenze für lokal mobile	20 mm/s
Geschwindigkeitsgrenze für progressiv motile (VSL)	< 20 mm/s
Objekte im Phasenkontrast	Hell
Schwanzdetektion	Hell

Diese Einteilung entspricht der alten WHO-Einteilung (WHO 1987); sie folgt bisher noch nicht der neuen WHO-Einteilung in 4 Motilitätsklassen (WHO 1992). Definiert sind die unterschiedlichen Motilitätsklassen der CASA-Systeme über die Lineargeschwindigkeit *(VSL = „velocity straight linear"),* ein Maß für die Vorwärtsbewegung der Spermatozoen, wobei die Bereiche im Programm festgelegt werden können (Tabelle 6).

Spermatozoengeschwindigkeiten. Heute werden 3 Geschwindigkeiten eines Spermatozoons unterschieden, die sich auf die jeweiligen effektiven und tatsächlich zurückgelegten Wegstrecken beziehen.

Man unterscheidet hier
- die Lineargeschwindigkeit (VSL, „velocity strait linear"),
- die kurvenlineare Geschwindigkeit (VCL, „velocity curve linear") sowie
- die durchschnittliche Fahrtgeschwindigkeit (VAP, „velocity average path") (Abb. 23).

Art der Bewegung. Es werden 3 Arten der Spermatozoenbewegung progressiv-motiler Spermatozoen unterschieden:
- linear motile Spermatozoen,
- nichtlinear motile Spermatozoen und
- zirkulär motile Spermatozoen (sog. „Kreisläufer").

Abb. 23

Bewegungscharakteristika von Spermatozoen: *VSL* („velocity straight linear") Lineargeschwindigkeit, *VCL* („velocity curve linear") kurvenlineare Geschwindigkeit, *VAP* („velocity average path") durchschnittliche Fahrtgeschwindigkeit

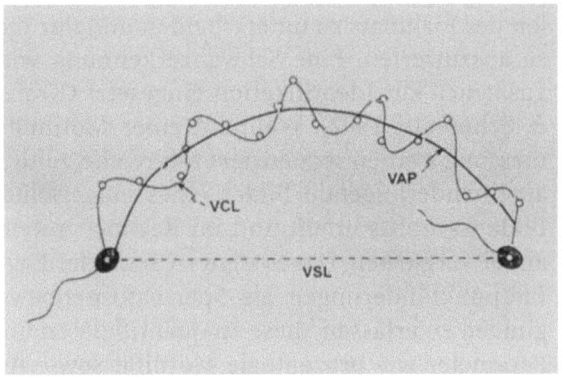

Linearität wird definiert als Quotient von VSL/VCL. Der Linearitätsindex („straightness") wird definiert als Quotient von VSL/VAP.

Multipliziert mit 100 ergibt sich der prozentuale Linearitätsindex, der für linear-motile Spermatozoen größer als 90 % sein sollte.

Kreisläufer werden über einen bestimmten Radius der Kopfauslenkung definiert, wobei der Vergleich von erster und letzter Bildsequenz über die Zuordnung entscheidet (Aitken 1994) (s. Tabelle 6).

Praktisches Vorgehen. Die Präparation des Ejakulats differiert für die einzelnen Systeme. Im folgenden werden das Vorgehen und die relevanten Parameter für das SM-CMA-System beschrieben:

5 ml verflüssigtes Ejakulat werden bei Raumtemperatur in die in das System integrierte Makler-Kammer pipettiert. Bei Konzentrationen von über $4 \cdot 10^6$ Spermatozoen pro ml wird mit abzentrifugiertem, homologem Seminalplasma verdünnt (WHO 1992). Die Analyse erfolgt unter Verwendung eines 20×-Negativphasenkontrastobjektivs. In das System ist eine Schwanzerkennung integriert. Die in Tabelle 6 genannten Parameter beziehen sich auf die Messung von Humanspermatozoen und orientieren sich an der Herstellervorgabe bei gleicher Temperatur, Sequenzzeit, Kammertiefe und Verdünnung.

Kritik und Ausblick. Der Vorteil eines CASA-Systems besteht derzeit darin, die Spermatozoen in ihrer Bewegungsart am objektivsten analysieren zu können (Yeung u. Nieschlag 1993). Objektive Geschwindigkeitsmessungen werden durch diese Systeme erst mit ausreichender Sicherheit möglich. Leider ist es bisher nicht eindeutig möglich, das Fertilisierungspotential einzelner Spermatozoen mit Geschwindigkeitsparametern zu assoziieren (Krause et al. 1993), obwohl Vorwärtsgeschwindigkeit (VSL) von über 30 µm/s als Minimalkriterium für Spermatozoen zur erfolgreichen Insemination angegeben worden sind (Hinney et al. 1993).

Grundsätzlich kann von einer guten Korrelation für die prozentuale Motilitätsangabe zwischen Handauszählung und CASA ausgegangen werden (Neuringer et al. 1990; Krause et al. 1993), es besteht jedoch eine erhöhte Fehleranfälligkeit bei niedriger Motilität, da die Empfindlichkeit zur Erkennung immotiler Spermatozoen geringer erscheint (Yeung u. Nieschlag 1993). Bei der Bestimmung der Spermatozoenkonzentration könne eine Maus-gesteuerte Korrektur durch Nachmessung am Bildschirm die häufig vorhandene Unterschätzung der Spermatozoendichte verbessern (Togni et al. 1995).

2.7.5
Anzahl und Konzentration (Dichte)

„Gute Beweglichkeit zusammen mit einer hohen Spermatozoendichte ist in der Praxis gewöhnlich der sicherste Anhalt für ein zufriedenstellendes Fertilitätspotential des Samens" (Thaddeus Mann: in Mann u. Lutwak-Mann 1981). Dieser Satz eines Mannes, der sein ganzes Leben lang in der Reproduktionsphysiologie geforscht und gelehrt hat, weist auf den nach der Motilität 2. klassischen Spermaparameter hin: die Anzahl der Spermatozoen bzw. die *Anzahl/ml Ejakulat* = die *Spermatozoenkonzentration* (auch *Spermatozoendichte* genannt).

Um die Gesamtzahl zu bekommen, muß man also nur die Spermatozoenkonzentration mit dem Volumen multiplizieren:

> Gesamtzahl Spermatozoen = Anzahl/ml · Volumen.

Nach WHO (WHO 1992) gelten folgende Normwerte:
- Gesamtspermatozoenanzahl $\geq 40 \cdot 10^6$/Ejakulat
- Spermatozoenkonzentration $\geq 20 \cdot 10^6$/ml (Spermatozoendichte)

2.7.6
Bestimmung der Spermatozoenkonzentration in Blutzählkammern

An Zählkammern stehen verschiedene Typen zur Verfügung, die gewöhnlich für das Auszählen von Blutzellen benutzt und deshalb auch Blutzählkammern oder Hämozytometer genannt werden.

Die bekanntesten Zählkammern sind:
- Neubauer,
- Thoma-Zeiß,
- Bürker-Türk.

Die Zählkammer ist ein speziell gefertigter Objektträger, auf dem quadratische Flächen eingraviert sind. Auf diese Art und Weise sind die verschiedenen Kammern gitterartig in unterschiedliche Groß- und Kleinquadrate aufgeteilt. Die Tiefe der Zählkammer beträgt je nach Typ 0,1 oder 0,2 mm.

Das Prinzip der Bestimmung der Spermatozoenkonzentration in der Zählkammer beruht

darauf, daß man standardisiert verdünntes Ejakulat in die mit einem Deckglas abgeschlossenen Kammern einfließen läßt und durch Auszählen einer bestimmten Anzahl von Quadraten unter Berücksichtigung der Kammertiefe und des Verdünnungsfaktors die Spermatozoenanzahl/ml Ejakulat errechnet.

Erforderliche Utensilien
- 1 Mikroskop mit Phasenkontrast,
- 1 Zählkammer (Neubauer, Thoma-Zeiss oder Bürger-Türk),
- 1 Hämozytometerdeckglas (20×26 mm, 0,4 mm dick),
- 1 Leukozytenpipette,
- 1 Mikropipettierhelfer,
- 3%ige Kochsalzlösung oder Aqua destillata,
- 1 elektrischer Vibrator (fakulativ),
- Filterpapier oder Zellstofftupfer.

Praktisches Vorgehen. Zunächst muß das Ejakulat nach vollständiger Verflüssigung gut durchmischt werden (s. Kap. 2.6.4). Zur gleichmäßigen Verteilung und vereinfachten Auszählung verdünnt man das Ejakulat auf 1:20. Da die Spermatozoen für den Zählvorgang unbeweglich gemacht werden müssen, um ihre Flucht aus den Zählkammerquadraten zu verhindern, benutzt man zur Verdünnung Lösungen, die die Spermatozoen immobilisieren z. B.:
- physiologische Kochsalzlösung mit einem Tropfen Triphenyltetrazoliumchloridlösung (Schirren 1982a) oder
- destilliertes Wasser (Glezerman 1982) oder
- 3%ige Kochsalzlösung (Krause u. Rothauge 1991).

Danach erfolgt die Beschickung der Zählkammer mit der Ejakulatlösung:
1. Das gut durchmischte Ejakulat wird über einen Mikropipettierhelfer in die Mischpipette mit Verdünnungsgrad 1:20 (Leukozytenpipette) bis zur Marke 0,5 aufgesaugt. Ein Überschuß kann durch Abtupfen auf Filterpapier oder Zellstoff korrigiert werden.
2. Danach wird 3%ige Kochsalzlösung in die Leukozytenpipette bis zur Marke 11 nachgesaugt. Die Probe ist nun 1:20 verdünnt (Abb. 24 und Abb. 25).

Abb. 24

Mischpipette (Leukozytenpipette)

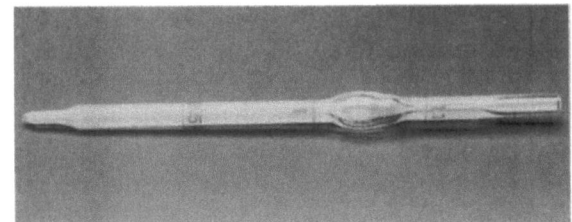

Abb. 25

Mischpipette an Mikropipettierhelfer. Das vollständig verflüssigte Ejakulat wird bis zur Marke 0,5 aufgesaugt. Danach wird 3 %ige Kochsalzlösung bis zur Marke 11 nachgesaugt. Das Ejakulat ist somit auf 1:20 verdünnt

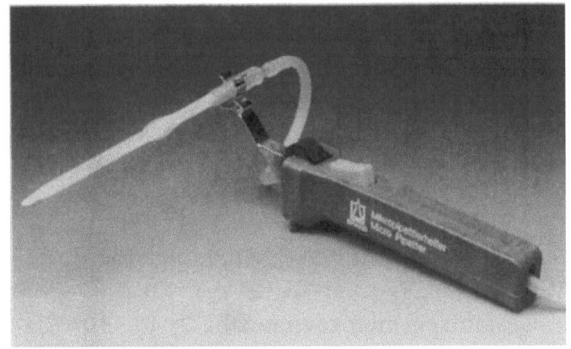

Abb. 26

Elektrischer Vibrator

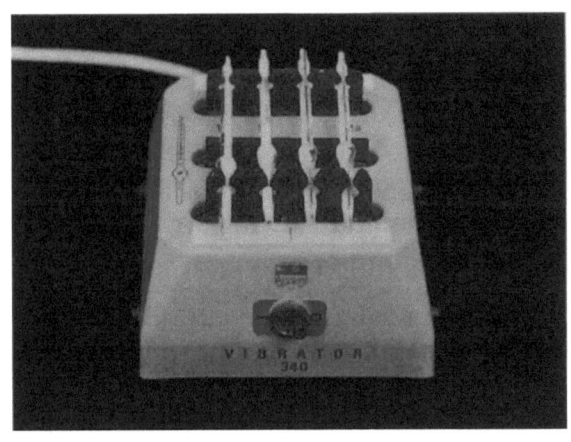

3. Um eine homogene Durchmischung zu erreichen, wird die Mischpipette entweder manuell (Zuhalten beider Enden mit Daumen und Mittelfinger nach Entfernung des Mikropipettierhelfers) oder mit einem elektrischen Vibrationsgerät 3–5 min geschüttelt (Abb. 26).

4. Vor dem Beschicken wird die Zählkammer (Abb. 27 a) mit einem speziellen Deckglas (0,4 mm dick, Fläche 20 × 26 mm) verschlossen. Hierzu werden die Auflageflächen der Kammer angefeuchtet und das Deckglas sanft aufgedrückt.

5. Der Kapillarraum der Mischpipette, der schlecht durchmischtes Zählgut enthält, wird durch Abtropfenlassen oder Abtupfen auf Filterpapier oder Zellstoff verworfen.

6. Die Zählkammer wird nun von beiden Seiten her aus der Mischpipette durch Einfließenlassen je eines Tropfens beschickt (Abb. 27 b). Die Auszählung erfolgt unter dem Mikroskop in 400facher Vergrößerung.

Das Auszählen in der Kammer und Berechnung der Dichte wird im folgenden beschrieben.

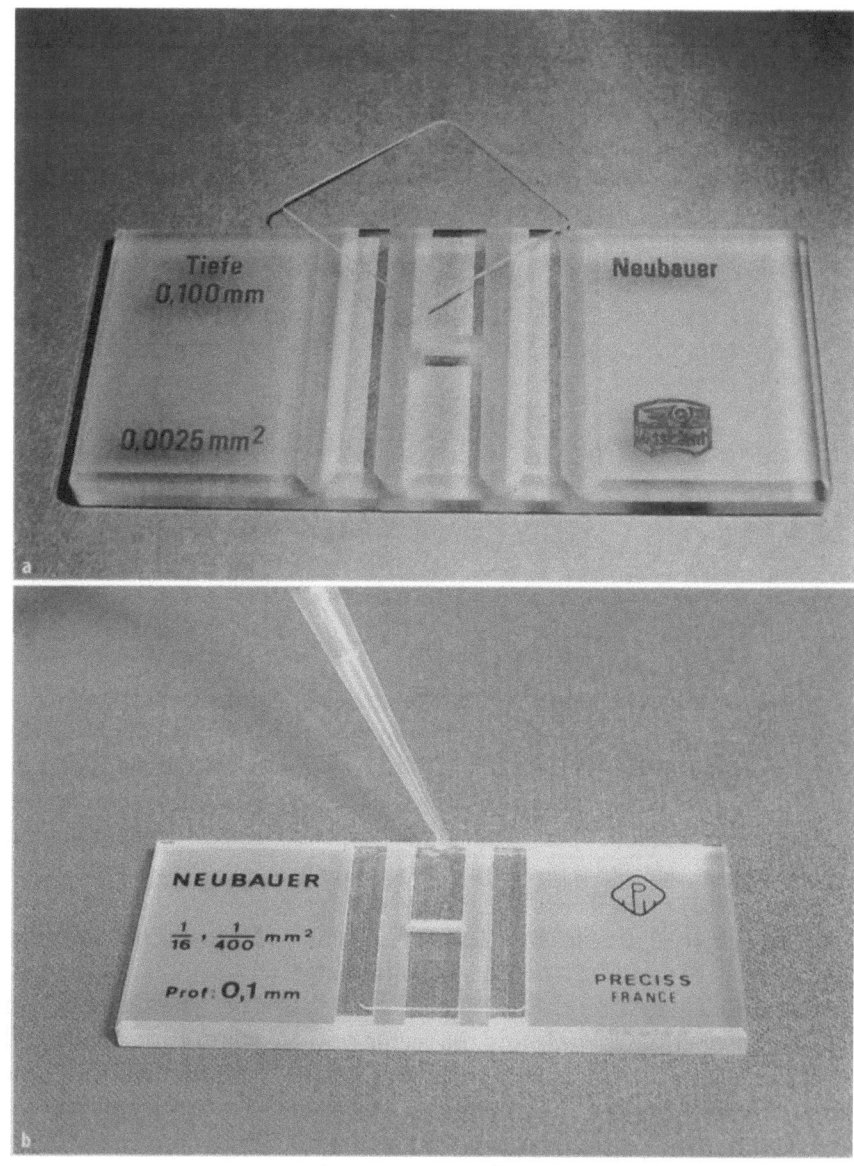

Abb. 27 a, b

a Neubauer-Zählkammer mit Deckglas **b** Einfließenlassen des verdünnten Ejakulats in die Neubauer-Zählkammer

Neubauer-Zählkammer (Abb. 28)

Die Neubauer-Zählkammer hat eine Tiefe von 0,1 mm und ist durch ein Gitter in 9 Großquadrate unterteilt, von denen wir uns die einer 5 auf einem Würfel entsprechenden Quadrate (s. Abb. 28) für die Zählung herauspicken wollen, obwohl gewöhnlich das mittlere Großquadrat genügt. Dieses mittlere Quadrat Nr. 5 ist nochmals gitterartig in 25 Kleinquadrate unterteilt, die wiederum gedanklich wie die 5 auf einem Würfel in 5 a–5 e aufgegliedert werden können.

Je nach Genauigkeitsanspruch, Zeitanspruch und Gesamtzahl der Spermatozoen können 3 verschiedene Zähl- und Berechnungsweisen an-

Abb. 28

Einteilung der Neubauer-Zählkammer: Die Summe aller Spermatozoen im Mittelquadrat „5" · 10 000 · 20 ergibt die Anzahl der Spermatozoen/ml und damit die Spermatozoenkonzentration (Weiteres s. Text).
Die hier abgebildete Zählkammer auf 25 Kleinquadrate. (*Cave:* es gibt auch Neubauer-Zählkammern mit 16 Kleinquadraten, die eine andere Berechnung erforderlich machen)

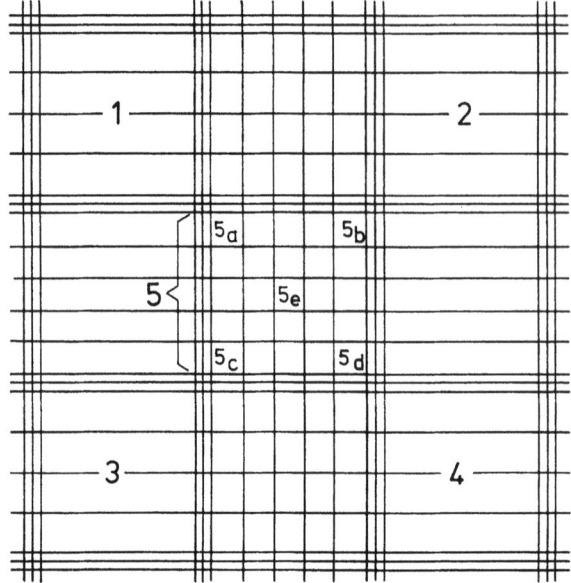

gewandt werden. Die aufgeführten Konzentrationsbestimmungen entsprechen den Empfehlungen der WHO (WHO 1992).

I. Akkurates Zählen. Alle Spermatozoen in Großquadrat Nr. 5 (= Mittelquadrat) zählen. Summe · 10 000 (weil das Volumen des gezählten Feldes 10 μl beträgt) · Verdünnungsfaktor (bei 1:20 also · 20) = Anzahl Spermatozoen/ml Ejakulat.

Die die obere Grenzlinie und die rechte seitliche Grenzlinie berührenden, wenn auch darüber hinausragenden Spermatozoen werden mitgezählt, nicht jedoch die auf der unteren und linken seitlichen Grenzlinie liegenden (wobei dieses Prinzip natürlich umgekehrt werden kann).

II. Schnellzählung. Alle Spermatozoen der Kleinquadrate 5 a, b, c, d und e zählen. Summe · 50 000 (weil das Volumen nur ein Fünftel eines Großquadrats beträgt) · 20 (= Verdünnungsfaktor) = Anzahl der Spermatozoen/ml Ejakulat.

III. Auszählung bei niedriger Konzentration (< Mio. Spermatozoen/ml). Alle Spermatozoen der Großquadrate 1–5 auszählen. Summe · 2000 (weil sie das 5fache Volumen eines Großqua-

drats beherbergen) · 20 (= Verdünnungsfaktor) = Anzahl der Spermatozoen/ml Ejakulat.

In Tabelle 7 sind die 3 Möglichkeiten der Bestimmung der Spermatozoenkonzentration in Kurzformeln nochmals aufgelistet.

Thoma-Zeiß-Zählkammer (Abb. 29)

Die Thoma-Zeiß-Zählkammer hat eine Tiefe von 0,1 mm und ist durch ein Gitter paralleler Trennlinien in 16 Quadrate unterteilt. Jedes dieser Großquadrate enthält jeweils 16 Kleinquadrate. Ein Großquadrat paßt bei 400facher Ver-

Tabelle 7. Kurzformeln der 3 Konzentrationsbestimmungen mit der Neubauer-Zählkammer (Verd. 1:20 vorausgesetzt) mit 25 Kleinquadraten

I. Akkurates Zählen
    Summe Spermatozoen in Großquadrat 5
    · 10 000 · 20 = Konzentration
II. Schnelles Zählen
    Summe Spermatozoen in Kleinquadraten 5 a–e
    · 50 000 · 20 = Konzentration
III. Zählen bei niedriger Konzentration
    Summe Spermatozoen in Großquadraten 1–5
    · 2000 · 20 = Konzentration

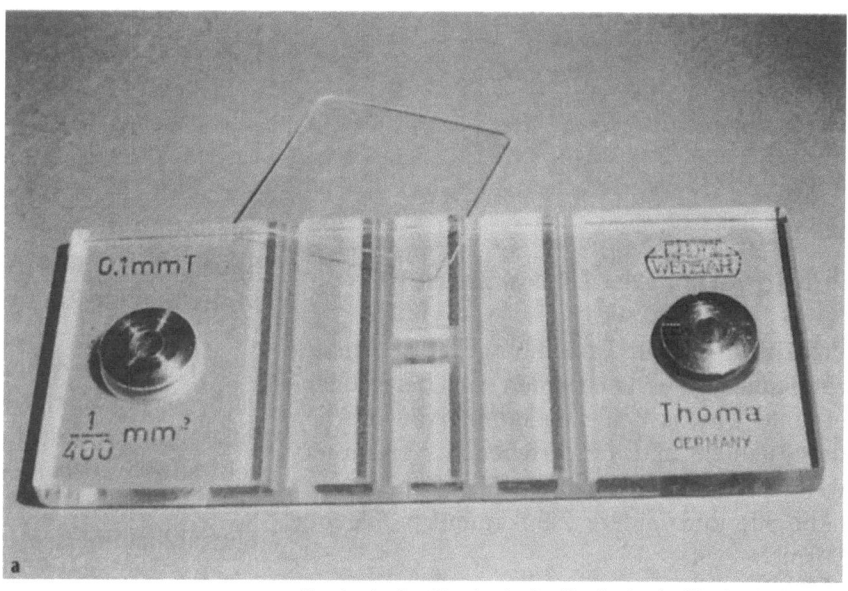

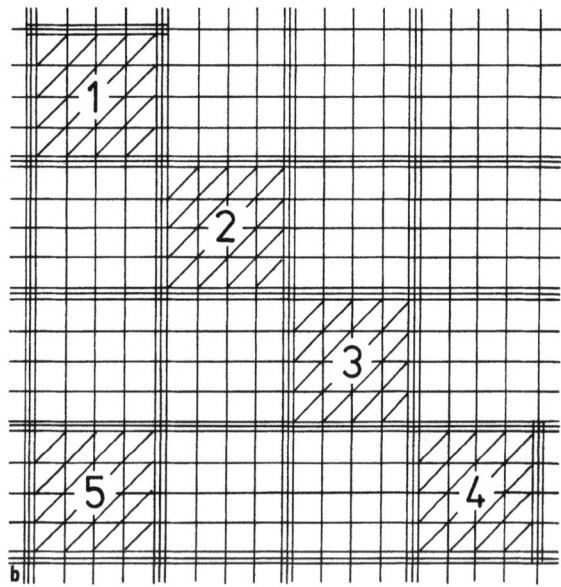

Abb. 29 a, b

a Thoma-Zeiß-Zählkammer **b** Einteilung der Thoma-Zeiß-Zählkammer: die Summe der in den Quadraten 1–5 liegenden Spermatozoen ergibt die Spermatozoendichte in Mio./ml

größerung genau in das mikroskopische Gesichtsfeld.

Fünf Großquadrate werden ausgezählt, wobei wie oben bei der Neubauer-Kammer beschrieben, die auf je einer horizontalen und einer vertikalen Grenzlinie liegenden Spermatozoen mitgezählt werden. Am zweckmäßigsten ist es, 4 diagonale und ein 5. Eckquadrat auszuzählen (s. Abb. 29 b).

Die so erhaltene Summe von Spermatozoen aus 5 Großquadraten ergibt bei einer Verdünnung von 1:20 die Zahl der Spermatozoen/ml und damit die Spermatozoenkonzentration.

*Kurzformel der Konzentrationsbestimmung
mit der Thoma-Zeiß-Zählkammer*
(Verdünnung 1:20 vorausgesetzt)
Summe Spermatozoen in Großquadraten 1–5
· 1 Mio. = Konzentration

Prinzip bei anderen Zählkammern

Prinzipiell gilt zur Errechnung der Spermatozoenkonzentration neben den oben bei Neubauer- und Thoma-Zeiß-Zählkammer ausführlich dargestellten und beschriebenen Verfahrensweisen auch für die Bürker-Türk-Zählkammer (Abb. 30) und andere Zählkammern folgende Formel:

$$Z_{Sp} = \frac{Z}{F \cdot H \cdot V} \cdot 1000$$

Z_{Sp} = Anzahl von Zellen/mm³
Z = Zahl der gezählten Zellen
F = ausgezählte Fläche in mm²
H = Höhe (Tiefe) der Kammer
V = Verdünnungsgrad

(im ersten Teil der Formel erhält man die Zahl/mm³. Diese muß mit 1000 multipliziert

werden, um die Zahl/ml = Konzentration zu erhalten).

2.7.7
Bestimmung der Spermatozoenkonzentration in der Makler-Kammer

In der auf S. 22 schon erwähnten, später noch verbesserten Makler-Kammer (Makler 1980), ist eine einfache Bestimmung der Spermatozoenzahl auch im unverdünnten Ejakulat möglich. Die Meßmethode ist genauer als die in den Blutzählkammern (Menkeveld et al. 1984).

Zählen in der Makler-Kammer. Ein Tropfen von verflüssigtem, gut durchmischtem nativen Ejakulat, wird wie in Abb. 21 auf die Basisplatte (unterer Teil) aufgebracht. Das Deckglas (oberer Teil) wird so angedrückt, daß an den Auflageflächen Farbringe sichtbar werden (Newton-Ringe). Damit ist eine gleichmäßige Tiefe der Kammer garantiert. Auf der Unterseite des runden Deckglases ist ein Gitter von einem mm² Fläche mit Unterteilungen in 100 Kleinquadrate von je 0,01 mm eingraviert. Die

Abb. 30

Bürker-Türk-Zählkammer

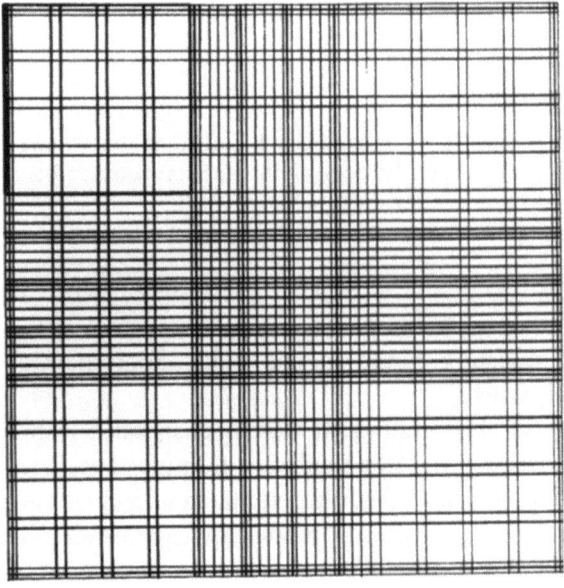

Dicke des Probetropfens beträgt somit exakt 10 µm.

Im Mikroskop wird bei 200facher Vergrößerung der Inhalt eines Streifens, bestehend aus 10 Quadraten, ausgezählt. Das Volumen entspricht 10 µl. Will man also die Anzahl der Spermatozoen oder sonstigen zellulären Elemente/ml (und damit die Konzentration) ermitteln, so ist die erhaltene Summe mit einer Million zu multiplizieren. Zur statistischen Absicherung der Werte sollen jedoch 3 Streifen, bestehend aus je 10 Quadraten, von mindestens 2 Proben ausgezählt werden.

> *Kurzformel der Konzentratbestimmung mit der Makler-Kammer:*
> Summe Spermatozoen in 10 Quadraten ·
> 1 Mio. = Konzentration

Abbildung 31 zeigt verschiedene mikroskopische Aufsichten in der Makler-Kammer.

2.7.8
Bestimmung der Spermatozoenkonzentration mit elektronischen Zählgeräten und CASA-Systemen

1. Coulter-Counter. Die Schwierigkeiten des für die Zählung zellulärer Blutelemente hervorragend geeigneten Geräts für die Zählung von Spermatozoen liegen darin, daß es nicht zwischen Spermatozoen und sonstigen zellulären Elementen oder Zellklumpen und Detritus differenzieren kann (Brotherton 1973; Read u. Schnieden 1978; Krause u. Rothauge 1991; Schirren 1982 a). Außerdem ist er bei niedrigen Konzentrationen (< 10 Mio./ml nach Hargreave u. Nilsson 1994, nach Krause u. Rothauge 1991 sogar ab unter 20 Mio. Spermatozoen/ml) ungenau.

2. Zytophotometrie. Mit Hilfe der zytophotometrischen Messung der Spermatozoen-DNS läßt sich die Spermatozoenzahl gut schätzen,

wobei allerdings eine vermehrte Anzahl abnorm geformter Spermatozoen (Teratozoospermie, s. S. 3) die Meßergebnisse verfälscht (Lacroix u. Warter 1982).

3. CASA-Systeme. Die auf S. 25 beschriebenen Systeme sind auch für die Bestimmung der Spermatozoengesamtzahl und der Spermatozoenkonzentration schnell, einfach und genau. Es bedarf allerdings der Anschaffung eines sehr teuren Geräts, das sich letztlich nur für andrologische Zentren lohnt.

2.7.9
Bewertung der Spermatozoenkonzentration

Obwohl auch die Konzentrationsbestimmung, wie alle anderen klassischen Spermiogrammparameter im Individualfall einen schlechten Prädiktionswert für die Fertilität hat (Holland-Moritz u. Krause 1992), und auch die Festlegung spermatologischer Minimalkriterien nur bedingt möglich ist (Michelmann et al. 1993; Michelmann u. Hinney 1996), bleibt das Auszählen der Spermatozoen im Ejakulat und damit die Bestimmung der Spermatozoenkonzentration neben der Motilität (s. Kap. 2.7.1) und der Morphologie (s. Kap. 2.7.3) einer der 3 klassischen Ejakulatparameter, der in der Abklärung einer männlichen Infertilität unabdingbar ist.

Ein völliges Fehlen von Spermatozoen im Ejakulat – auch nach Sedimentation – bezeichnet man als *Azoospermie.* Eine Verminderung der Spermatozoenkonzentration wird *Oligozoospermie* genannt. Ihr stärkster Grad ist die *Kryptozoospermie,* bei der erst nach Sedimentation einige wenige Samenzellen gefunden werden. Die Angaben zu Normwerten schwanken in der Literatur: die von dem Wiener Biologiestudenten Alois Lohde aufgrund von Ejakulatuntersuchungen bei nur 4 Männern festgelegten 60 Mio. Spermatozoen/ml als Normwert für die Spermatozoenkonzentration (Lohde 1891) hiel-

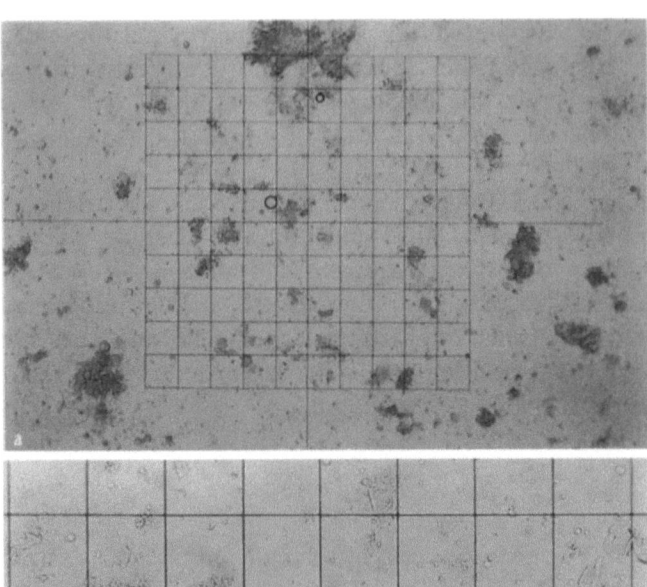

Abb. 31 a–c

a Makler-Kammer, mikroskopisches Übersichtsbild, Vergr. 16:1 **b** Makler-Kammer, mikroskopisches Ausschnittsbild, Hellfeld, ohne Filter, Vergr. 40:1 **c** Makler-Kammer, mikroskopisches Ausschnittsbild, Interferenzkontrast, Vergr. 60:1

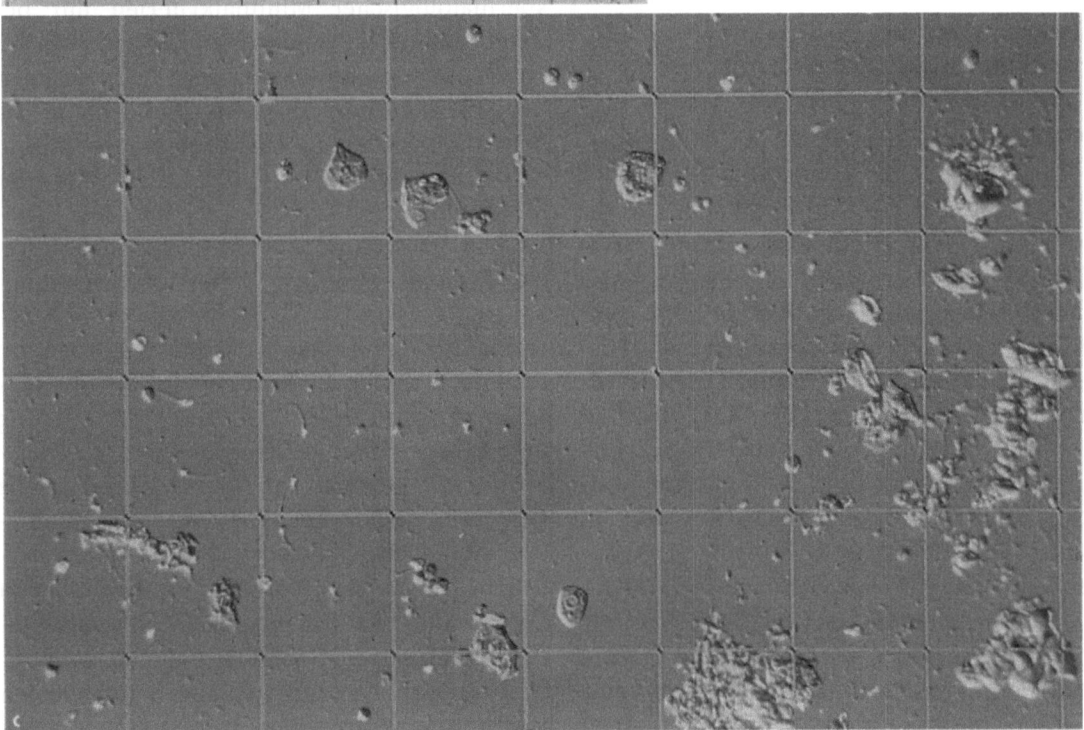

ten sich immerhin fast 80 Jahre, wenn es auch früher schon Hinweise dafür gab, daß 60 Mio. Spermatozoen/ml hinsichtlich der Fertilitätschance zu hoch festgelegt waren (MacLeod 1951; MacLeod 1965 a).

Der Andrology Club trug dem Rechnung und legte 1970 dann die untere Grenze für Normalbefunde bei 40 Mio. Spermatozoen/ml fest (Schirren 1972).

Weitere Untersuchungen in den folgenden Jahren fanden keine Unterschiede in der Fertilisierungsrate bei Probanden von 40 Mio. und solchen mit 20 Mio. Spermatozoen/ml oder etwas darüber (Eliasson 1971; Eliasson 1975; van Zyl et al. 1975; Freund u. Peterson 1976; Eliasson 1981; Günther et al. 1983), so daß heute eine Normgrenze der Spermatozoenkonzentration nach unten bei 20 Mio. Spermatozoen/ml allgemein akzeptiert wird und auch im WHO-Report festgelegt ist (WHO 1992).

Als kritischen Bereich für eine Fertilitätseinschränkung werden sogar um 10 Mio. Spermatozoen/ml angesehen (van Zyl et al. 1975; Zukerman et al. 1977; Schill 1980; Günther et al. 1983; Urry 1985; Hofmann u. Freundl 1986).

Dabei ist allerdings zu berücksichtigen, daß die Untersuchungen, die diesen Empfehlungen zugrunde liegen, naturgemäß nur empirischer oder katamnestischer Natur sind. Es müssen die übrigen Spermaparameter, vor allem die Motilität und die Morphologie (s. Kap. 2.7.1 und 2.7.3), aber auch die akrosomale Reaktion und die Penetrationsfähigkeit (s. Kap. 2.7.5 und 3.2) bei der Beurteilung der Fertilitätschance mitberücksichtigt werden. Selbst dann ist eine sichere prognostische Aussage für den Einzelfall nicht möglich.

Diese wird allerdings auch durch die modernen computergesteuerten Spermaanalysen (CASA, s. S. 25) nicht verbessert (Krause 1996). Ebensowenig können automatische Analysen die Arbeit einer MTA ersetzen oder gar Schwangerschaftsprognosen abgeben (Michelmann et al. 1993). Unabhängig davon, daß auch bei Fertilen große Tagesschwankungen hinsichtlich der Dichtestreuung vorliegen (Porath et al. 1988), kann im Einzelfall auch ein Mann mit höchst-

gradig verminderter Spermatozoenkonzentration auf natürlichem Weg Vater werden (Raboch 1988).

Auf die Relativität der prädiktiven Aussagekraft wiesen schon Steinberger und Rodriguez-Rigau (1983) auch im Kontext mit dem zusätzlichen Problem der Überlappung eines unerkannten weiblichen Faktors hin.

Eine vermehrte Spermatozoenkonzentration, die *Polyzoospermie,* liegt vor, wenn mehr als 250 Mio. Spermatozoen/ml gefunden werden oder mehr als 800 Mio. Spermatozoen im Gesamtejakulat. Ihre Dignität ist bisher nicht exakt einzuordnen. Die Inzidenz liegt zwischen 1,2 % und 5 % (Rehan et al. 1975; Schill 1987). Es wird eine vermehrte Subfertilität vor allem mit gleichzeitig vermehrt beobachteten Motilitätsstörungen (Doepfmer 1962) sowie eine erhöhte Abortquote bei Frauen von polyzoospermen Männern berichtet (Rehan et al. 1975; Schill 1987).

Die diagnostische Bewertung unterschiedlicher Spermatozoenkonzentrationen ist in Tabelle 8 aufgelistet.

Zukerman et al. (1986) fanden, daß die Polyzoospermie mit zunehmender Karenz anstieg und schlossen daraus, daß die bei Polyzoospermen reduzierte Fertilität durch eine gestörte Feed-back-Kontrolle eines hypothetischen Spermatozoen-releasing-Mechanismus verursacht sein könnte.

Da bei einem nicht unerheblichen Teil der polyzoospermen Männer ein deutlicher Verlust der Akrosinaktivität (Schill u. Feifel 1984; Töpfer-Petersen et al. 1985) bzw. eine fehlende Akrosomreaktion (Töpfer-Petersen et al. 1987) beobachtet wurde – vielleicht verursacht durch eine

Tabelle 8. Diagnostische Bewertung unterschiedlicher Spermatozoenkonzentration

Normozoospermie:	20–250 Millionen/ml
Oligozoospermie:	< 20 Millionen/ml
Polyzoospermie:	> 250 Millionen/ml
Kryptozoospermie:	erst nach Sedimentation entdeckte Spermatozoen
Azoospermie:	keine Spermatozoen

schwere Störung im Akrosininhibitorsystem (Schill et al. 1986; Schill 1987) –, was eine Infertilität durch ein defektes Akrosom erklären würde, fordert Schill, daß in allen Fällen einer geplanten In-vitro-Fertilisation die Akrosinbestimmung durchgeführt werden sollte (Schill 1985 a, s. Kap. 2.7.5).

2.7.10
Morphologie

Die morphologische Beurteilung beinhaltet die qualitative und quantitative Differenzierung normal geformter von pathologisch geformten und destrukturierten Spermatozoen sowie die Unterscheidung der verschiedenen „Rundzellen" in Spermatogenesezellen aus der Wand der Hodentubuli, Granulozyten, Lymphozyten, Monozyten, Phagozyten und Epithelzellen.

Sie stellt neben der Motilität (s. Kap. 2.7.1) und der Anzahl bzw. der Konzentration (s. Kap. 2.7.2) den 3. zentralen Pfeiler im diagnostischen Grundgerüst der Ejakulatanalyse dar.

An ihrer Bedeutung für die Fertilität des Mannes gibt es für die meisten Untersucher keinen Zweifel (Joel 1953; Doepfmer 1960; MacLeod 1964, Eliasson 1975; Schirren et al. 1975; Schirren et al. 1977; Sherins et al. 1977; Schill 1980; Mann u. Lutwak-Mann 1981; Swerdloff et al. 1985; Pinatel 1985; Kruger et al. 1988; Menkveld et al. 1990).

Obwohl die Morphologie keinen von anderen Imponderabilien unabhängigen Voraussagewert beim subfertilen Mann hat (Wu et al. 1989), korreliert sie, wenn nach strikten Kriterien ausgewertet wird, sehr gut mit der In-vitro-Fertilisation (s. Kap. 4.2) und dem Hamsterei-Penetrationstest (HOP-Test; s. Kap. 3.4) (Menkveld et al. 1990).

Es besteht eine signifikante Korrelation zwischen hohen Prozentsätzen pathologisch geformter Spermatozoen und erniedrigten Schwangerschaftsraten, jedoch keine Korrelation zu Aborten oder pathologischen Schwangerschaften (Bostofte et al. 1982; Günther et al.

1983). Liegen derartige Fehlformen in über 50 % der begutachteten Spermatozoen vor, so spricht man von *Teratozoospermie*. Außerdem finden sich in einem Ejakulat mit einer erhöhten Rate von Formstörungen oft gleichzeitig eine Oligound/oder eine Asthenozoospermie (Singer et al. 1980; Mutschulat u. Schirren 1989; Parinaud et al. 1993), weshalb man dann auch vom *OAT-Syndrom* spricht (= Oligo-Astheno-Teratozoospermie-Syndrom).

Die verminderte Fertilisierungsmöglichkeit abnorm geformter Spermatozoen zeigt sich auch darin, daß beim Postkoitaltest im oberen Abschnitt des Zervikalkanals mehr normal geformte Spermatozoen gefunden werden als im unteren Abschnitt. Es kommt offensichtlich zu einer Spermatozoenselektion während der Zervikalkanalpassage, wobei neben schlecht motilen auch formgestörte Spermatozoen im „Filter" Zervikalsekret zurückgehalten werden (Ragni et al. 1985; Katz et al. 1990).

Obwohl in der verbesserten Makler-Kammer (s. S.22) mit Phasenkontrastmikrofotografie und auch mit Hilfe der Interferenzkontrastmikroskopie die Morphologie in gewissem Umfang auch im Nativpräparat beurteilt werden kann, *gelingt die Differenzierung der einzelnen Formen und Zellen am besten im gefärbten Ejakulatausstrich.*

Färbungen

Folgende *Färbemethoden* können angewandt werden:
A. „klassische", aufwendige Färbemethoden:
  1. Hämatoxylin-Eosin (HE),
  2. Mayer-Stiasny,
  3. *Papanicolaou*,
  4. *May-Grünwald-Giemsa (panoptische Färbung nach* Pappenheim),
  5. PAS (Perjod-Acid-Schiff),
  6. Schorr,
  7. Couture,
  8. Bryan-Leishman,
  9. *Peroxidasereaktion* (= *Benzidin-Cyanosin-Färbung*),
  10. *Eosin und Nigrosin (s. Kap. 2.7.4).*

B. Vereinfachte Schnellfärbeverfahren:
- *Testsimplet (Boehringer, Mannheim)*
- *Hämafix (Biomed, München)*
- Sangodiff G (Merck, Darmstadt).

Die *kursiv hervorgehobenen* Methoden werden im folgenden ausführlicher abgehandelt. Beispiele derartig gefärbter Ejakulatausstriche finden sich im Kapitel „spezielle Morphologie" (s. S. 44).

Mit der zwar etwas aufwendigen, aber von uns wie auch anderen Autoren (Glezerman 1982; Hofmann u. Freundl 1986; Hargreave u. Nilsson 1994) bevorzugten Papanicolaou-Färbung erhält man eine gute Differenzierung der Spermatozoenköpfe. Die Rundzellen werden panchromatisch angefärbt, so daß Leukozyten von Germinalzellen leicht zu unterscheiden sind.

Das Pappenheim-Verfahren mit der May-Grünwald-Giemsa-Färbung erlaubt eine vorzügliche selektive Differenzierung der Rundzellen und färbt auch die Spermatozoenköpfe kontrastreich an.

Die WHO (WHO 1992) empfiehlt zur Unterscheidung der Germinalzellen das Bryan-Leishman-Verfahren. Wir bevorzugen vor allem bei schwieriger Differenzierung der Leukozyten und Lymphozyten von unreifen Spermatogenesezellen die Peroxidasereaktion.

> Für die Belange der Alltagspraxis genügt jedoch die vereinfachte Schnellfärbung mit Hilfe vorgefertigter, farbstoffbeschichteter Objektträger (Testsimplet, Boehringer) oder sonstige Schnellfärbemethoden wie die Färbung mit Hämafix (Biomed) oder auch farbstoffbeschichteter Färbefolien (Sangodiff G, Merck) (Schirren et al. 1977; Calamera u. Vilar 1979; Wernicke u. Schirren 1982; Ludwig 1986).

Die Differenzierbarkeit ist völlig ausreichend und rationell. Der maximale Irrtum im Vergleich zur Papanicolaou-Färbung beträgt 4–5 %, zudem verbessert sich die Bildqualität der Testsimplets nach 24 h durch intensivere Farbeinwirkung (Schirren et al. 1977). Dauerpräparate können allerdings nicht angefertigt werden, da der Farbstoff mit der Zeit verblaßt.

„Klassische", aufwendigere Färbemethoden

Erforderliche Utensilien
- 1 Mikroskop,
- Objektträger (geputzt, 76 × 26 mm),
- Deckgläser (24 × 50 mm),
- Pipette, Glasstab oder Rekordspritze,
- Färbebank mit entsprechenden Reagenzien (beschrieben bei den einzelnen Färbemethoden, s. S. 38–42).

Vorgehen

a) bei einer Konzentration von > 10 Mio. Spermatozoen/ml: Nach vollständiger Verflüssigung und Durchmischung des Ejakulats (s. Kap. 2.6.4) wird mit Pipette, Glasstab oder aus der Rekordspritze ein Spermatropfen von etwa 3 mm Durchmesser auf den Objektträger aufgebracht und mit einem Deckglas oder einem 2. Objektträger ausgestrichen, aber nicht bedeckt.

Dieser Ausstrich wird 24 h luftgetrocknet, anschließend je nach vorgesehener Färbung fixiert und gefärbt (s. S. 38–42).

b) bei einer Konzentration von < 10 Mio. Spermatozoen/ml: Hier ist zunächst eine Konzentration der zellulären Anteile durch Zentrifugieren des vollständig verflüssigten und gut durchmischten Ejakulats in einem Reagenzglas erforderlich. Es sollte in einer Geschwindigkeit von 2000 Umdrehungen/min. 15 min lang zentrifugiert werden. Ein Tropfen des Bodensatzes wird dann wie oben unter a) beschrieben auf den Objektträger aufgebracht, ausgestrichen, luftgetrocknet und entsprechend der vorgesehenen Färbemethoden fixiert und gefärbt.

Beurteilung der einzelnen zellulären Elemente s. S. 123.

Färbung nach Papanicolaou

Diese Färbung wurde speziell für die Darstellung von Zelltypen in malignen Geschwülsten entwickelt. Sie eignet sich aber auch hervorragend für Ausstrichpräparate des männlichen und weiblichen Genitaltrakts.

Erforderliche Utensilien
- 13 Glasküvetten mit Deckel (Abb. 32),
- 1 Objektträgerwiege   (Abb. 33,   Abb. 34, Abb. 35),
- 1 Diamantschreiber oder 1 wasserfester Stift.

Erforderliche Lösungen
- Diäthyläther DAB 6 (Merck),
- Äthanol 96 %, 80 %, 70 %, 50 %,
- Aqua destillata,
- Hämatoxylinlösung nach Harris (Merck) (= Papanicolaou I),
- ammoniakhaltiger Alkohol 70 %,
- 0,05 %ige wässrige Lithiumcarbonatlösung,
- Orange-G-Lösung (OG 6) (= Papanicolaou II),
- absoluter Alkohol DAB 6 (Merck),
- Polychromlösung EA 36 (= Papanicolaou III),
- Xylol
  - Kanadabalsam (o. ä.).

Vorgehen
- *Fixieren* der Ausstriche in einem Gemisch von Äther und 96 %igem Alkohol (1:1), 5–15 min.
  Eintauchen in absteigender Alkoholreihe von absolut bis 50 % (96 %, 80 %, 70 %, 50 %) pro Stufe ca. 2 min oder 10 mal eintauchen.
  Einstellen in Aqua dest. 2 min oder 10 mal eintauchen.
- *Färben mit Hämatoxylin nach Harris* (= Papanicolaou I), 3 min.
  Spülen der Präparate in 3 Portionen Aqua dest. oder unter fließendem Wasser, 3–5 min.
  Bläuen in ammoniakhaltigem Alkohol (70 %), einige Sekunden bis 2 min.
  Überführen in 70 %igen Alkohol, danach mit Leitungswasser spülen.
  Einstellen in eine 0,05 %ige wäßrige Lösung von Lithiumcarbonat, 2–3 min. Danach mit Leitungswasser spülen.
  Aufsteigende Alkoholreihe von 50–96 % (50 %, 70 %, 80 %, 96 %), pro Stufe ca. 2 min oder je 10 mal eintauchen.
- *Färben in Orange-G-Lösung* (= Papanicolaou II), 2 min oder 10 mal eintauchen.

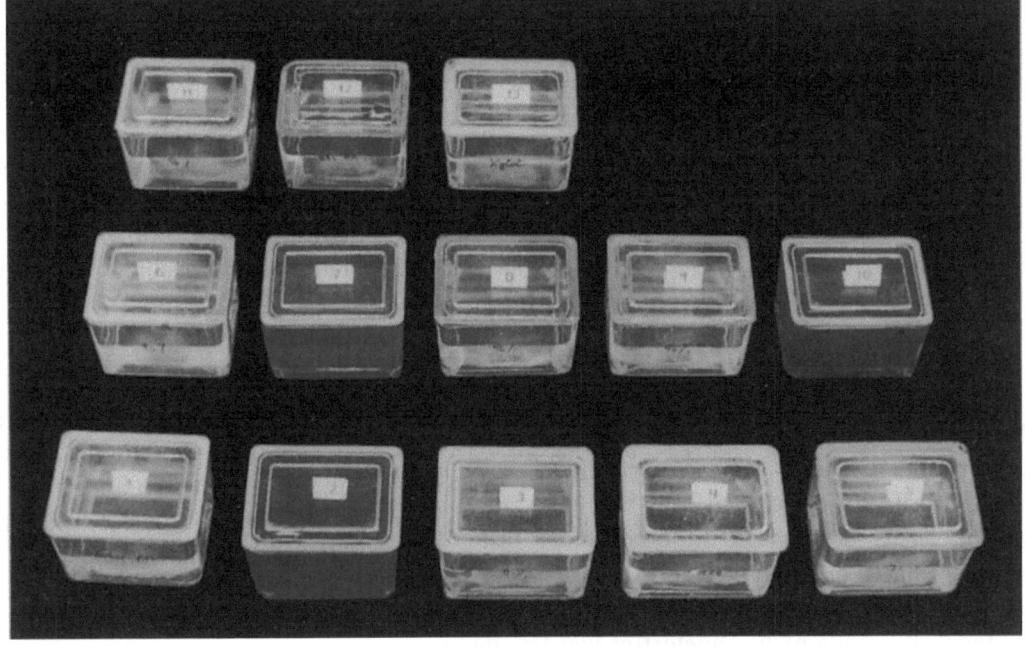

Abb. 32

13 Glasküvetten mit Deckel für die Papanicolaou-Färbereihe

Abb. 33

Objektträgerwiegen

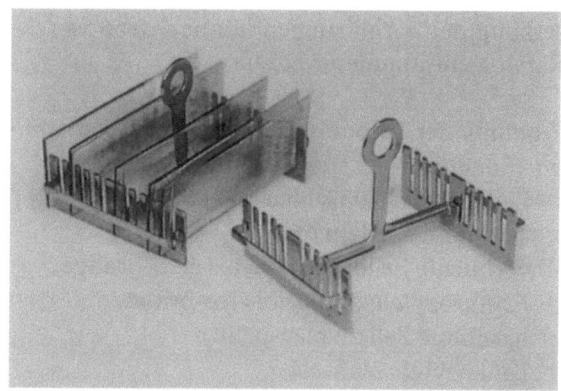

Abb. 34 und 35

Einstellen einer Objektträgerwiege in eine Glasküvette mit Färblösung

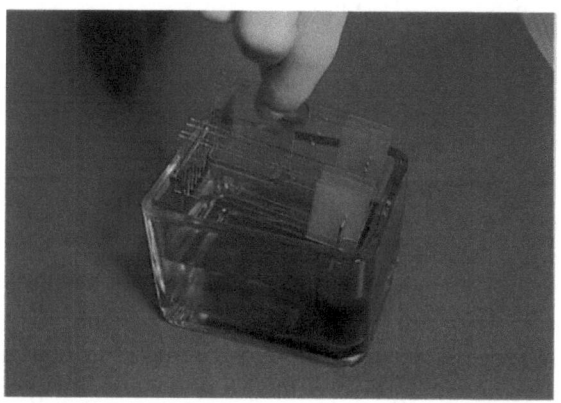

Abb. 35

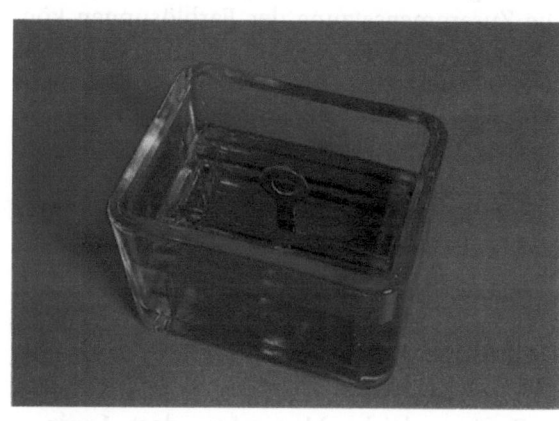

2 mal waschen in 96 %igem Alkohol, je 2 min oder 10 mal eintauchen.

- *Färben in Polychrom-Lösung EA 36 (= Papanicolaou III), 2 min.*
- *Abspülen des überschüssigen Farbstoffs* durch Überführen in 3 verschiedene Küvetten mit 96 %igem Alkohol (je 5 mal eintauchen). Absoluter Alkohol, 2 Portionen, je 2 min. Xylol, 20 min.

Einschlußharz (Kanadabalsam).
Deckglas.
Beschriftung.

Abbildung 32 zeigt die Anordnung der Glasküvetten in der Papanicolaou-Färbereihe mit entsprechender Kennzeichnung, Abb. 34–35 das Einbringen der Präparate in die Objektträgerwiegen und das Eintauchen der Wiegen in die entsprechende Lösung. Die exakte Zusammensetzung der Farblösungen können dem Merck-Katalog entnommen werden.

Ergebnis der Färbung. Die einzelnen *Zellkompartimente* färben sich folgendermaßen:
- Zellkerne: blau bis blau-violett,
- azidophile Zellen: rosa,
- verhornte Zellen: orange bis gelb-orange,
- Erythrozyten: orange bis rot-braun,
- basophile Zellen: blau-grün,
- Leukozyten: blaß-rot,
- Mucus: grün,
- Spermatozoenköpfe:
  - Akrosom: rosa,
  - Postakrosom: dunkelblau,
  - Spermatozoenschwänze: rosa.

Die Papanicolaou-Färbung (Papanicolaou 1942) erscheint uns als wichtigste Färbemethode und wurde deshalb so ausführlich beschrieben, obwohl auch die May-Grünwald-Giemsa-Färbung vor allem zur Differenzierung der Rundzellen hervorragend geeignet und speziell hierbei unsere bevorzugte Färbemethode ist. Die übrigen Färbungen werden etwas gerafter dargestellt. Die Zusammensetzung der Farblösungen können dem Merck-Katalog bzw. den Herstellerverzeichnissen entnommen werden und sind ohne weiteres von Vertrieben chemischer Lösungen lieferbar.

Färbung nach May-Grünwald-Giemsa
(panoptische Färbung nach Pappenheim)

Vorgehen
- Fixieren der Ausstriche durch Überschichten mit May-Grünwald-Lösung (0,8–1 ml), 3 min.
- Zufügen gleicher Menge Aqua dest., 1 min.
- Abgießen, nicht Abspülen, der verdünnten Farblösung.
- Überschichten mit verdünnter Giemsa-Lösung (0,3 ml Giemsa auf 10 ml Aqua dest.), ca. 20 min.
- Kräftiges Abspülen mit Aqua dest.
- Bei zu starkem Blauton, Differenzieren mit essigsaurem Wasser.
- Trocknen und Einbetten.

Ergebnis der Färbung.
- Kerne: rötlich-violett,
- Plasma der lymphoiden Zellen: licht-blau,
- lymphoide Azurkörnung: purpurrot,
- myeloische Azurkörnung: violett bis violett-braun,
- neutrophile Granula: bräunlich bis bläulich-rosa,
- eosinophile Granula: orange bis ziegelrot,
- basophile Granula: ultramarin bis blau-violett,
- Erythrozyten: rosa,
- polychrome Erythrozytenformen: überwiegend bläulich,
- basophile Punktierung der Erythrozyten: kobaltblau,
- Spermatozoenköpfe: blaß-blau bis dunkelblau,
- am Akrosom: rosa.

Peroxidasereaktion (Benzidin-Cyanosinfärbung zur Differenzierung der Rundzellen im Ejakulat)

Erforderliche Lösungen
a) Stammlösung:
125 mg Benzidin und
150 mg Cyanosin (Floxin) werden in 50 ml Alkohol (96%) vollständig gelöst.

Die Lösung wird mit 50 ml Aqua dest. verdünnt.
Die Stammlösung soll in einer dunklen Flasche aufbewahrt werden.

b) Gebrauchslösung:
Zu 4 ml der Stammlösung werden kurz vor Gebrauch 2 Tropfen einer 3%igen Wasserstoffperoxydlösung zugegeben. Das fertige Reaktionsgemisch ist ca. 12 h haltbar.

Vorgehen
Ein Tropfen vollständig verflüssigtes, gut durchmischtes Ejakulat wird auf einem Objektträger mit einem Tropfen des Reaktionsgemischs gut verrührt.

Nach 2 min kann das Ergebnis im Hellfeldmikroskop bei 400facher oder 1000facher Vergrößerung beobachtet werden.

Ergebnis der Färbung.

- Neutrophile Granulozyten: braun,
- Granula der basophilen und der eosinophilen Granulozyten: rot-braun bis violett,
- Lymphozyten: nur leicht rosa angefärbt, da peroxydasenegativ.

Vereinfachte Schnellfärbeverfahren

Schnelldifferenzierungen mit Testsimplets

Erforderliche Utensilien.

- 1 Mikroskop,
- Testsimplets (Fa. Boehringer, Mannheim, Abb. 36),
- Ölimmersion (Abb. 37).

Vorgehen

In der Mitte des fertig gelieferten Testsimplets-objektträgers wird auf den farbstoffbeschichteten Teil ein Tropfen verflüssigtes Ejakulat mit Pipette oder Glasstab bzw. aus der Rekordspritze gegeben und mit einem Deckglas bedeckt.

Bei einer Spermatozoendichte von weniger als 10 Mio. Spermatozoen muß, wie bei den klassischen Färbemethoden unter b) beschrieben (s. S. 39), zunächst eine Konzentration der zellulären Anteile durch Zentrifugieren vorgenommen werden. Das Ergebnis der Farbreaktion ist der einer panchromatischen Färbung ähnlich. (Beispiele im Atlas-Teil, s. S. 189).

Abb. 36

Testsimplets (Boehringer, Mannheim): vorgefärbte Objektträger zur Schnellfärbung

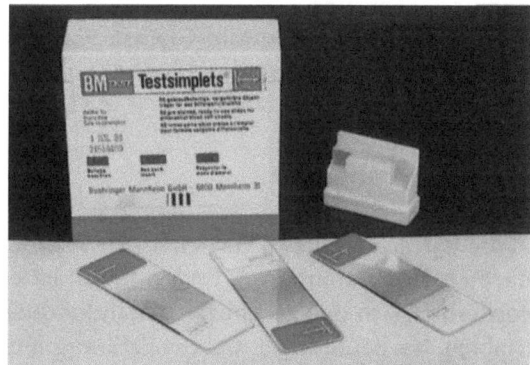

Abb. 37

Ölimmersion

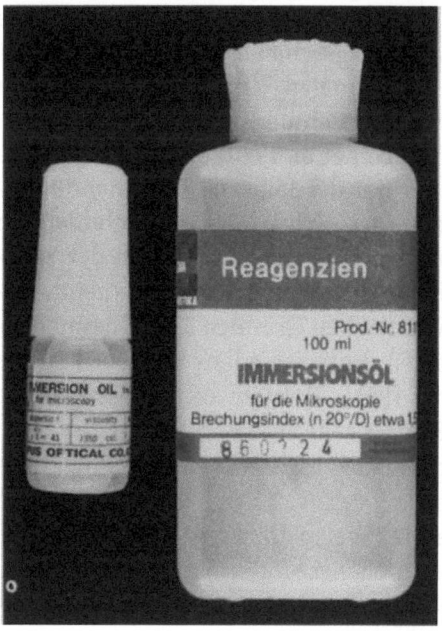

Färbung mit Hämafix[1]

Erforderliche Lösungen

Ein Schnellfärbeset, bestehend aus:

- Fixierlösung,
- acidophiler Farblösung,
- basophiler Farblösung.

Vorgehen

Je nach Art und Dichte des Ausstrichpräparats wird der Objektträger jeweils 4–20 s zunächst in die Fixierlösung und anschließend in die beiden Farblösungen eingetaucht. Nach Beendigung der Färbung kann entsprechend differenziert werden. Die gefärbten Ausstriche können feucht oder nach Trocknung eingebettet werden.

Ergebnis der Färbung

Ähnlich der May-Grünwald-Giemsa-Färbung und durchaus zufriedenstellend (s. S. 42).

Spezielle Morphologie

Um die Formelemente zu verstehen, die man im gefärbten Ejakulatausstrich finden kann, ist es erforderlich, sich den komplizierten, individuell variablen, bis heute noch nicht vollständig aufgeklärten Entwicklungsvorgang vor Augen zu führen, den wir *Spermatogenese* nennen.

Dieser Prozeß beschreibt im weitesten Sinne die Entwicklungsgeschichte des Spermatozoons von der embryonalen Ursamenzelle bis zum ausgereiften befruchtungsfähigen Samenfaden (Bustos-Obregon et al. 1975). Im engeren Sinne ist dabei der mit der Pubertät beginnende Reifungsprozeß der Zellen des samenbildenden Epithels in den Hodenkanälchen von der Spermatogonie bis zum Spermatozoon gemeint, wobei aus didaktischen Gründen 3 aufeinanderfolgende Stufen unterschieden werden können (Clermont 1963; Holstein u. Roosen-Runge 1981; de Kretser et al. 1982):

1) die Spermatozytogenese (Spermatogonienstadium),
2) die Meiose (Spermatozytenstadium),
3) die Spermiogenese (Spermatidenstadium).

---

[1] Biomed, München.

In Abb. 38 u. 39 sind die einzelnen Stadien vereinfacht schematisch wiedergegeben. Bezüglich der Einzelheiten der Spermatogenese und der Meiose sei auf die entsprechenden morphologischen Publikationen und Lehrbücher verwiesen (Stieve 1930; Roosen-Runge u. Barlow 1963; Clermont 1963; Heller u. Clermont 1964; de Kretser 1969; Clermont 1970; Rosemberg u. Paulsen 1970; Holstein u. Wartenberg 1970; Nistal u. Paniagua 1984; Holstein u. Roosen-Runge 1981; de Kretser et al. 1982; Cooper 1986).

Das letzte Stadium, die Spermiogenese, ist jedoch zum Verständnis der Entstehung von Fehlformen wichtig, so daß es im folgenden etwas ausführlicher abgehandelt wird.

Spermatidendifferenzierung (Spermiogenese)

Im letzten Stadium der Spermatogenese vollzieht sich die komplexe zytologische Umwandlung der Spermatiden in Spermatozoen. Dieses Stadium wird auch *Spermiogenese* genannt. Der Entwicklungsvorgang ist – sozusagen im Zeitrafferverfahren – schrittweise in den Abb. 40–42 dargestellt.

Die einzelnen Stufen laufen folgendermaßen ab: Zunächst entsteht die Kopfkappe, die sich über das akrosomale Bläschen und einen Teil der Oberfläche des Kerns ausbreitet (Abb. 40 a–d und Abb. 41 a–c).

Akrosomales Bläschen und Kopfkappe bilden zusammen das *Akrosom*. Dieses stellt ein membrangebundenes Zellorgan dar und ist unerläßlich für die Penetration der Eizelle. Die Golgi-Zone spaltet sich vom Akrosom ab und fließt frei in das sich mehr zum Gegenpol orientierende Zytoplasma (Abb. 40 e).

Der Kern mit dem ihn bedeckenden Akrosom wird immer randständiger und schiebt sich aus der Zelle heraus, bis das Plasma hinter ihm wie ein zylindrischer Wulst liegt (Abb. 40 f und Abb. 42 b). Mit weiterer Akrosomenentwicklung wird die Spermatide zunehmend elongiert, wobei die Spitze, d. h. der das Akrosom tragende Teil, abgeflacht und der postakrosomale Teil aufgebläht wird (Abb. 41 b und c). So entsteht die für den Spermatozoenkopf typische, in der Aufsicht ovale, in der Seitenansicht zur Spitze hin abgeplattete birnenartige Form (Abb. 43).

Abb. 38

Schematisch stark vereinfachte Darstellung
der Spermatogenese

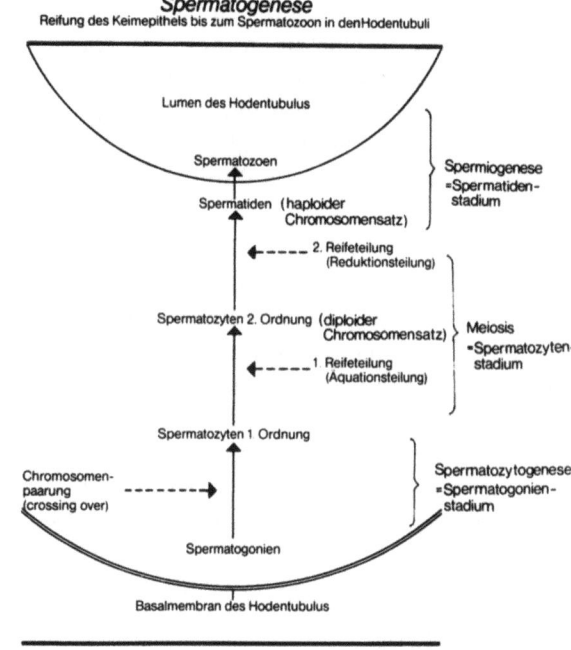

Abb. 39

Bildliche Darstellung der einzelnen
Zellen der Spermatogenesereihe von
den basal gelegenen Spermatogonien
über Spermatozyten und Spermatiden
bis zu den in die Hodentubuli ragenden Spermatozoen. *Ad-Spermatogonie*
Spermatogonie Typ A dark; *Ap-Sper-
matogonie* Spermatogonie Typ A pale;
B-Spermatogonie Spermatogonie
Typ B. (Modifiziert nach Clermont
1963)

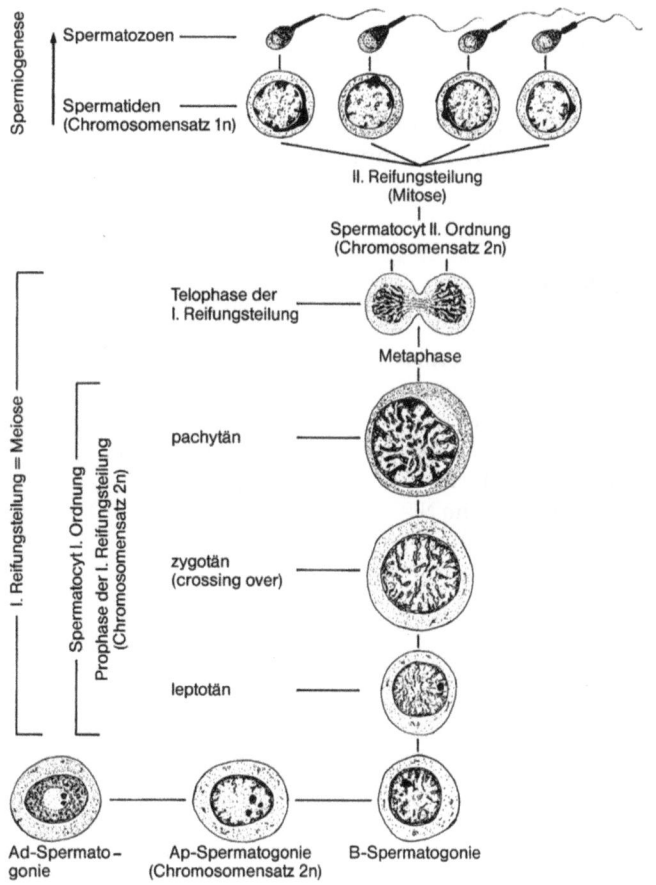

Die reifenden Spermatozoen hängen an langen, ins Hodentubuluslumen ragenden Plasmafortsätzen der Sertoli-Zellen (Abb. 40 b, 42 b, 44).

Nach Abstoßung des reifen Spermatozoons ziehen sich die Plasmafortsätze der Sertoli-Zellen wieder in den Tubulusrand zurück (Abb. 42 c).

Beim Menschen verläuft die Differenzierung der Spermatide in morphologisch erkennbaren definierten Stadien, die allerdings nicht wie im Tierreich nacheinander, sondern in sich überkreuzenden Wendelphasen säulenförmig verschraubt, aufeinanderfolgende Sequenzen bilden (Clermont 1963; Hofmann u. Freundl 1986).

Diese Reifungsprozesse werden durch ein kompliziertes hormonelles Zusammenspiel gesteuert, wobei Hormone des Hypothalamus (GnRH), der Hypophyse (FSH und LH), der Leydig-Zellen (Testosteron) und der Sertoli-Zellen (ABP und cAMP) sich wechselseitig beeinflussen bzw. ergänzen (Steinberger 1971; de Kretser 1979; Nieschlag et al. 1979; Dorrington 1980; Lunenfeld u. Glezerman 1982; Vigersky 1983; Hofmann et al. 1985; Hofmann u. Freundl 1986).

Abbildung 44 veranschaulicht schematisch das hormonelle Zusammenspiel im Hodenge-webe und stellt vor allem den Testosterontransport von der Leydig-Zwischenzelle im Interstitium über die Zellen der Tubuluswand bis zum Tubuluslumen dar.

Endokrine Steuerung der Hodenfunktion. Die gonadotropen Hormone LH und FSH erreichen den Hoden über das Gefäßsystem. Als großmolekulare Peptidhormone gelangen sie aus den Kapillaren nicht direkt an ihre Zielzellen selbst, sondern binden sich an spezifische Rezeptoren an der Zellmembran und setzen so das Enzymsystem der Adenylatzyklase frei. Dadurch wird aus dem Adenosintriphosphat (ATP) das energiereiche zyklische Adenosinmonophosphat (c-AMP) freigesetzt. Das c-AMP aktiviert die Proteinkinase und diese bewirkt die Phosphorylierung und damit Aktivierung eines Regulatorproteins und somit die Stimulierung der spezifischen Zellantwort.

Die gonadotropen Hormone wirken somit, wenn auch indirekt, als Stimulatoren des Zellmetabolismus, des Membrantransports und verschiedener sekretorischer Prozesse.

Die Rezeptoren für das luteinisierende Hormon (LH) befinden sich in der Zellmembran der Leydig-Zellen des Hodeninterstitiums.

Abb. 40 a–h

Differenzierung der Spermatide zum Spermatozoon: teilschematisierte Fotomontage aus Semidünnschnitten (angefertigt von Frau B. Hilscher). Aus Hofmann N u. Freundl G (1986)

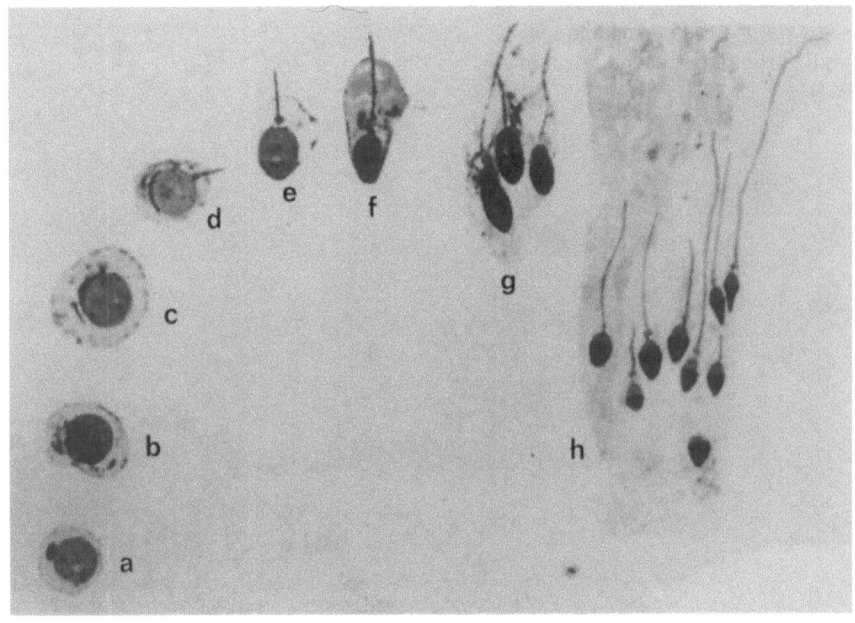

Abb. 41 a–c

Differenzierung des Akrosoms und Chromatinkondensierung: teilschematisierte Semidünnschnitte (angefertigt von Frau B. Hilscher). Aus: Hofmann N u. Freundl G (1986)

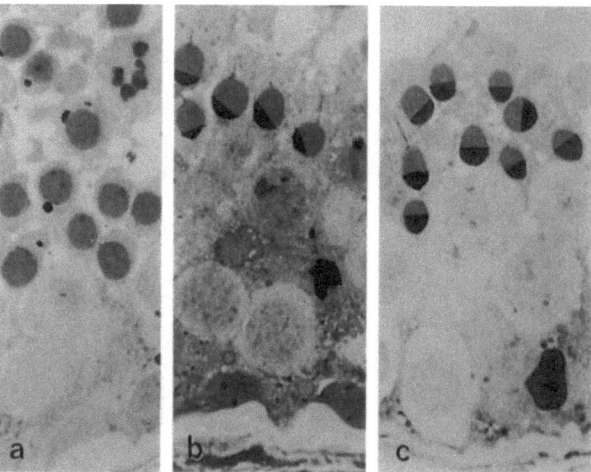

Abb. 42 a–c

Endphase der Differenzierung des Spermatozoons aus der Spermatide (Spermatidenelongation): teilschematisierte Semidünnschnitte (angefertigt von Frau B. Hilscher). Aus Hofmann N u. Freundl G (1986)

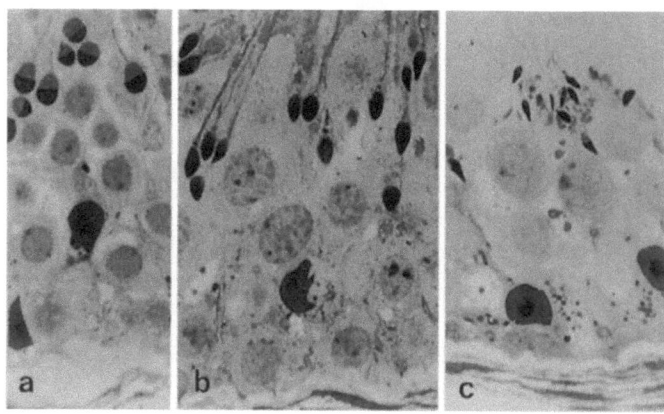

Abb. 43

Schematisierte Darstellung eines Spermatozoons in Frontalansicht (a) und Seitenansicht (b): in der Frontalansicht stellt sich der Kopf typischerweise oval dar, in der Seitenansicht wird der verjüngte Akrosomanteil deutlich, der dem Kopf so eine birnenähnliche Form verleiht

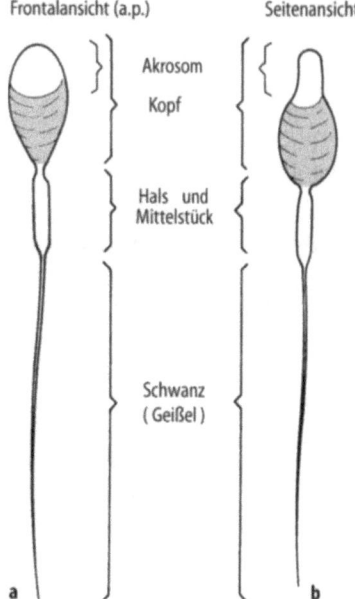

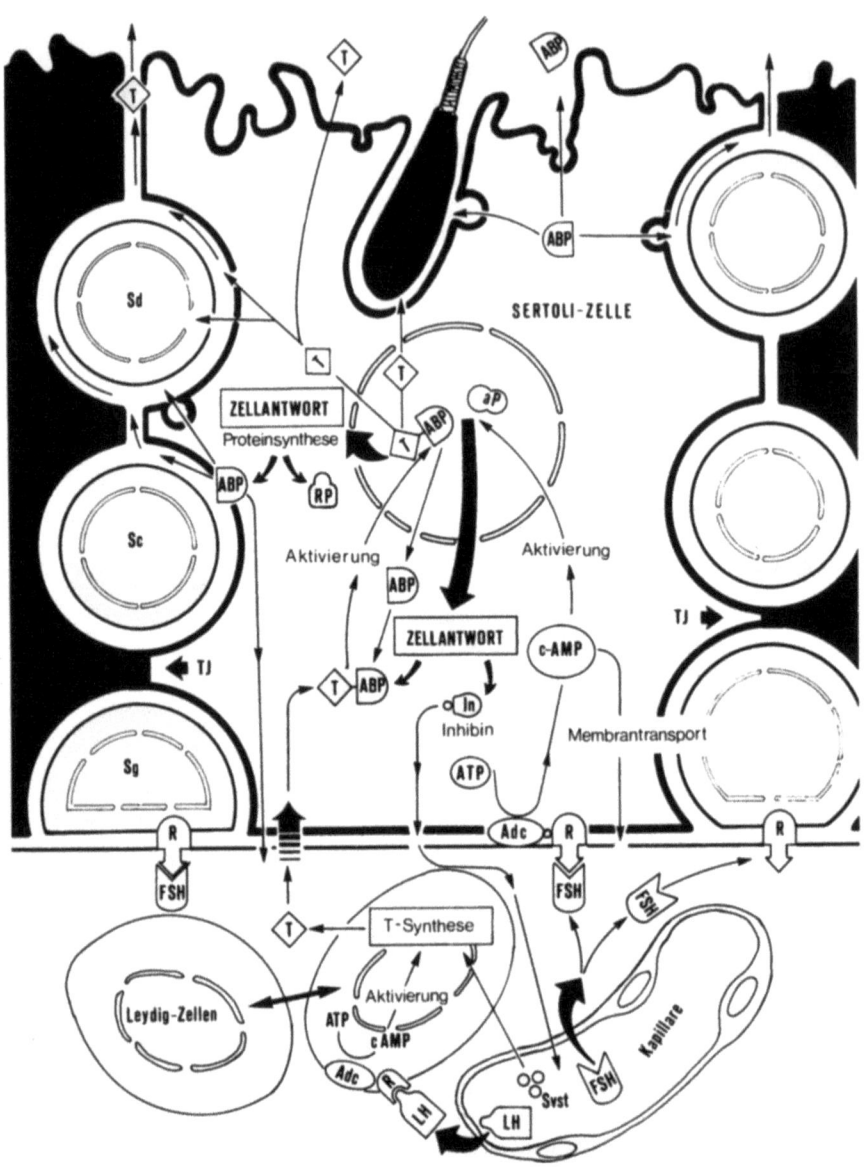

Abb. 44

Die oberen $^2/_3$ der Abbildung schematisieren einen Sektor des germinativen Epithels, oben das Tubuluslumen, in der unteren Drittelbegrenzung die Basalmembran. Das untere Drittel stellt das Interstitium mit den Leydigzellen und den Blutgefäßen dar.

Zeichenerklärung:

⊂	R	Rezeptor für LH
⊃	ABP	Androgenbindungsprotein
⟳	Adc	Adenylatzyklase
⊄	FSH	Follikelstimulierendes Hormon
○	In	Inhibin

⊂	LH	Luteinisierendes Hormon
○	aP	aktiviertes Protein
⇨	R	Rezeptor für FSH
⊃	RP	Regulatorprotein
⅋	Svst	Steroidvorstufen
◇	T	Testosteron
c-AMP		zyklisches Adenosin-3'5'-Monophosphat
ATP		Adenosintriphosphat
Sc		Spermatozyt
Sd		Spermatide
Sg		Spermatogonie
TJ		„Tight junctions" (Blut-Hoden-Schranke)

Über die Bindung an den Rezeptor stimuliert das LH die Steroidsynthese, vor allem die Bildung des Testosterons (T).

Die Vorstufen für die Steroidsynthese (Svst) werden entweder über das Gefäßsystem angeliefert und gelangen über Rezeptoren in die Leydig-Zelle, oder sie werden in der Leydig-Zelle selbst synthetisiert.

Die Rezeptoren für das FSH (follikelstimulierende Hormon) befinden sich in den Zellmembranen von Sertoli-Zellen und Spermatogonien. Durch Bindung des FSH an den Rezeptor werden Enzymsysteme freigesetzt, die bestimmte Syntheseleistungen wie die Produktion des Testosteronrezeptors ABP (Androgenbindungsprotein) oder die Synthese des FSH-Antagonisten Inhibin (In) bewirken. Diese Prozesse laufen in den Sertoli-Zellen ab. Das c-AMP steuert weiterhin den Membrantransport und die Permeabilität der Zellmembran und dadurch auch indirekt den Transport des Testosterons in und aus der Sertoli-Zelle.

Das Testosteron (T) diffundiert aus der peritubulären Matrix in die Sertoli-Zelle und bindet sich in der Zelle an einen zytoplasmatischen Rezeptor (ABP). Der so aktivierte Komplex bewirkt im Kern der Sertoli-Zelle die Transkription und in weiterer Folge die kodierte Proteinsynthese entweder an freien Polyribosomen (z.B. Regulatorproteine, Rezeptorproteine etc.) oder an Ribosomen des rauhen endoplasmatischen Retikulums (z.B. ABP). Die Syntheseprodukte gelangen zur Fertigstellung aus dem endoplasmatischen Retikulum in die Zisternen des Golgi-Systems. Von diesem werden terminale Vesikel abgeschnürt und an die Zellmembran transportiert, wo sie unter Membranverschmelzung (Exozytose) entweder in den intrazellulären Raum oder in das Lumen des Tubulus abgegeben werden. Auf diese Weise gelangt auch das ABP in das Tubuluslumen und von hier aus über das Rete testis in den Nebenhoden.

Der Testosteron-ABP-Komplex wird im Kern wieder gelöst. Das inaktive ABP gelangt über die Kernporen wieder in das Zytoplasma, wo es erneut mit dem Testosteron einen aktivierten Komplex bilden kann.

Das Testosteron diffundiert ebenfalls über die Kernporen in das Zytoplasma und von dort aus in den interzellulären Raum und in das Tubuluslumen, oder es wird in der Sertoli-Zelle metabolisiert (z.B. zu DHT = Dihydrotestosteron).

Auf diesem Weg gelangt das Testosteron in die adluminalen Germinalzellen (Spermatozyten und Spermatiden), in denen es in analoger Weise Syntheseleistungen induziert, die für den spezifischen Verlauf des Spermatogenese und der Spermiogenese verantwortlich sind.

Morphologische Differenzierung des Ejakulatausstrichs

Die morphologische Differenzierung in normale und verschiedene pathologische Formen der Spermatozoen ist individuell geringeren Schwankungen unterworfen als Anzahl und Motilität (Hofmann u. Freundl 1986). Die Abweichungen von der „normalen", d.h. bei progressiv beweglichen Spermatozoen meistens angetroffenen Form, unterliegen trotz aller Einteilungsversuche (MacLeod u. Gold 1951; MacLeod 1965a, b; Freund 1966; Eliasson 1971; David et al. 1975; Schirren et al. 1975; Riedel u. Schirren 1978; Mann u. Lutwak-Mann 1981; Hofmann et al. 1982; Schwartz et al. 1984) letztendlich einer subjektiven Beurteilung (Fredricsson 1979).

Trotzdem ähnelten sich die Mittelwerte der einzelnen Verteilungsmuster großer Zentren und waren somit untereinander vergleichbar (MacLeod u. Gold 1951; Schirren et al. 1975; Fredricsson 1979; Schwartz et al. 1984).

Da die einzelnen Veränderungen an Kopf, Mittelstück und Schwanz oft in den verschiedensten Kombinationen vorkommen, ist es fraglich, ob die häufig – und auch von uns – vorgenommene Einteilung in Kopf-, Mittelstück- und Schwanzfehlformen mehr als didaktischen Wert hat. Vom praktischen her ist sie jedoch empfehlenswert und vor allem für prospektive und exakte retrospektive Studien im Hinblick auf Therapieüberprüfungen und prognostische Beurteilungsmöglichkeiten nützlich.

Die Kopfmorphologie spielt wahrscheinlich in der frühen Stufe der Embryogenese eine wichtige Rolle, d.h. bei zunehmendem Anteil von Kopfdeformitäten wird die Embryoqualität schlechter (Parinaud et al. 1993). So haben pathologische Kopfformen eine geringere Fertilisierungschance, obwohl auch sie grundsätzlich fertilisieren können (Oehninger et al. 1988).

Mehrfachköpfe im Ejakulat korrelieren mit multinukleären Spermatiden in der Histologie. Außerdem besteht eine positive Korrelation zu entzündlichen Prozessen sowohl immunologischen wie bakteriellen Ursprungs (Hofmann et al. 1992).

Auf die enge Verbindung von pathologischer Morphologie und Motilitätsstörung wiesen Haidl und Mitarbeiter hin: So war die Nichtanfärbbarkeit normal strukturierter Mittelstücke und Schwänze für die Polychromlösung bei der Papanicolaou-Färbung ein Zeichen für Immotilität (Haidl et al. 1987).

Manche Untersucher geben der morphologischen Beurteilung sogar einen wichtigen Stellenwert im Hinblick auf die Spermatozoenfunktion und ordnen bestimmte Fehlformen entsprechenden pathogenetischen Mechanismen zu (MacLeod 1964; Freund 1966; Hofmann 1979; Mann und Lutwak-Mann 1981; Hofmann et al. 1982).

Als bekanntestes Beispiel sei die Varikozele genannt, wo die kontroverse Diskussion über eine spezifische Morphologie im gefärbten Differentialspermiozytogramm am deutlichsten wird: während MacLeod 1965 typische unreife Formen vor allem sog. „tapered heads" beschrieb, was von verschiedenen Untersuchungen bestätigt wurde (Glezerman et al. 1976; Butler 1979; Annibalo 1979; Cockett et al. 1984), lehnen andere Autoren eine für die Varikozele spezifische morphologische Abnormität im Spermiogramm ab (Rodriguez-Rigau et al. 1978; Panidis et al. 1984). Auch eine sehr exakte prospektive Studie (Ayodiji u. Baker 1986) fand keine varikozelen-spezifische Spermatozoenmorphologie.

Da bisher jedoch über die morphologisch erkennbaren und z. T. auch meßbaren Spermatozoenfehlformen sowohl im Hinblick auf ihre Pathogenese als auch ihre Befruchtungsfähigkeit zu wenig bekannt ist, sind wissenschaftliche Bemühungen zur weiteren Abklärung dieser

Probleme, wie sie vom Düsseldorfer Morphologischen Arbeitskreis um Hofmann unternommen werden (Hofmann 1979; Hofmann et al 1982; Hofmann u. Freundl 1986) ebenso zu begrüßen wie licht- und elektronenmikroskopische sowie histochemische Untersuchungen reifer und unreifer Germinalzellen im Ejakulat und auch im Hodengewebe selbst (de Kretser 1969; Riedel 1980; Holstein u. Roosen-Runge 1981; Sigg u. Hedinger 1981; de Kretser et al. 1982; Mortimer et al. 1982; Bustos-Obregon u. Leiva 1983; Holstein 1983; Hilscher B. 1983; Hilscher W. 1983; Schütte 1985; Zaini et al. 1985).

Da das Verstehen unklarer Zusammenhänge meist mit der deskriptiven Beobachtung beginnt, wird der bildlichen Darstellung und Beschreibung der Spermatozoenmorphologie und der übrigen Zellen des Ejakulats in Kapitel 7 (Atlasteil) ein breiter Raum gegeben (s. S. 123).

Durchführung

Welche zellulären Gebilde sind zu erwarten? Im gefärbten Ausstrich werden wir überwiegend normal oder abnorm geformte Spermatozoen und wenig freie unreife Germinalzellen finden. Bei Störungen in Reifung und Transport erscheinen vermehrt Fehlformen unvollständig ausgereifter Spermatozoen, vor allem Spermatiden und Spermatozyten, selten auch Spermatogonien. Daneben können sich bei entzündlichen oder sonstigen krankhaften Zuständen der Keimdrüsen und der akzessorischen Geschlechtsorgane auch Leukozyten, Lymphozyten, Phagozyten, Epithelien, Erythrozyten und Bakterien finden.

Utensilien

● Mikroskop,
● gefärbter Ausstrich (s. S. 38–41),
● Ölimmersion.

Praktisches Vorgehen. Der gefärbte Ausstrich wird bei 1000facher Vergrößerung (Objektiv 100 ×, Ölimmersion, Okular 10 ×) durchmustert. Es werden 100 Spermatozoen ausgezählt und in Kopf-, Mittelstück- und Schwanzanomalien unterteilt und aufgelistet, wobei ein Spermatozoon mehrere Deformierungen oder Anomalien aufweisen kann. Der Gesamtanteil pathologischer Formen wird in Prozent ausgedrückt.

Gleichzeitig werden alle „Rundzellen", die in denselben Gesichtsfeldern wie die ausgezählten 100 Spermatozoen lagen, in unreife Keimzellen (Spermatiden, Spermatozyten, Spermatogonien) und Leukozyten, Epithelzellen und Phagozyten unterteilt.

Sie werden in Anzahl pro 100 Spermatozoen notiert.

Will man die Konzentration der verschiedenen „Rundzellen" in Mio./ml Ejakulat angeben, so richtet man sich nach der Formel:

$$K = \frac{n \cdot S}{100}$$

K = Konzentration
n = Anzahl der entsprechenden Zellen, die im selben Feld wie 100 Spermatozoen gefunden wurden.
S = Spermatozoenkonzentration

Beispiele

A. Unreife Keimzellen (Spermatiden, Spermatozoen etc.):
n = 25, S = 52 Mio./ml
dann ist
$$K = \frac{25 \cdot 52}{100} = 13 \text{ Mio. unreife Keimzellen/ml Ejakulat}$$
B. Leukozyten:
n = 12, S = 18 Mio./ml
dann ist
$$K = \frac{12 \cdot 18}{100} = 2,16 \text{ Mio. Leukozyten/ml Ejakulat.}$$

Für die Belange der Alltagspraxis genügt es, in normale und pathologische Spermatozoenformen sowie unreife Keimzellen und Leukozyten zu differenzieren und die entsprechenden Werte in den Dokumentationsbogen einzutragen.

Da jedoch die Dignität der einzelnen Fehlformen im Hinblick auf ihre Fertilisierungsmöglichkeit noch nicht vollständig aufgeklärt ist, wird im allgemeinen empfohlen, folgendermaßen zu unterscheiden:

1. *Spermatozoen:*
- Veränderungen des Kopfes,
- Veränderungen des Mittelstückes,
- Veränderungen des Schwanzes (der Geißel).

Hierbei werden häufig mehrere Veränderungen an einem Spermatozoon gefunden, die dann in der jeweiligen Sparte sämtlich aufgeführt werden müssen. Hieraus geht hervor, daß diese Einteilung zwar didaktisch naheliegend, jedoch pathomorphologisch nicht zwingend sinnvoll ist.

2. *„Rundzellen":*
- Reife Zellen der Spermatogenese,
- Degenerationsformen und Phagozyten,
- Granulozyten,
- Lymphozyten,
- Epithelien.

Bestimmte Fehlformen bedingen insbesondere bei einer evtl. geplanten homologen Insemination oder gar einer u. U. in Frage kommenden In-vitro-Fertilisation eine weiterführende funktionelle andrologische Diagnostik (Schill 1985 a). Deshalb ist es durchaus sinnvoll, im gefärbten Ejakulatausstrich rein morphologisch – soweit dies lichtmikroskopisch möglich ist – nach den im Atlasteil aufgeführten Formkriterien zu differenzieren.

So müssen bei den erstmals von C. G. Schirren et al. 1971 beschriebenen *Rundkopfspermatozoen,* die, wenn sie ausschließlich vorkommen, als *Globozoospermie* bezeichnet werden, weiterführende andrologische Funktionstests durchgeführt werden. Diesen rundköpfigen Spermatozoen fehlt das Akrosom und die postakrosomale Hülle (Lalonde et al. 1988). Die Diagnose wird durch die Bestimmung der Akrosinaktivität gesichert (Schill 1985 a) (s. auch Kap. 2.7.5).

Obwohl die physikalische Unversehrtheit der Rundkopfspermatozoen durch den Vitalitätstest (s. Kap. 2.7.4) und den hypoosmotischen Belastungstest (s. Kap. 3.3.1) bewiesen wurde, konnten sie die Zona-pellucida-freien Hamstereier im HOP-Test (s. Kap. 3.4) nicht penetrieren (Jeyendran et al. 1985) und waren auch bei subzonaler Injektion (Suzi, s. Kap. 4.3.2) nicht fusions- und damit nicht befruchtungsfähig (Dale et al. 1994).

Da jedoch bei einem Anteil von nur 20 % rundköpfiger Spermatozoen teilweise in den morphologisch intakten Spermatozoen kein Akrosin nachgewiesen werden konnte (Flörke-Gerloff et al. 1984) sollte in diesen Fällen eine Akrosinbestimmung und die Überprüfung der akrosomalen Reaktion durch Dreifachfärbung nach Talbot u. Chacon durchgeführt werden (Talbot u. Chacon 1981) (s. S. 56).

Bei fehlender Akrosomreaktion bleibt nur noch die revolutionäre Technik der intrazytoplasmatischen Spermatozoeninjektion (ICSI) (Palermo et al. 1992) (s. Kap. 4.3.3), bei der der Zustand des Akrosoms ohne Bedeutung ist und sowohl akrosomreagierende wie nichtakrosomreagierende Spermatozoen (s. Kap. 2.7.5) erfolgreich eingesetzt werden können (van Steirteghem et al. 1994).

Deformierungen des Mittelstücks oder zytoplasmatische Anhangsgebilde können ebenfalls eine Indikation zur weiterführenden andrologischen Funktionsdiagnostik sein. Die funktionelle Integrität der Mitochondrien des Mittelstücks kann durch die Bestimmung der spermatozoenspezifischen Laktatdehydrogenase (LDH-X) im Seminalplasma nachgewiesen werden (Eliasson et al. 1980). All dies weist auf die Bedeutung der Bewertung morphologischer Veränderungen im gefärbten Ejakulatausstrich hin, wobei die Beurteilung Übung und Erfahrung erfordert (Singer et al. 1981).

Wenn auch viele der bislang geforderten Qualitätsmerkmale an eine Samenzelle durch die enormen Erfolge der ICSI kaum mehr Gültigkeit zu haben scheinen, und die Erstellung spermatologischer Minimalkriterien im Hinblick auf eine potentielle Fertilisierung nur bedingt möglich ist (Michelmann et al. 1993), so sollten vor der außerhalb des Körpers stattfindenden „assistierten" Befruchtung die Chancen einer Schwangerschaft auf natürlichem Wege ausgelotet werden.

Hier stellen das klassische Spermiogramm, die Bestimmung der akrosomalen Reaktion und die erweiterte spermatologische Funktionsdiagnostik wichtige Hilfen zur Entscheidung dar.

Es sollen daher im Atlasteil (siehe Anhang, S. 123) viele Beispiele der verschiedenen Formvarianten der zellulären Anteile des Ejakulats gegeben werden.

2.7.11
Vitalität

Da unbewegliche Spermatozoen durchaus lebendig sein können, ist eine Unterscheidung zwischen toten und unbeweglichen, jedoch lebenden Spermatozoen nur mit Hilfe des Eosintests möglich (Eliasson u. Treichl 1971).

Die Vitalitätsbestimmung ist damit ein wichtiger Bestandteil des Spermiogramms (Schill 1980; Pinatel 1985). Kjaergaard et al. (1989) halten sie zusammen mit der Spermatozoenkonzentration (s. Kap. 2.7.2) aufgrund einer Fragebogenaktion bei 1400 Paaren einer Infertilitätssprechstunde für den wichtigsten Fertilitätsparameter.

Singer et al. (1982) fanden mit zunehmender Oligozoospermie auch einen Anstieg der nichtvitalen Spermatozoen.

Außerdem hat die Vitalität auch eine Bedeutung bei der Beurteilung der Letal- und Nichtletalfehlbildungen bei der Teratozoospermie. Viele Fehlbildungen des Kopfs, insbesondere Kopfvergrößerungen, fanden sich bei Letalfehlbildungen, während „tapering-forms", zytoplasmatische Anhänge sowie abnorme Schwanzbildungen eine geringere Letalsignifikanz aufwiesen (Fredricsson 1978).

Zudem bekam die Vitalitätsbestimmung seit der Einführung der ICSI (Palermo et al. 1992, van Steirteghem et al. 1993) einen ungeahnten Bedeutungszuwachs, da bei dieser alle bisherigen Maßstäbe sprengenden Technik nur ein einziges, unbewegliches aber *lebendes* Spermatozoon ausreicht, um eine Fertilisierung zu induzieren. Selbst akrosomlos und schwanzlos kann es sein. Aber der Kopf muß vital sein.

Um diese Vitalität des Spermatozoons zu beweisen, geht man wie folgt vor:

Erforderliche Utensilien (Abb. 45)

- Objektträger,
- Deckglas,
- 0,5 %ige Eosinlösung bzw. 1 %ige Eosinlösung, 0,5 g Eosin gelblich bzw. 1,0 g Eosin bläulich auf 100 ml physiologische Kochsalzlösung oder
- 10 %ige Fuchsinlösung:
  Fuchsin 10 ml, Eisessig 10 ml physiologische Kochsalzlösung 80 ml.

Arbeitsweise. Auf einen Objektträger wird zu einem Tropfen Sperma 1 Tropfen der 0,5 %igen wäßrigen gelblichen Eosinlösung gegeben und

mit einem Deckglas bedeckt. Nach 1–2 min lassen sich rotgefärbte Spermatozoen von nichtgefärbten Spermatozoen trennen. Die Differenzierung beruht auf der Tatsache, daß lebende Spermatozoen das Eosin abweisen, der Farbstoff jedoch durch die defekte Kopfmembran der toten Spermatozoen eindringen und den Kopf rot verfärben kann (Abb. 46, 47 und 48).

Rote Spermatozoen = tote Spermatozoen

Während bei dieser von Eliasson u. Treichl 1971 angegebenen Methode in der Beurteilung ein Phasenkontrastmikroskop sinnvoller ist, gelingt

Abb. 45

Utensilien für den Eosintest: Eosinlösung, Nigrosinlösung zur Gegenfärbung bei Verwendung eines Lichtmikroskops, Objektträger, Spritze mit Kanüle, Uhrglas mit Glasstab zum Mischen

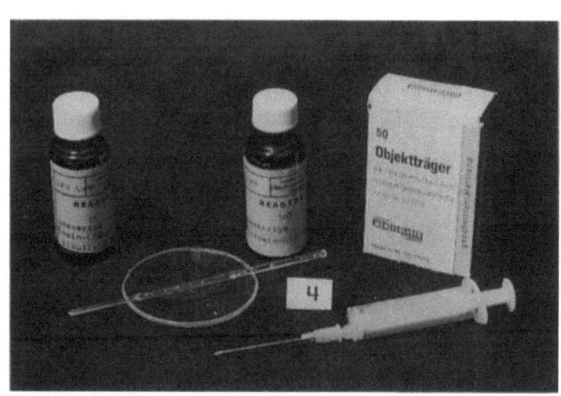

Abb. 46

Lebende Spermatozoen weisen den Farbstoff ab, tote nehmen ihn auf und sind deshalb rot gefärbt. Eosingefärbtes Nativejakulat (hoher Anteil toter Spermatozoen). Interferenzkontrast Vergr. 1000:1

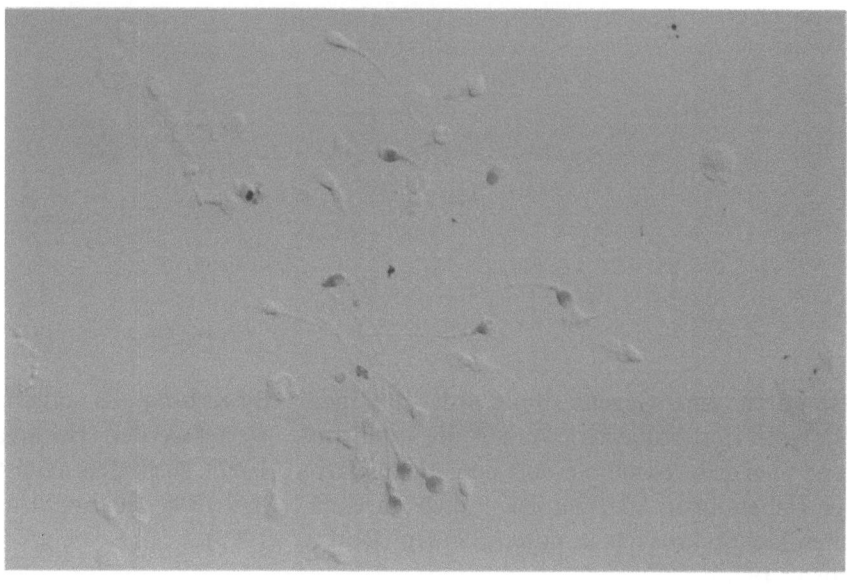

Abb. 47

Nur ein Spermatozoen-
kopf ist *rot* gefärbt.
Eosingefärbtes Nativeja-
kulat (hoher Anteil le-
bender Spermatozoen).
Interferenzkontrast Ver-
gr. 1000:1

Abb. 48

Nekrozoospermie (nur
tote Spermatozoen). Alle
Spermatozoenköpfe sind
rot gefärbt. Eosingefärbtes Nativejakulat, Inter-
ferenzkontrast Vergr.
1000:1

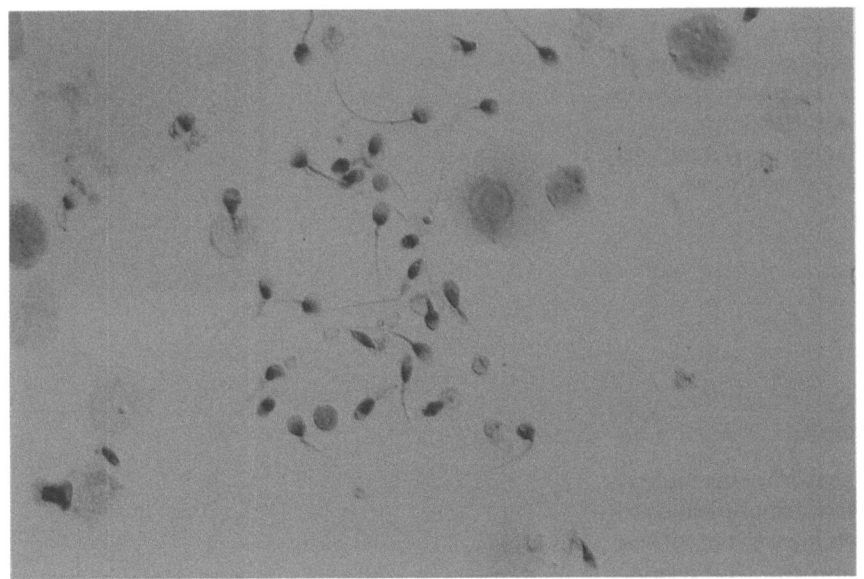

es, durch eine Gegenfärbung mit 10%igem
Nigrosin in destilliertem Wasser die roten (toten) Spermatozoenköpfe von den nichtgefärbten (lebendigen) Spermatozoen auch im einfachen Lichtmikroskop zu unterscheiden (Dott u.
Foster 1972).

Bewertung. Es sollten 10 Gesichtsfelder ausgewertet werden (Hargreave u. Nilsson 1994; WHO
1992). Nach den neuesten WHO-Vorgaben sollten 75% lebend, d.h. ungefärbt sein (WHO
1992).

2.7.12
Akrosom und Akrosomreaktion

Ein intaktes Akrosom und eine normal ablaufende Akrosomreaktion sind unabdingbare Voraussetzungen für eine Befruchtung auf natürlichem Weg, aber ebenso für eine homologe Insemination und die schon klassisch gewordene In-vitro-Fertilisation (IVF) (s. Kap. 4.1 und 4.2).

Die anatomischen und physiologischen Voraussetzungen für eine normale Akrosomreaktion sind also von enormer praktischer Bedeutung (Schill et al. 1988) und sollen in diesem Kapitel dargestellt werden:

Das Akrosom (Abb. 49) überzieht die Kopfspitze des Spermatozoons und bedeckt den Kern. Es stellt somit sozusagen die Speerspitze der – die Eizelle – penetrationsbereiten Samenzelle dar.

Reife Spermatozoen mit intaktem Akrosom und ungestörter Akrosomreaktion sind durch ihre Zellmorphologie und ihre Eigenbeweglichkeit optimal an die Transportwege im weiblichen Genitale angepaßt. Diese Anpassung erfordert eine Reduktion der Anzahl von Zellorganellen und des damit verbundenen zellulären Metabolismus auf ein notwendiges Minimum,

so daß lebenserhaltende und energieliefernde Substrate den Spermatozoen weitgehend vom Außenmilieu zugeführt werden müssen. So sind in charakteristischer Weise die Zellmembran des Kopfbereichs, die Akrosom- und die Kernmembran durch vermehrte Integration von Cholesterinen, Proteinen und Proteoglykanen soweit stabilisiert, daß in diesen Bereichen Transporte nur noch in beschränktem Umfang möglich sind.

Das Kernchromatin erscheint im Elektronenmikroskop lamellenartig kondensiert. Eine Transkription der DNA und eine Translation der mRNA sind in diesen Bereichen nicht mehr möglich. Davon ausgenommen sind lediglich kleine Anteile des Kernareals im Bereich des Halsstücks, in dem die Kernmembran noch mit Kernporen ausgestattet ist. An das so stabilisierte Membrangefüge sind zusätzlich noch Proteine als sog. Kapazitationsfaktoren assoziiert, die die in der Membran integrierten Enzymmoleküle inaktivieren, wodurch Selbstverdauung und lytische Prozesse an den Epithelien des weiblichen Genitaltrakts verhindert werden.

Erst die Sekretkomponenten der Eileiterampulle bewirken auf ionalem und hydrolytischem Wege die Abspaltung der Vernetzungsproteine

Abb. 49

Schematische Darstellung der einzelnen Abschnitte eines Spermatozoons

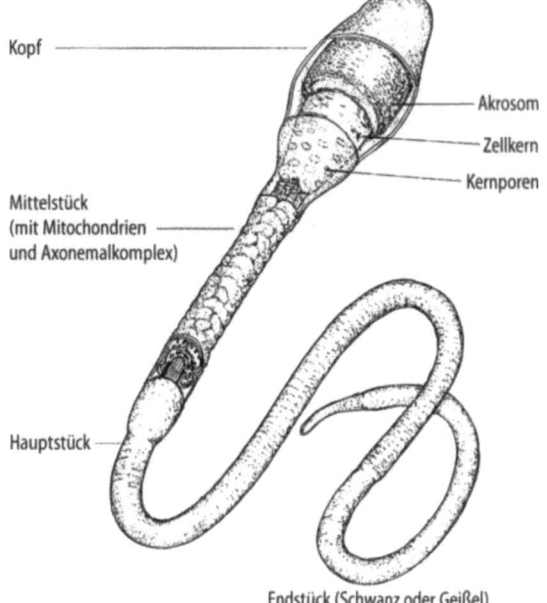

Kopf

Akrosom

Zellkern

Kernporen

Mittelstück
(mit Mitochondrien
und Axonemalkomplex)

Hauptstück

Endstück (Schwanz oder Geißel)

und ermöglichen damit die rezeptorvermittelte, selektive Freisetzung der Enzymsysteme. Dieser gesamte Vorgang wird als *Kapazitation* bezeichnet.

Die ovulierte Oozyte ist von einer Zona pellucida und von Cumuluszellen umgeben. Die Kittsubstanzen zwischen den Cumulszellen werden nach erfolgter Kapazitation von Hyaluronidasen und Kollagenasen des Spermatozoenkopfs aufgelöst. Der nachfolgende Kontakt mit der Zona pellucida löst aufgrund artspezifischer Ligand-Rezeptor-Mechanismen die *Akrosomreaktion* und die Aktivierung von typischen Proteinasen aus, welche die Glykoproteine der Zona pellucida aufdauen und so den Zugang des Spermatozoons zur Oozytenmembran und die Fusion der Keimzellmembranen ermöglichen.

Das Schlüsselereignis für die Akrosomreaktion ist somit die Bindung spezifischer Oberflächenproteine der Spermatozoenkopfmembran (Gao et al. 1986) an arteigene Sequenzen von Zuckerresten der Glykoproteine der Zona pellucida und die darauffolgende Enzymfreisetzung.

Wenngleich es außer Zweifel steht, daß die Akrosomreaktion in vivo nur über den beschriebenen Kontakt mit der Zona pellucida abläuft (Morales et al. 1994), so kennt man heute doch eine Fülle von Faktoren, die diese Rezeptor-Ligand-Interaktion entweder fördern oder hemmen können. So stimulieren beispielsweise Progesteron (Uhler et al. 1992; Foresta et al. 1992), Interleukine (Naz u. Kaplan 1994) diverse Proteinkinasen (Rotem et al. 1992; Morales et al. 1994; Bielefeld et al. 1994 a), Prostaglandine E als Ionophore (Cummins et al. 1991; Aitken et al. 1993), Neuropeptide und Ionenkonzentrationen von Ca, Zn, Mg u.a. (Riffo et al. 1992; Bielefeld et al. 1994 b; Anderson et al. 1994) die Akrosomreaktion, während Spermantikörper (Bandoh et al. 1992), Polysaccharide wie Percoll (Slotte et al. 1993), Sauerstoffradikale (Coetzee et al. 1993) oder Phosphodiesterasen (Tesarik et al. 1992) die Akrosomreaktion entweder hemmen oder herabmindern können. Unterbleibt diese Ligand-Rezeptor-Reaktion, so ist eine Befruchtung in vivo ausgeschlossen. In vitro kann allerdings durch direkte, intrazytoplasmatische Im-

plantation von Spermatozoen in die Oozyte (ICSI) diese natürliche Barriere elegant überwunden und trotz fehlerhafter Enzymausstattung der Spermatozoen eine Befruchtung und damit eine Schwangerschaft erzielt werden (s. Kap. 4.3.3).

Da jedoch Akrosomreaktion und genetisch intakter Status bei Spermatozoen hochsignifikant korreliert sind, ist diagnostisch der Nachweis einer positiven Akrosomreaktion zu fordern.

Nachweis der Akrosomreaktion

Der Nachweis einer normalen oder gestörten Akrosomreaktion kann vorgenommen werden durch:

- immunologische Verfahren (Antikörper gegen Membranproteine oder proteolytische Enzyme, z. B. *Akrosin*),
- histochemische Farbreaktionen (z. B. Triplestain-Technik, s. unten),
- Bindungsreaktionen von Lektinen und Agglutininen, die mit Fluochromen oder leicht aktivierbaren Substanzen verbunden sind.

Aus der Fülle der möglichen Nachweise für eine erfolgte Akrosomreaktion sollen nachstehend 2 einfach durchzuführende und gut erprobte Verfahren näher beschrieben werden:

- *Triple-stain-Technik* (Talbot u. Chacon 1981),
- *FITC-konjugierte Lektine* (Holden et al. 1990).

Triple-stain-Technik

Sie erlaubt zunächst durch die Färbung mit *Trypanblau* eine grundsätzliche Unterscheidung von lebenden und toten Zellen, da lebende Zellen (wie auch beim Eosintest, s. Kap. 2.7.5) den Farbstoff nicht aufnehmen und daher im Lichtmikroskop ungefärbt erscheinen. Die nach der Fixierung folgende Färbung mit *Bismarck-Braun* markiert ausschließlich die *postakrosomale Kappe* und verhindert so eine Fehlinterpretation der nachfolgenden Akrosomfärbung mit *Bengalrosa* in dieser Region. Der Farbstoff Bengalrosa absorbiert vorwiegend am Akrosom und färbt dieses kräftig rosa.

Bei korrekter Ausführung erlaubt die Triplestain-Technik differenzierte Aussagen über:

- tote Spermatozoen mit intaktem Akrosom,
- tote Spermatozoen mit degeneriertem Akrosom,
- lebende Spermatozoen mit intaktem Akrosom und
- lebende Spermatozoen mit erfolgter Akrosomreaktion.

Durchführung der Färbung

Benötigte Reagenzien und Medien

- Kulturmedien (BWW nach Yanagimachi 1978; TMPA nach Barros et al. 1978; RPMI 1640; DMEM; MEDICULT; etc.),
- 2 %ige Lösung von *Trypanblau* in einem der gewählten Medien,
- albuminfreies oder serumfreies Kulturmedium,
- 3 %ige Lösung von Glutardialdehyd (Ausgangslösung: 25 %ig, wäßrig) in 0,1 M Cacodylatpuffer, pH 7,4,
- 0,8 %ige Lösung von *Bismarck-Braun Y* in deionisiertem Wasser (mit 2 N Salzsäure einzustellen auf pH = 1,8),
- 0,8 %ige Lösung von *Bengalrosa* in 0,1 M Tris-Puffer).

Protokoll der Durchführung

1. Frisch ejakulierter Samen oder bereits im Kulturmedium kapazitierte Spermatozoensuspensionen werden mit äquivalentem Volumen von *Trypanblaulösung* 15 min bei 37 °C inkubiert, dann bei Raumtemperatur und 600 g zentrifugiert (5–10 min). Der Überstand wird verworfen und das Pellet in albuminfreiem Medium suspendiert und danch wie oben erneut zentrifugiert. Dieser „Waschvorgang" durch Zentrifugieren wird solange wiederholt, bis die Flüssigkeit im Überstand klar und nicht mehr trüb ist (meist genügen 2–3 Waschvorgänge).

2. Das Spermapellet wird nun mit der 1 %igen Lösung von Glutardialdehyd überschichtet, das Pellet in diesem Fixans resuspendiert und 30–60 min bei Raumtemperatur fixiert. Danach wird die Aldehydlösung abzentrifugiert und das Pellet in deionisiertem Wasser 2 mal wie oben beschrieben „gewaschen". Nach dem letzten Zentrifugationsgang wird der Überstand soweit abgesaugt, daß mit dem Rest der Flüssigkeit noch eine dichte Suspension aufbereitet werden kann. Diese Suspension wird auf Objektträgern ausgestrichen, luftgetrocknet, gefärbt oder bis zur weiteren Verwendung in Objektträgerboxen aufbewahrt.

3. Die Objektträger werden dann entweder in Küvetten oder auf der Färbebank mit der *Bismarck-Braunlösung* bei 45 °C 5 min lang gefärbt und danach für einige Sekunden in deionisiertem Wasser gespült. Anschließend werden die Ausstriche mit der *Bengalrosalösung* 20–45 min lang bei 24 °C gegengefärbt, kurz in deionisiertem Wasser gewaschen, über die aufsteigende Alkoholreihe entwässert und in Kunstharz (Entelan, Eukitt etc.) eingedeckelt. Die Auswertung erfolgt bei 1000facher Vergrößerung im Lichtmikroskop.

Auswertung der Färbungen. Die *Trypanblaulösung* färbt nur die postakrosomale Kappe von *toten Spermatozoen* kräftig blau. Lebende Spermatozoen bleiben ungefärbt. Die *Bismarck-Braunlösung* färbt die postakrosomale Kappe braun (erkennbar vor allem bei lebenden Spermatozoen). Die *Bengalrosalösung* färbt das Akrosom von toten und lebenden Zellen kräftig rosa. Bei Spermatozoen mit denaturiertem Akrosom (tote Zellen) und bei solchen mit bereits erfolgter Akrosomalreaktion bleibt die Akrosomkappe ungefärbt (Abb. 50).

Fluoreszeinisothiocyanat (FITC)-konjugierte Lektine (Concanavalin A)

Lektine, wie das Concanavalin A, binden spezifisch an die innere Akrosommembran (Holden et al. 1990; Takahashi et al. 1992). Bindet man nun Fluoreszenzfarbstoffe wie das Fluoreszein-

Abb. 50

Nachweis der Akrosom-
reaktion mit Triple-stain-
Technik (nach Talbot u.
Chacon 1981). *Dunkel-
blau* tote Spermatozoen;
lebende Spermatozoen:
hellbraun Postakrosom-
reaktion, *rosa* fehlende
Akrosomreaktion, *farblos*
positive Akrosomreak-
tion

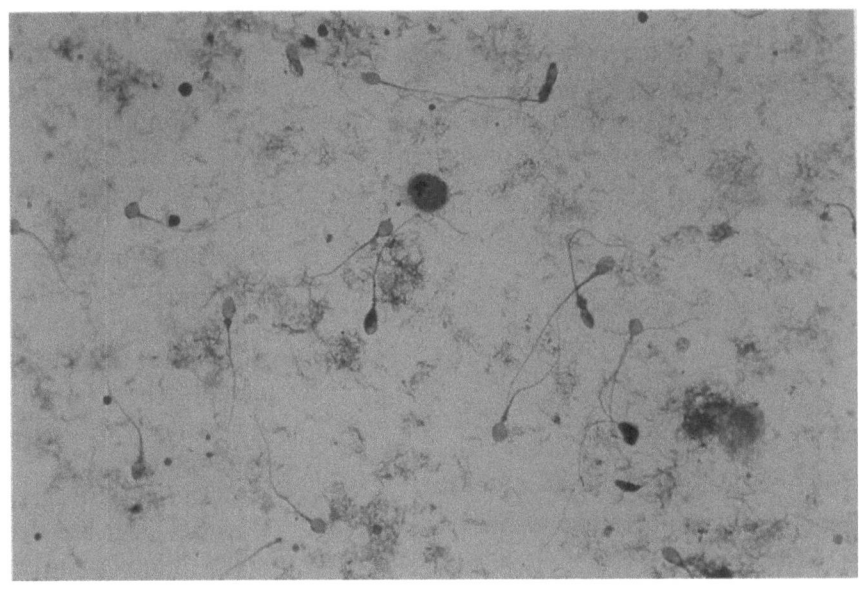

Isothiocyanat an solche Lektine, so leuchten die
Bindungsorte der konjugierten Lektine im Fluoreszenzmikroskop grün. Diese elegante Methode hat gegenüber anderen Methoden den Vorteil, daß sie sehr einfach durchzuführen ist, keine falsch-positiven Ergebnisse resultieren und
die Membranstruktur der Spermatozoen durch
die Aldehydfixierung stabilisiert ist. Außerdem
kann eine positive Reaktion nur bei vollständig
abgelaufener Akrosomreaktion eintreten. Diese
Charakteristika wurden von Holden et al. (1990)
durch elektronenmikroskopische Untersuchungen bestätigt[1].

Um falsch-positive Reaktionen zu vermeiden, ist es notwendig, durch Vitalfärbungen (Eosin Y, Eosin-Y-Nigrosin oder Trypanblau) den
Prozentsatz der toten Spermatozoen pro ml zu
ermitteln und bei der Auswertung nur diejenigen Zellen zu zählen, die bereits ungefärbt eine
Fluoreszenz zeigen. Die Fluoreszenz gefärbter
Zellen deutet auf postmortale Denaturierung
hin.

Schrittweises Vorgehen

Vorbehandlung des Ejakulats
Nach Verflüssigung des Nativejakulats (20–
40 min bei 37 °C) wird die Samenprobe im Verhältnis von 1 : 1 mit HTF-Medium (= „human
tubal fluid medium") versetzt.

Zusammensetzung des Mediums

24 mM NaHCO$_3$
85 mM NaCl
4 mM KCl
0,4 mM MgSo$_4$ · 4 H$_2$O
0,4 mM CaCl$_2$ · 2 H$_2$O
2 mM CaCl$_2$ · 2 H$_2$O
0,3 mM Na-Pyruvat
21 mM Na-Laktat
3 mM Glukose, pH = 7,35
Osmolarität: 280–290 Osmol/l

Aliquots des Gemischs werden auf eine Vorlage
von 80 %igem Percoll aufgetragen und 15 min
bei 5000 g zentrifugiert. Das Pellet wird in HTF-
Medium mit 10 % Patientenserum resuspendiert und erneut zentrifugiert.

Man kann diesen „Waschvorgang" mehrmals
wiederholen, wobei Zentrifugationszeiten von
5 min genügen. Nach dem letzten Waschen wird

---

[1] Die FITC-Lektinkonjugate sind im freien Handel erhältlich oder können für spezielle Fragestellungen über
EY-Labaratories, San Mateo, CA, USA, bezogen werden.

der Überstand verworfen und das Pellet mit 1 ml HTF-Medium mit 10%igem Serum vorsichtig vermischt. Danach wird in der Zählkammer die Dichte der Spermatozoen bestimmt. Durch Verdünnen oder erneutes Konzentrieren soll die Dichte der Spermatozoen auf $5-6 \cdot 10^6$ Zellen/ml eingestellt werden. In dieser Verdünnung werden die Aliquots mindestens 2, maximal 8 h bei 37 °C und 5 % CO_2-Athmosphäre zur Induktion der Kapazitation inkubiert.

Durchführung der Reaktion. Nach erfolgter Kapazitation werden Aliquots von 200 µl der Zellsuspension mit 1,5 ml einer phosphatgepufferten 4%igen Formaldehydlösung (4% Formaldehyd in 150 mM Phosphatpuffer, pH = 7,4) versetzt und bei 4 °C über Nacht (oder 12 h) fixiert und anschließend bei 3000 g zentrifugiert. Der Überstand wird dekantiert und das Pellet im verbleibenden Rest der Fixierungslösung vorsichtig resuspendiert. Aliquots von 20 µl der dichten Suspension werden auf Objektträgern aufgebracht, die vorher mit einer 0,05%igen Poly-L-Lysinlösung gecoatet wurden.

Die luftgetrockneten Präparate werden mit einer 0,2 M Glycinlösung gespült und anschließend mit einem 10 mM Phosphatpuffer gewaschen. Die feuchten Präparate werden nun mit 25 µl FITC-konjugiertem Concanavalin A (100 µg/ml in 10 mM PBS) überschichtet und bei Raumtemperatur 25 min inkubiert. Danach werden die Objektträger kräftig mit 10 mM PBS abgespült und im Medium nach Johnson u. Nogueira Araujo (1981) eingebettet.

Die Auswertung erfolgt im Fluoreszenzmikroskop bei 400facher Vergrößerung. Dazu werden pro Objektträger 200 Spermatozoen ausgezählt und nur solche, die über die gesamte Akrosomregion fluoreszieren, als Spermatozoen mit positiver Reaktion gewertet.

Neue Variante zur Beurteilung der Akrosomreaktion

Eine neue Variante zur Evaluierung der Akrosomreaktion wird von Henley et al. (1994) beschrieben. In diesem flow-zytometrischen Assay

werden FITC-konjugiertes Agglutinin *(Pisum-sativum-Agglutinin)* und eine lichtaktivierbare Supravitalfärbung verwendet. Die Auswertung dieser Doppelfärbung erfolgt in einem Becton-Dickinson-FACStar Plus-Flow-Zytometer mit einem 200-mW-Argon-Laser 488 nm. Diese Methode ist mit Sicherheit für diejenigen klinischen Laboratorien von besonderem Interesse, die bereits über die dazu notwendige apparative Ausrüstung verfügen.

2.7.13
MAR-Test („mixed antiglobulin reaction test")

Autoantikörper werden bei fertilen Männern prozentual in ähnlichem Umfang gefunden wie bei Oligospermen. Dies sagt jedoch nicht, daß nicht doch die Möglichkeit besteht, daß ein autoimmuninduzierter Hodenschaden die Ursache einer idiopathischen Oligozoospermie sein könnte (Zhong et al. 1989). Damit würden Spermatozoen, die antigene Komponenten enthalten, eine Bedeutung für die Infertilität des Mannes bekommen (Upadhyaya et al. 1984; Schill 1985 a).

Man muß hierbei zwischen *Autoantikörpern* im Serum des Mannes gegen die eigenen Spermatozoen und *Isoantikörpern* im Genitalsekret der Frau gegen die männlichen Spermatozoen unterscheiden.

Beide können entweder *agglutinierende* oder *immobilisierende* Eigenschaften aufweisen, die bei hohen Titern die Penetration des Zervikalmukus erschweren kann (Alexander 1984; Alexander u. Bearwood 1984).

In ca. 10 % der Partnerschaften mit unerfülltem Kinderwunsch finden sich beim Mann spezifische Spermatozoenautoantikörper, die zu Agglutination oder Immobilisation führen (Hendry et al. 1977; Jones 1982; Rogers-Neame et al. 1986). Mettler u. Czuppon (1985) fanden mit der RIA-Technik in 15 % der Frauen und 12 % der Männer, die ungewollt kinderlos blieben, Antikörper gegen Spermatozoen, was eine signifikante Erhöhung gegenüber der negativen Vergleichsgruppe darstellte.

Eine evtl. immunologische Ursache gewinnt also bei der Infertilität des Mannes zunehmend an Bedeutung, weshalb zumindest bei normalem, klassischem Spermiogramm ein Antikörpersuchtest durchgeführt werden sollte.

Nach Antikörpern suchen kann man

- im Serum,
- im Seminalplasma,
- im ovulatorischen Zervikalmukus.

Die *unspezifischen Antikörpernachweise* (Sims-Huhner-Test, Slide-Test = Kurzrock-Miller-Test, Kremer-Jager-Test = SCMC-Test, Kremer-Test und Penetrak-Test) sind bei den Penetrationstests (Kap. 3) ausführlich beschrieben.

An *spezifischen Antikörpernachweisen* gegen Spermatozoen stehen folgende Tests zur Verfügung:

- der Makrospermagglutinationstest („gelatin agglutination test" = GAT) nach Kibrick (Kibrick et al. 1952),
- der Spermatozoenimmobilisationstest nach Isojima (Isojima et al. 1968),
- der mikroskopische Objektträgertest nach Friberg („tray agglutination test" = TAT) (Friberg 1974),
- Antikörpernachweis mit dem Enzyme-Linked-Immunosorbent-Assay (ELISA) (Ackerman et al. 1981; Wolff u. Schill 1985).

Die Wertung der immunologisch unspezifischen Penetrationstests, die jedoch für die Insemination und In-vitro-Fertilisation hohe Bedeutung erlangen können, ist in Kap. 3 ausführlich dargestellt.

Der Kibrick-Test, der Isojima-Test und der Friberg-Test haben den Vorteil, daß sie spezifisch und quantitativ sind und den Nachteil, an ein normales Testejakulat gebunden und daher beim OAT-Syndrom nicht verwertbar zu sein. Außerdem ist ihre Empfindlichkeit zu gering und die Reproduzierbarkeit von vielen Variablen abhängig.

Die modernen ELISA-Tests haben den Vorteil einfach und schnell und damit praktikabel sowie sehr empfindlich und reproduzierbar zu sein. Sie eignen sich daher gut als Screening-Tests. Ihr Nachteil liegt in einer möglichen falsch-positiven Reaktion.

Die „mixid-antiglobulin-reaction" (MAR) stellt einen unspezifischen, einfachen und sicheren Antikörpersuchtest gegen Spermatozoen dar (Hendry et al. 1982; Stedronska u. Hendry 1983).

Auch Cerasaro et al. (1985) fanden eine positive Korrelation zwischen IgG-MAR-positiven und spontanen Spermatozoenagglutinationen. Vor allem bei niedriger Motilität ist der MAR-Test als Screening zur Aufklärung einer evtl. immunologischen Komponente der Infertilität geeignet (Cimino u. Barba 1985).

Auch Jensen u. Hjort (1985) bestätigten, daß die Aufdeckung von Antikörpern auf Spermatozoenmembranen für IgG durch den MAR-Test gut möglich ist. Sie fanden ferner eine enge Korrelation zwischen Spermagglutininen im Serum und im Seminalplasma. Obwohl der MAR-Test nur IgG-Antikörper aufdeckt, ist er nach einigen Autoren als einziger immunologischer Test ausreichend, weil IgA-Antikörper fast immer nur in Verbindung mit IgG-Antikörpern gefunden werden (Ackerman et al. 1981).

Andere Autoren empfehlen bei positivem Ausfall des MAR-Tests, z. B. durch den Immunobead-Test auszuschließen, daß weitere immunologische Komponenten vorhanden sind (Lewis u. Overstreet 1986, Hellstrom et al. 1989).

Francavilla et al. (1984) beurteilen den MAR-Test als so effektiv und leicht, daß komplexere und teurere Tests zum Nachweis von Spermatozoenantikörpern in der Praxis nicht durchgeführt werden sollten.

Prinzip des MAR-Tests

Es sollen an Spermatozoen gebundene IgA-Antikörper mit Hilfe von bivalenten Anti-IgG-Antikörpern an die IgG-beladenen Testerythrozyten gekoppelt werden. Bei positivem Test entstehen – bevorzugt im Bereich des Halses und Mittelstückes der Spermatozoen – halskrausenartige Erythrozytenaggregate. Diese können jedoch auch untereinander sowie an sonstigen Teilen des Spermatozoons auftreten.

Bei negativem Testergebnis unterbleibt die Aggregation der Testerythrozyten an die Spermatozoen.

Abb. 51

Utensilien für MAR-Test („mixed antiglobulin reaction test"): Antiserum gegen humanes-IgG (γ-Kette), (Behring-Werke, Marburg); Testerythrozyten, sensibilisiert mit Anti-Rh-AK (Coombs-Kontrollserum, Ortho Diagnostik Systems GmbH, Neckargemünd)

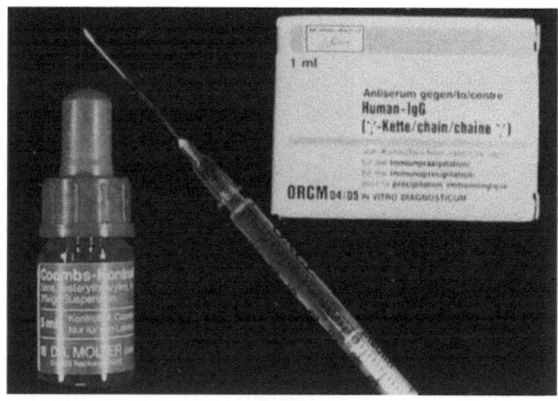

Durchführung

Erforderliche Utensilien und Reagenzien
(Abb. 51)
- Objektträger,
- Deckglas (18 × 18 mm),
- Tuberkulinspritze mit dünner Nadel,
- Antiserum gegen Human-IgG (g-Kette) (Behring-Werke, Marburg),
- Testerythrozyten, sensibilisiert mit Anti-RhAK (Coombs-Kontrollserum, Orthodiagnostik Systems GmbH, Neckargemünd).

Ein Tropfen des zu untersuchenden frischen Ejakulats wird auf einen Objektträger aufgebracht und mit einem Tropfen der Erythrozytensuspension vermischt. Eine Kontrolle im Mikroskop zeigt freischwimmende Spermatozoen in der Blutzellsuspension.

Erst nach Gabe eines Tropfens Anti-IgG-Antikörperlösung verklumpen die Testerythrozyten untereinander und an den Spermatozoen (Abb. 52 a, 53, 54).

2.8
Fruktose

Der in relativ hoher Konzentration im Seminalplasma gefundene Zucker wurde von Mann als Fruktose identifiziert (Mann 1945; Mann 1946). Sie wird zu 90 % in den Bläschendrüsen und zu 10 % in den Ampullen der Ductus deferentes gebildet (Bandhauer u. Kövesdi 1970). Die Produktion der Spermaplasmafruktose wird durch Testosteron gesteuert. Eine normale Spermaplasmafruktose ist also abhängig von:

1. intakten Bläschendrüsen und
2. einem normalen Testosteronspiegel.

Es lag nahe, den Zucker Fruktose als Energiequelle – und damit sozusagen als Benzin für den Motor – der Spermatozoenbeweglichkeit zu halten, zumal mit zunehmender Fruktolyse auch die Beweglichkeit abnahm (Mann 1946; Schirren 1971; Ludwig et al. 1974; Krause u. Rothauge 1981). Dies wurde jedoch angezweifelt (Kindler u. Möllmann 1972; Lischka 1975; Thiel et al. 1983; Günther et al. 1983) und durch Konzeptionen mit fruktosefreiem Sperma (Kelâmi 1981) zumindest in seiner Spezifität erstmals widerlegt.

Inzwischen ist durch erfolgreiche intrauterine Insemination mit „gewaschenem" Sperma, vor allem aber durch die ausschließlich fruktosefreie Spermatozoen benutzende In-vitro-Fertilisation und die übrigen neuen Techniken der assistierten Reproduktion der Beweis erbracht, daß die Fruktose für die Fertilisierung entbehrlich ist (s. Kap. 4).

Die hohe Konzentration der Fruktose im Seminalplasma läßt trotzdem den Schluß zu, daß der Zucker eine wichtige, wenn auch austauschbare und wahrscheinlich nicht essentielle Rolle als Energiequelle für die Spermatozoenbeweglichkeit spielen könnte.

Auf alle Fälle ist die Spermaplasmafruktose ein Parameter für die Bläschendrüsenfunktion

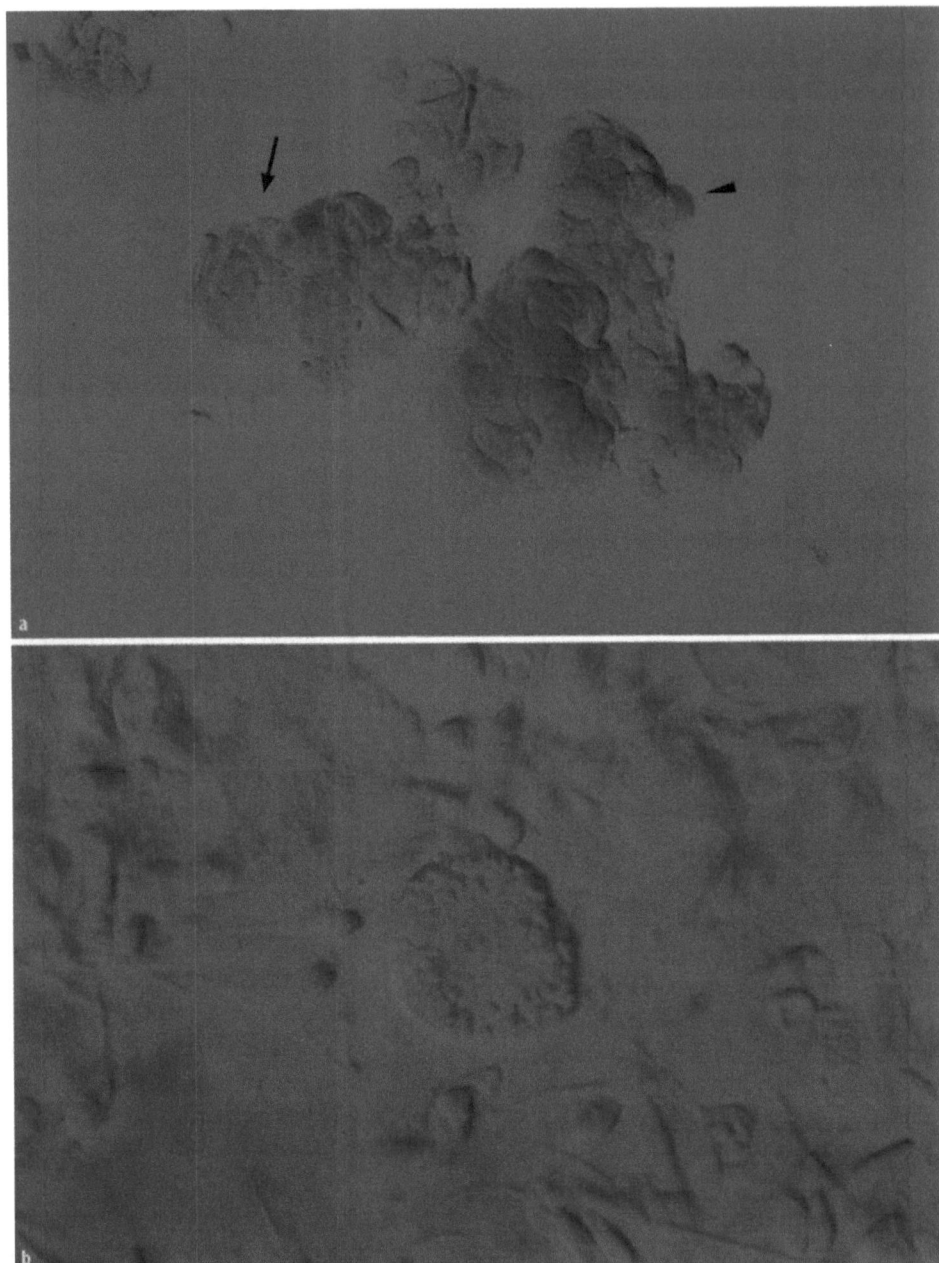

Abb. 52 a, b

a MAR-Test im Interferenzkontrastmikroskop: positiver MAR-Test. Erythrozytenaggregation (▶) und Aggregation von Erythrozyten an ein Spermatozoon (→). **b** Negativer MAR-Test im Interferenzkontrast: Spermatozoen und „Rundzellen" im ungefärbten Präparat: keine Aggregation

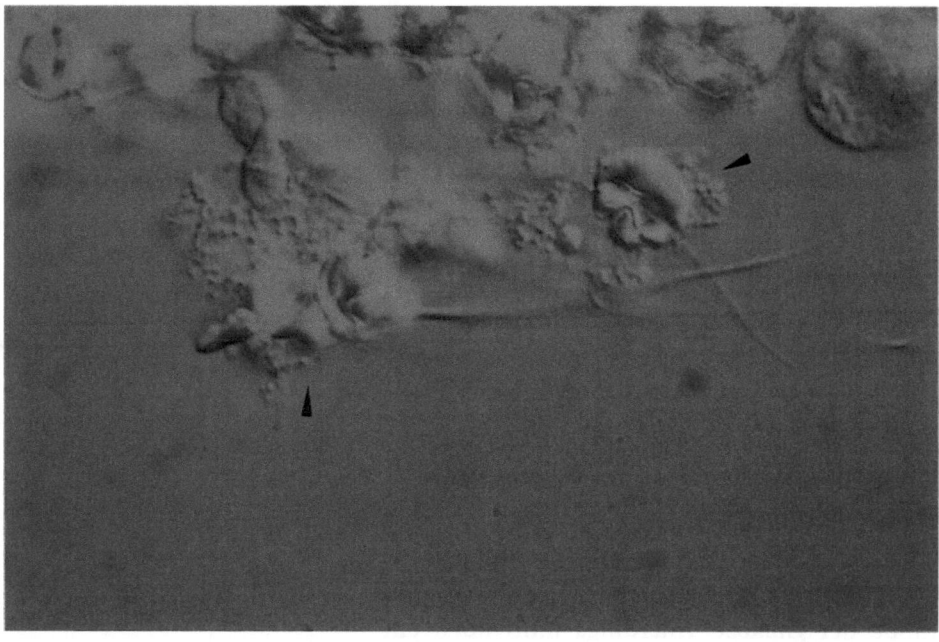

Abb. 53

Positiver MAR-Test in Interferenzkontrast: halskrausenartige Aggregation von Erythrozyten am Halsstück eines Spermatozoons (▶)

Abb. 54

Positiver MAR-Test: Erythrozytenaggregation im Interferenzkontrastdunkelfeld

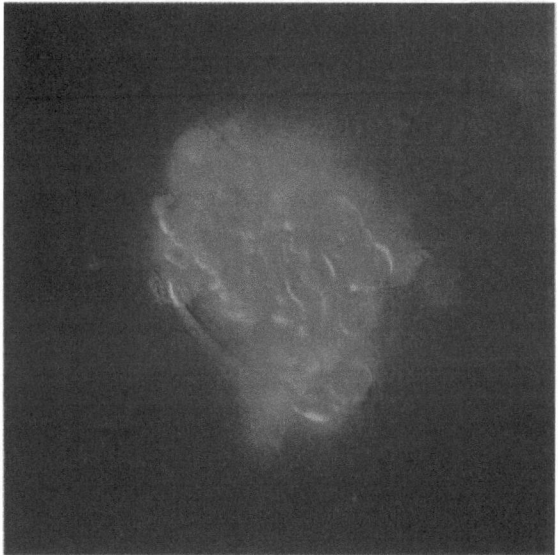

(Krause u. Rothauge 1981; Haselberger et al. 1983; Mawhinney 1983; Ludwig 1986). Obwohl ihre Erniedrigung unter 1,2 g/l auch bei völlig normalem Spermiogramm möglich ist (Ludvik 1976), stellt dies eine Störung in der Biochemie des Seminalplasmas dar (Schill 1980).

Bestimmung der Spermaplasmafruktose

Die Bestimmung der Spermaplasmafruktose erfolgt am einfachsten enzymatisch nach der Hexokinasemethode (Boehringer, Mannheim) (Ludwig et al. 1973).

Prinzip der enzymatischen Spermaplasma-Fruktosebestimmung

Die enzymatische Bestimmung der Fruktose im Spermaplasma erfolgt nach der Hexokinaseme-thode der Glukose. Allerdings muß noch ein weiteres Enzym, die Phosphoglukoisomerase, hinzugesetzt werden, die Fruktose in Glukose umwandelt (Schmidt 1961). Dabei wird die in ganz geringer Konzentration vorhandene Glu-kose des Ejakulats mitgemessen. Diese kann je-doch wegen des prozentual minimalen Anteils vernachlässigt werden. Glukose und Fruktose werden durch das Enzym Hexokinase mit Adenosintriphosphat (ATP) zu Glukose-6-Phosphat (G-6-P) bzw. zu Fruktose-6-Phosphat (F-6-P) phosphoryliert:

$$\text{Glukose} + \text{ATP} \leftrightharpoons \text{G-6-P} + \text{ADP}$$
$$\text{Fruktose} + \text{ATP} \leftrightharpoons \text{F-6-P} + \text{ADP}$$

Phosphoglukoisomerase wandelt F-6-P in G-6-P um.

Nikotinamidadenindinukleotidphosphat (NADP) wird durch G-6-P in Gegenwart von G-6-P-Dehydrogenase reduziert:

$$\text{G-6-P} + \text{NADP} \leftrightharpoons \text{Glukonat-6-P} +$$
$$\text{NADPH} + \text{H}$$

NADPH ist die Meßgröße. Die mit diesem Reak-tionsablauf gebildete Menge von NADPH + H kann bei geeigneter Wellenlänge photometrisch bestimmt werden und als Maß der Fruktosekon-zentration dienen.

Erforderliche Utensilien.
- Zentrifuge,
- Zentrifugalgläser,
- Kühlschrank,
- Photometer,
- Eppendorf-Pipetten 20 100,
- Glasspatel.

Reagenzien.
- Kaliumperchlorat 10 %,
- Kaliumbikarbonat (Kristallform),

Tabelle 9. Arbeitsgang zur Bestimmung der Sperma-plasmafruktose

1. *Herstellung der Probelösung:*

   1,0 ml 10 % Kaliumperchloratlösung

   0,2 ml Sperma (vollständig verflüssigt, gut durch-gemischt),

   dann 60 min bei 4 °C im Kühlschrank stehen las-sen,

   anschließend abzentrifugieren, 5 min lang bei 3500 U/min

   Überstand dekantieren und mit ca. 100 mg (ent-spricht 1 Messerspitze) Kaliumbikarbonat (Kri-stallform) neutralisieren.

   10 min in den Kühlschrank stellen, anschließend 10 min scharf zentrifugieren. Überstehende Flüs-sigkeit in ein Zentrifugalglas dekantieren.

   Es liegt eiweißfreies, neutralisiertes Spermaplasma als Probelösung vor.

2. *Testansatz:*

   In neue Gläschen füllen:
   3,7 ml Triäthanolaminpuffer (Lösung I)
   0,1 ml NADP (Lösung II)
   0,1 ml ATP (Lösung III)
   0,1 ml enteiweißtes Spermaplasma,
   dann bei einer Wellenlänge von 334 nm messen!
   Leerwert E_0 gegen Aqua dest. messen.

   Dazu:
   0,02 ml Enzymgemisch (Lösung IV)
   0,02 ml Phosphoglucoseisomerase (Boehringer, Mannheim, Nr. 15433)
   Küvette 1 h verschlossen stehen lassen (Zimmer-temperatur). Bei gleicher Wellenlänge nochmals messen = E_1

   Ausrechnung: $E_1 - E_0 \cdot 7 = $ Initialfruktose (g/l)

- Lösungen I–IV der Testkombination Glukose (Boehringer, Mannheim),
Phosphoglukoisomerase (Boehringer, Mannheim, Nr. 15433).

Durchführung

Zur Gewinnung der Probelösung werden zu 1,0 ml einer 10%igen Perchloratlösung 0,2 ml vollständig verflüssigtes Ejakulat in ein Zentrifugenglas pipettiert und für 60 min in den Kühlschrank bei einer Temperatur von + 4 °C gestellt. Nach 5 minütigem Zentrifugieren bei hoher Umdrehungszahl wird die überstehende Flüssigkeit dekantiert und mit einer Messerspitze (ca. 100 mg) Kaliumbikarbonat versetzt. Nach Dekantieren des Überstands liegt in diesem eiweißfreies und neutralisiertes Spermaplasma als Probelösung vor. In einer Glasküvette von 1 cm Schichtdicke werden 3,7 ml Lösung I, 0,1 ml Lösung II (= 12 mlNADP), 0,1 ml

Lösung III der Glukosetestkombination Boehringer, Hexokinasemethode (HK) und 0,1 ml der Probelösung pipettiert.

Die Messung der Extinktion E_1 erfolgt durch einen Filter mit der Wellenlänge Hg: 334 nm. Nach der Messung werden 0,02 ml der Lösung IV der Glukosetestkombination Boehringer, HK-Methode und 0,02 Phosphoglukoisomerase (Boehringer, Katalognummer 15433) hinzupipettiert. Nach 60 min wird erneut die Extinktion ($- E_2$) gemessen. Die Extinktionsdifferenz E ist abhängig von der Fruktosekonzentration, die sich nach folgender Gleichung errechnen läßt:

$$\text{Konzentration } C = \frac{AE \cdot KV \cdot VF \cdot MG}{c \cdot d \cdot 10 \cdot V}$$

Hierfür gilt:
AE = Extinktionsdifferenz E_2 E_1
KV = Endvolumen des Ansatzes

Abb. 55

Fruktosebestimmung nach der Hexokinasemethode (Boehringer, Mannheim): Utensilien zur Enteiweißung

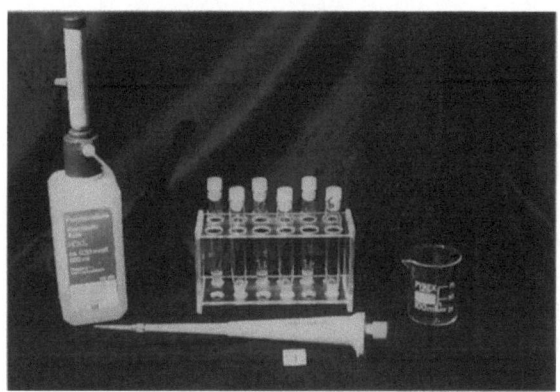

Abb. 56

Fruktosebestimmung nach der Hexokinasemethode: Testansatz

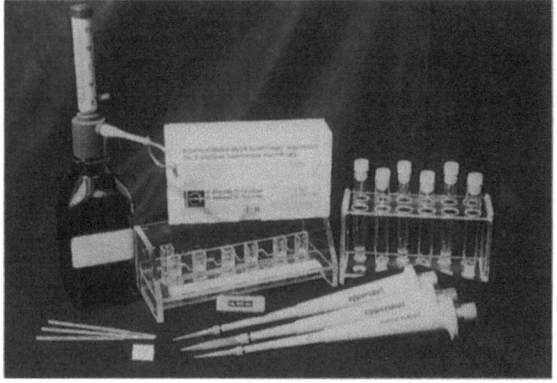

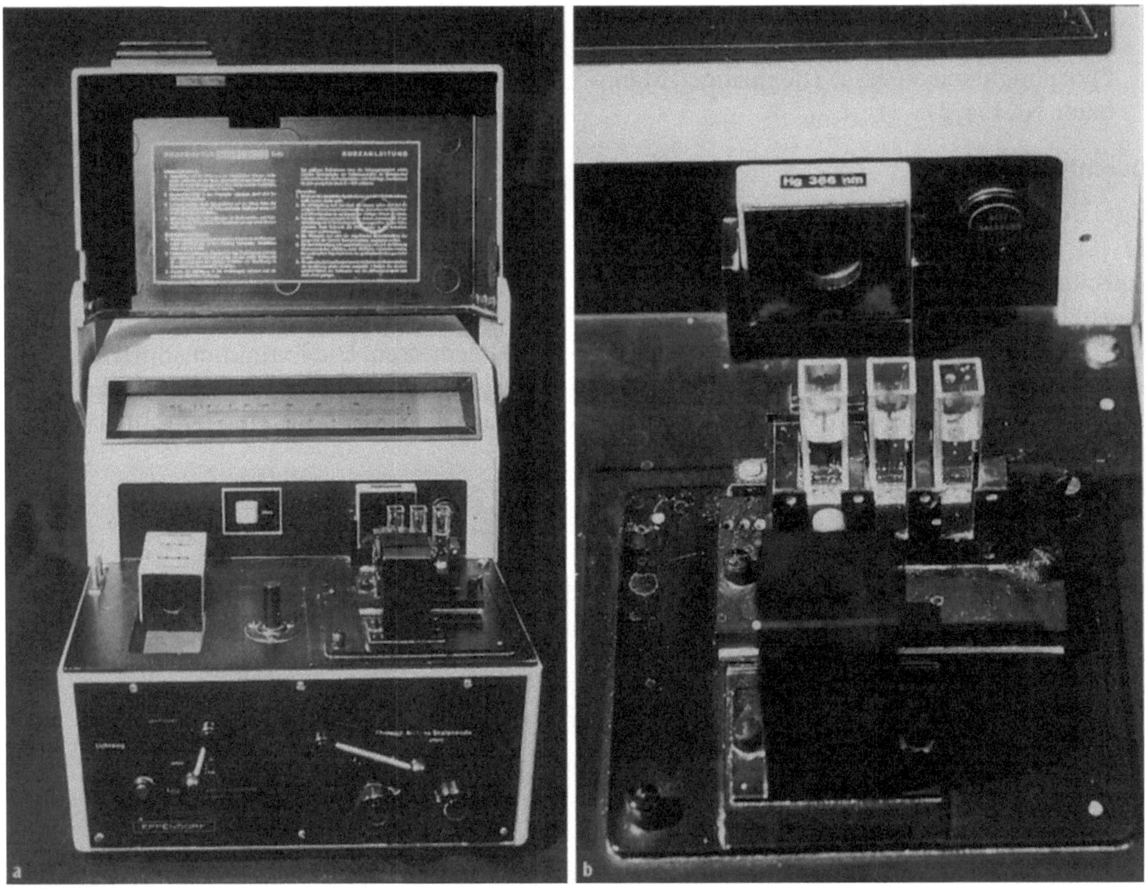

Abb. 57 a, b **a** Fruktosebestimmung nach der Hexokinasemethode: Messung am Eppendorf-Photometer.
b Detail von Abb. 57 a

Abb. 58

2-Strahl-Spektralphotometer mit graphischer Darstellung der zu messenden Substanz auf dem Bildschirm (Shimadzu, Düsseldorf)

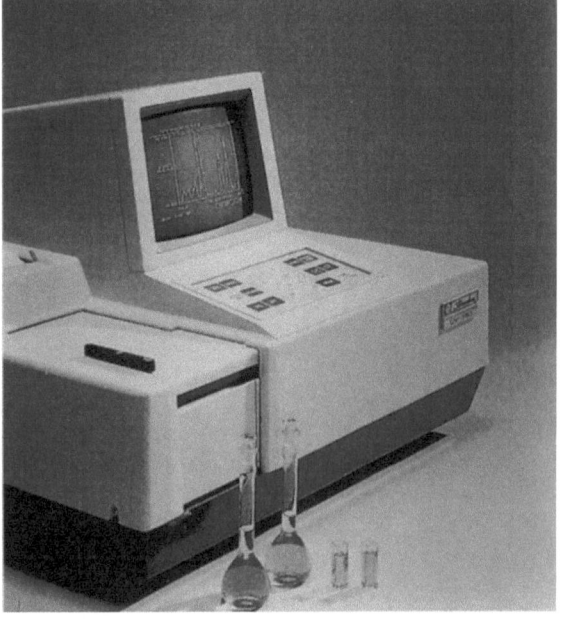

MG = Molekulargewicht 180
c   = molarer Extinktionskoeffizient für die
      Wellenlänge 334 nm = 6,0 (cm^2/mol)
d   = Schichtdicke der Küvette
V   = eingesetzte Probelösung
VF = sog. Verdünnungsfaktor aus dem Quo-
      tienten Probevolumen · 0,9 + Volu-
      men der Perchloratlösung zu Probevo-
      lumen.

Um es übersichtlicher darzustellen, ist der gesamte Arbeitsgang zur Bestimmung der Spermaplasmafruktose in Tabelle 9 nochmals
Schritt für Schritt aufgeführt. Die Abb. 55 und 56
zeigen die Utensilien für die Enteiweißung und
den Testansatz. Die Abb. 57 a und b zeigen das
klassische Eppendorf-Photometer, Abb. 58 zeigt
das durchaus erschwingliche moderne Photometer der Fa. Shimadzu zur Bestimmung verschiedener biochemischer Seminalplasmapara-
meter.

KAPITEL 3

Erweiterte spermatologische Funktionsdiagnostik

3

Wolf-Hartmut Weiske und Fred Maleika

Die Aussagekraft des Spermiogramms für die Fertilität eines Mannes ist begrenzt (Polansky et al. 1988). Die festgelegten Grenzwerte sind lediglich Erfahrungswerte, die für den Einzelfall nur eine Zuordnung in wahrscheinlich fertil oder wahrscheinlich infertil zulassen. Lediglich die Zeugung eines Kindes beweist Fertilität und nur der Nachweis einer Azoospermie Infertilität. Es besteht deshalb dringender Bedarf an weiteren Untersuchungstechniken, die andere Kriterien als im klassischen Spermiogramm zur Bewertung der Fertilität des Mannes heranziehen. Bei den meisten dieser Techniken werden Interaktionen der Samenzellen im weiblichen Genitaltrakt untersucht. Neben der Migration von Spermatozoen in ein Kulturmedium stehen die Interaktionen mit dem Zervikalsekret und die Vorgänge um die Penetration im Vordergrund.

Die Betrachtung der Ejakulatparameter allein genügt oft nicht, insbesondere nicht die Untersuchung des Seminalplasmas, da es nicht die Bestimmung des Spermatozoons ist, im Seminalplasma zu verweilen. Ganz im Gegenteil, das Spermatozoon strebt nach der Ejakulation danach, dem Milieu des umgebenden Spermaplasmas so schnell wie möglich zu entweichen, um weibliche Flüssigkeitskompartimente zu durchdringen und dort all die Vorgänge zu durchlaufen, die in ihrer Gesamtheit als Kapazitation bezeichnet werden und es erst befähigen, die Eizelle zu penetrieren. Jane Rogers konnte zeigen, daß eine Verweildauer im Seminalplasma über eine $1/2$ h hinaus bereits die Penetrationsfähigkeit im Hamsterei-Test reduziert (Rogers 1985).

Die Testverfahren zur erweiterten spermatologischen Funktionsdiagnostik lassen sich in 4 Gruppen unterteilen:

1. *Spermatozoenmigrationstest ("swim-up");*
   - Errechnung der uneingeschränkt progressiven, normal geformten Spermatozoen im Gesamtejakulat,
   - Betrachtung der durch "swim-up-Methode" isolierten Spermatozoen.
2. *Penetrationstests*
   - der Postkoitaltest (Sims-Huhner-Test),
   - der Slide-Test (Kurzrock-Miller-Test),
   - der Sperma-Zervikalmukus-Kontakttest (SCMC-Test, Kremer-Jager-Test),
   - der Kremer-Test,
   - der Penetrak-Test,
   - der peritoneale Spermamigrationstest.
3. *Tests zur Prüfung der Membranstabilität*
   - der hypoosmotische Schwelltest (HOS-Test),
   - der kombinierte HOS-Eosin-Test,
   - der Wassertest,
   - die Betrachtung der Motilität nach Einfrieren.
4. *Fertilisationstests*
   - der Hamsterei-Penetrationstest (HOP-Test = *h*eterologer-*O*vum-*P*enetrationstest),
   - die humane In-vitro-Fertilisation unter diagnostischem Gesichtspunkt.

Die sinnvolle Auswahl dieser Testverfahren oder die Kombination einiger von ihnen erlaubt eine Voraussagemöglichkeit von ca. 80%, ob der Samen eines bestimmten Mannes fruchtbar oder unfruchtbar ist (Irvine u. Aitken 1986).

3.1
Spermatozoenmigrationstest ("swim-up")

Beim Spermatozoenmigrationstest handelt es sich um ein Überschichtungsverfahren, bei dem die motilen Spermatozoen eines Ejakulats aus dem Seminalplasma in eine darüber liegende Schicht aus einem Kulturmedium einschwimmen (Lopata et al. 1976; Makler et al. 1984).

Damit erfolgt eine Selektion von progressiv motilen Spermatozoen aus Zelldebris und unbeweglichen Spermatozoen.

Durchführung des Spermatozoenmigrationstests ("swim-up")

- In einem 5 ml Reagenzglas (Falcon-Tube) werden 0,5 ml verflüssigtes Ejakulat mit 5 ml Ham's-F-10-Kulturmedium überschichtet.
- Inkubation 90 min bei 37 °C (evtl. in CO_2-Atmosphäre).
- Aus dem Überstand ca. 0,25 ml in eine Tuberkulinspritze aufziehen.
- Gut aufschütteln.
- In Makler-Kammer Spermatozoenzahl und Motilität beurteilen.

Bei einer Normozoospermie beträgt der Anteil der beweglichen Spermatozoen im "swim-up" regelmäßig zwischen 90 % und 100 %.

In einer Untersuchung von Biljan (1994) konnte gezeigt werden, daß der Spermatozoenmigrationstest ("swim-up") als Screeningtest in einem IVF-Programm die höchste Aussagekraft (r = 0,62) bezüglich der Fertilität im Vergleich zum Mukuspenetrationstest und zum HOS-Test (s. Kap. 3.2.5 und 3.3.1) hatte. Sinkt die Anzahl der Spermatozoen unter 1 Mio./ml so ist die Fertilitätschance erheblich reduziert. Es ist deshalb sinnvoll, diesen einfach durchzuführenden und billigen Test im Rahmen einer erweiterten andrologischen Diagnostik und vor allem vor Aufnahme in ein IVF-Programm vorzunehmen. Die auf diese Weise selektierten Spermatozoen sind für die Techniken der IVF ausreichend, da nur eine relativ geringe Zahl progressiv beweglicher Spermatozoen benötigt wird.

Für die homologe intrauterine Insemination bei männlicher Subfertilität ist die Kombination mit einer Spermawaschung und "swim-up" geeigneter, da sich durch Verwendung des gesamten Ejakulats und entsprechender Anreicherung durch Zentrifugieren möglichst viele der verfügbaren progressiv motilen Spermatozoen gewinnen lassen.

Durchführung der Spermapräparation zur homologen intrauterinen Insemination
- Gesamtes Ejakulat zentrifugieren (10 min bei 200 g).
- Seminalplasma sofort dekantieren und verwerfen (den zurückbleibenden Bodensatz nennt man Pellet).
- Pellet in 2 ml Ham's-F-10-Medium aufschütteln.
- 10 min bei ca. 200 g zentrifugieren.
- Überstand wieder sofort dekantieren und verwerfen.
- Pellet mit 0,3 ml Ham's-F-10-Medium vorsichtig überschichten (um ein Sichbefreien der Spermatozoen zu erleichtern, kann das Pellet vor dem Überschichten durch leichtes Anschlagen des Röhrchens etwas aufgebrochen werden).
- Überschichtetes Pellet ca. 60 min bei 37 °C inkubieren (evtl. in 5 %iger CO_2-Atmosphäre).
- Intrauterin oder intrazervikal inseminieren.

Variationen
- Statt Ham's-F-10-Lösung kann Serum der Partnerin verwendet werden.
- Bei schlechtem "swim-up" wird das Pellet in 0,1 ml Medium aufgeschüttelt und zusätzlich intrazervikal injiziert.
- Bei schwerer OAT ohne Bakterien, Detritus oder Leukozyten kann das Pellet nach dem Waschen in 0,2 ml Medium aufgeschüttelt und komplett intrauterin inseminiert werden.

Der Spermatozoenverlust ist bei dieser Form des Waschens des gesamten Ejakulats natürlicherweise geringer.

Andolz und Mitarbeiter konnten bei Asthenozoospermen durch die Swim-up-Methode die

Motilität von 28,8 % auf 65,6 % steigern (Andolt et al. 1986).

Einen weiteren bemerkenswerten Aspekt der Swim-up-Technik konnten Peng et al. (1986) bei elektronenmikroskopischen Studien zeigen: Nach Spermawaschen in Antibiotikahaltigen Medien fanden sich keinerlei Mikroorganismen mehr an den Spermatozoen. Ebenso befreit Waschen die Spermatozoen von Oberflächenantikörpern, allerdings nur von Antikörpern der IgG-Klasse, nicht der IgA-Klasse, die sich bereits vor der Verflüssigung an die Spermatozoen binden (Adeghe 1986).

3.2
Penetrationstests

Penetrationstests ermöglichen eine Beurteilung der Spermatozoen-Mukus-Interaktion. Die Bestimmung des optimalen Zeitpunkts ist Voraussetzung zur Durchführung dieser Tests, da nur während eines relativ kurzen Intervalls um den Ovulationszeitpunkt herum optimale Bedingungen herrschen. Diese Zeitspanne ist bei den einzelnen Frauen unterschiedlich und schwankt auch innerhalb des Individuums.

Der zervikale Mukus ist ein Hydrogel, das eine hochvisköse Komponente (Gelphase) und eine niedrigvisköse Komponente, bestehend aus Elektrolyten, organischen Stoffen und lösbaren Proteinen enthält. Die hochvisköse Komponente besteht aus einem makromolekularen Netz von Mucin, das zum überwiegenden Teil die rheologischen Eigenschaften des Mukus bestimmt. In Abhängigkeit von der Östrogenproduktion variiert die tägliche Mukusproduktion von 500 µl in der Zyklusmitte bis weniger als 100 µl während anderer Phasen des Zyklus. Östrogene (17 β-Östradiol) stimulieren die Produktion des mitzyklischen wäßrigen Mukus, und Gestagene (Progesteron) hemmen die sekretorische Aktivität der Zervix.

Die Funktion des zervikalen Mukus besteht einerseits in der Selektion von Spermatozoen auf der Basis unterschiedlicher Motilität (Katz et al. 1990) und andererseits in einem Kurzzeitspei-

cher für Samenzellen bis zu 72 h (Moghissi 1977). Außerhalb des obengenannten Zeitintervalls um den Ovulationszeitpunkt ist zervikaler Mukus für Spermatozoen nicht durchdringbar. Ferner stellt der Mukus einen Schutz gegen Spermatozoen vor dem sauren Vaginalmilieu dar.

Die Gewinnung des Mukus geschieht nach vaginaler Spiegeleinstellung und ggf. Abwischen der Zervix mit einem trockenen Tupfer. Falls zu wenig Mukus vorhanden ist, kann durch pressende Bewegungen auf die Zervix mit dem vorderen und hinteren Blatt Schleim aus dem Muttermund exprimiert werden. Dieser wird danach mit einer Tuberkulinspritze, die auf den Muttermund aufgesetzt wurde, aspiriert. Der Schleim sollte möglichst sofort verwendet werden. Falls ein Aufbewahren nicht zu umgehen ist, muß ein Austrocknen der Probe durch Verschließen der Tuberkulinspritze mit Paraffinpapier verhindert werden. Das Lagern des Schleims über 5 Tage im Kühlschrank bei 4 °C kann toleriert werden.

Spermapenetrationstests sollten nicht mit Mukusproben vorgenommen werden, die eingefroren und wieder aufgetaut worden sind, da dieser Vorgang die Feinstruktur des Schleims zerstört.

Bei schlechtem Mukus versuchen wir durch Gonadotropingaben eine Verbesserung zu erreichen, da eine konsekutive Erhöhung des Östradiolspiegels auch in den meisten Fällen zu besseren Zervikalfaktoren führt. Ist der Zervikalfaktor schlecht, sollte eine intrauterine Insemination erfolgen.

Beurteilung des zervikalen Mukus. Penetrationsstudien in den Zervikalmukus sind erst dann beurteilbar, wenn der Mukus eine gewisse Güte hat. Diese wird festgelegt durch den Zervix-Score nach Insler (Insler et al. 1972) (Abb. 59).

Ein Mukus, der zur Prüfung in Penetrationstests herangezogen werden soll, muß einen Insler-Score von 8 oder mehr erreichen. Bei tieferen Werten sind die physikalischen Eigenschaften des Schleims so reduziert, daß unabängig von der Samenqualität eine Penetration eher nicht stattfindet (Abb. 60).

Abb. 59

Der Zervixscore nach Insler beurteilt
die Mukusgüte durch eine addierte
Punktwertung von Muttermundweite,
Schleimmenge, „Spinnbarkeit" und
dem sog. „Farnkrautphänomen". Normale physikalische Eigenschaften des
Zervikalschleims sind bei einem Score
von über 8 erreicht. (Nach Insler u. Mitarb. 1972)

	0	1	2	3
Muttermundsweite	zu	punktförmig	leicht offen	klaffend
Schleim-Menge	Ø	eben apparent	1 dicker Tropfen	Kaskade
Spinnbarkeit (cm)	0 – 1	1 – 4	4 – 8	> 8
Farn Zahl der Verzweigungen	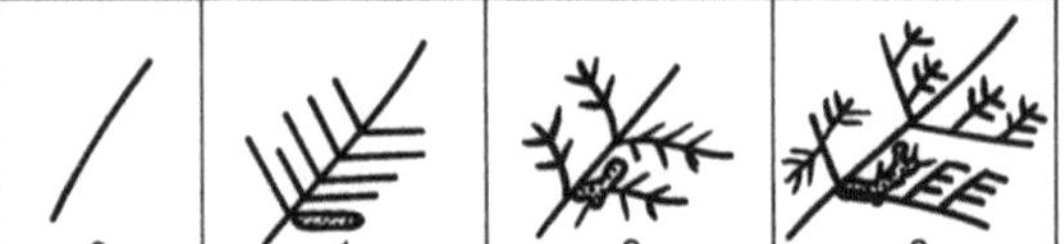 0	1	2	3

für die Beurteilung des Postkoitaltests obligat:

ph-Wert   : > 6,4 – 8,5

Insler-Score: > 8

Summe der Scores = Zervix-Index (0-12); Bewertung der Zervix-Funktion: 0-3 = ungenügend,
4-6 = eingeschränkt, 7-9 = gut, 10-12 = sehr gut

Abb. 60

Korrelation zwischen Urinöstrogenen
und Zervikalindex. (Nach Insler u. Mitarb. 1979)

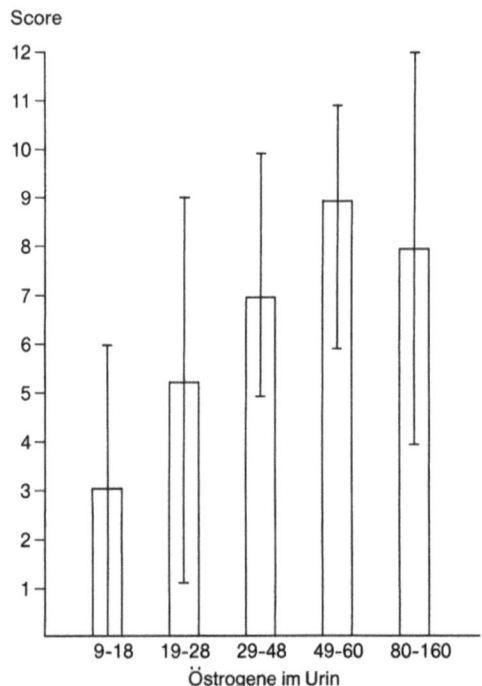

Der pH-Wert eines zu prüfenden Mukus sollte zwischen 6,4 und 8,5 liegen. Die Prüfung erfolgt mit Spezialindikatorpapier (Merck, Darmstadt, Artikel 9557). Bei einem sauren Mukus
werden Spermatozoen in der Regel immobilisiert (Campana et al. 1981).

Ein Sperma-Mukus-Penetrationstest sollte
also nur dann beurteilt werden, wenn der Insler-
Score des Mukus > 8 ist und der pH-Wert zwischen 6,4 und 8,5 liegt.

3.2.1
Postkoitaltest (Sims-Huhner-Test)

Der Postkoitaltest ist ein In-vivo-Test und wurde erstmals 1886 von Sims beschrieben. Dieser beobachtete Spermatozoen im Zervikalmukus wenige Minuten nach dem Koitus und konnte bis zu 48 h danach lebende Spermatozoen im Zervikalschleim nachweisen. Die Popularität des Tests ist Huhners Verdienst, weshalb der Test Sims-Huhner-Test genannt wird.

Bis heute ist er neben der Erhebung des Zervixscores sicherlich der am meisten verbreitete Test in der Fertilitätsabklärung. Trotzdem ist dieser Test der wohl auch am meisten mißverstandene und überstrapazierte. Er wurde letztlich bis heute nicht klar standardisiert. Die Überstrapazierung rührt daher, daß der Test in Korrelation zu Schwangerschaften gebracht und in der Allgemeinpraxis als Fruchtbarkeitstest schlechthin angesehen wird, so daß es unverständlich erschien, wie bei normalem Zyklus, normalem Tubenfaktor und normalem Postkoitaltest eine Schwangerschaft nicht eintrat.

Reduzieren wir doch den Test darauf, was er wirklich aussagt:

Mit dem Postkoitaltest wird die Interaktion zwischen Spermatozoen und Zervikalmukus untersucht.

Der Test sagt aus, ob adäquate physikochemische Eigenschaften des Mukus vorhanden sind und korreliert direkt mit der Zahl der motilen Spermatozoen. Ferner besteht eine deutliche Korrelation mit zervikalen antispermen Antikörpern.

Mehr als die Beschreibung des zervikalen Kompartiments für penetrierende Spermatozoen stellt der Test nicht dar.

Bereits 90 s nach der während eines Koitus erfolgten Ejakulation lassen sich beträchtliche Spermatozoenmengen im Zervikalschleim nachweisen. Nach 15 min ist ein Maximum der Spermatozoenzahl im Mukus erreicht. Nach 20 min sind bereits 95 % der Spermatozoen aus der Vagina in den Zervikalkanal migriert (Overstreet et al. 1980).

Dort werden die Spermatozoen z. T. abgelagert. Es zeigt sich, daß Spermatozoen, die 80 h im Zervikalkanal lagerten, noch fähig waren, die menschliche Zona pellucida zu durchdringen (Lambert et al. 1985).

Diese Lagerfunktion des Zervix macht es möglich, daß auch eine Kohabitation mehrere Tage vor Ovulation zur Schwangerschaft führen kann. Schwarz et al. (1980) konnten bei 1132 Zyklen, in denen Patientinnen mit gefrorenem Spendersamen einmalig inseminiert wurden, weil der Ehemann azoosperm war, nachweisen, daß die Konzeptionshäufigkeit an den 3 Tagen vor der Ovulation mit dem Ovulationstag identisch war, wobei ein Maximum am Tag vor der Ovulation zu verzeichnen war. Auch Hanson u. Overstreet (1981) konnten beweisen, daß die prozentuale Motilität, die Schwimmgeschwindigkeit und die Morphologie von Spermatozoen im Mukus in einer nach 48 h bzw. während des gesamten Intervalls gleich bleiben.

Diese epidemiologische Feststellung hat praktische Konsequenzen: Zum einen zeigt es, daß wir in der Beratung des Konzeptionsoptimums den Patienten gegenüber nicht den peinlichen, kleinlichen „Verkehrsberater" spielen, sondern es etwas großzügiger mit Luther halten sollten, der bekanntlich „in der Wochen zwier" empfahl.

Zum zweiten zeigt der lange Aufenthaltszeitraum von Spermatozoen im Mukus nach der Kohabitation, daß ein Postkoitaltest das überprüfen muß, was wir an Anforderung an ihn stellen:
- rasche Penetration und
- Lagerfunktion der zervikalen Kompartimente.

Mortimer et al. (1982) berichten, daß in der Zervix aufgefundene Spermatozoen eine zu einem Drittel höhere Normomorphierate gegenüber dem ursprünglichen Ejakulat aufwiesen. Andererseits stellen sie auch fest, daß diese Filterwirkung nicht eine Eigenschaft des weiblichen Genitals ist, sondern daß sie durch amorphe Filtersysteme, z. B. Nickelnetze, in gleichem Maße erfolgt, so daß mehr die unterschiedliche Geschwindigkeit der Spermatozoen als das Milieu für die Selektion sorgt.

Bei guten Postkoitaltests finden sich höchstens in 10 % der Fälle Antikörper auf den Spermatozoen, wogegen bei mäßigen oder negativen Postkoitaltests die Wahrscheinlichkeit Antikörper auf den Spermatozoen zu finden, nahezu 50 % ist (Haas 1986): Zur Durchführung des Postkoitaltests sei auf die Anleitung im WHO-Laborhandbuch 1993 verwiesen.

Beurteilung des Postkoitaltests. Im Grunde ist die Rolle des Postkoitaltests ganz einfach zu fassen: Wenn man ihn genügend häufig mit ähnlichen Resultaten bei einem Paar vorgenommen hat, soll bei negativem oder mäßigem Postkoitaltest die intrauterine Insemination erfolgen. Ein konstant guter Postkoitaltest schließt eine zervikale Hostilität nahezu aus:

Mit dem Postkoitaltest wird primär die Anzahl der beweglichen Spermatozoen im präovulatorischen Zervikalmukus bestimmt. Weiterhin läßt er auch Rückschlüsse auf die Überlebensfähigkeit der Spermatozoen und das Reservoirverhalten der Zervix zu, da der Test etwa 9–24 h nach dem Koitus durchgeführt wird.

Ein positiver Postkoitaltest schließt einen sog. Zervixfaktor als Ursache der Sterilität aus.

Ein negativer Postkoitaltest muß wiederholt werden, da es neben einem Zervixfaktor noch andere Ursachen dafür geben kann. Als erstes sollte man sich den intravaginalen Samenerguß vom Paar bestätigen lassen. Ferner gibt es durchaus fertile Frauen, bei denen der Test nur während eines oder zweier Tage des Zyklus po-

Tabelle 10. Beurteilung des Postkoitaltests bei standardisierter Schichtdichte. (Nach Mortimer 1994)

	Spermatozoen/mm^3
Negativ	Keine
Schlecht	< 500
Durchschnittlich	500–999
Gut	1000–2500
Exzellent	> 2500

sitiv ist, d. h. es besteht die große Gefahr, daß der Test zum falschen Zeitpunkt durchgeführt wurde. Das gilt immer dann, wenn der Ovulationszeitpunkt nicht mit Sicherheit vorausgesagt werden kann. Diese Unsicherheit kann man umgehen, wenn man mehrfache Mukusproben um den Ovulationszeitpunkt entnimmt und den Test dann in vitro durchführt.

Beurteilt wird unter 400 facher Vergrößerung (40 ×-Objekt). Zur übersichtlichen raschen Durchmusterung wählt man jedoch zu Beginn die 100 fache Vergrößerung, um auch die unterschiedliche Dichte der Spermatozoen von Blickfeld zu Blickfeld im Präparat zu erfassen (Tabelle 10).

Anmerkung zum Postkoitaltest

Abschließend muß jedoch kritisch angemerkt werden, daß bei diesem weitverbreiteten Test die Standardisierung fehlt. Das betrifft in erster Linie die sehr schwankende Schichtdicke des Zervikalmukus und die Mukusqualität selbst. Eine wenn auch etwas aufwendige Standardisierung der Schichtdicke ist möglich durch Auftra-

Abb. 61 a, b

a Schematische Darstellung des Mukus zwischen Deckgläschen und Objektträger. Sowohl die Schichtdicke insgesamt als auch die Gleichmäßigkeit der Schicht selbst sind großen Differenzen unterworfen und mittels Anpreßdruck nicht kontrollierbar. **b** Unter Verwendung von Mikrosphären bleibt die Schichtdicke konstant und erlaubt eine Berechnung des unter dem Deckgläschen befindlichen Raums und damit eine Standardisierung des Postkoitaltests

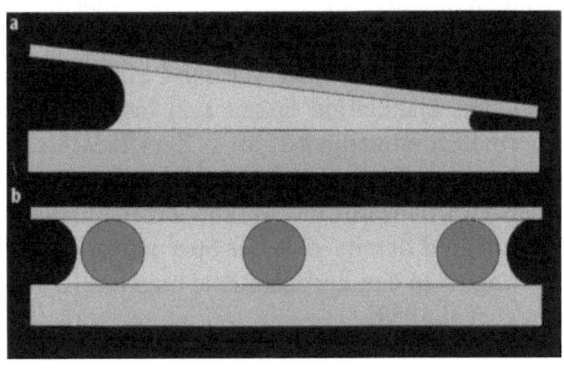

gen von in Fett fixierten Glaskügelchen (Mikrosphären) von 100 µm Durchmesser als Platzhalter (Sigma Chemical, St. Louis, Mo, USA, Katalog Nr. G 4649) an den 4 Ecken des Deckgläschens, so daß nach Anpressen desselben die Schichtdicke 100 µm sein sollte (Drobins 1988; Doody et al. 1993) (Abb. 61).

Unter Verwendung eines 10fach-Okkulars (Aperturgröße 20 mm) und eines 40fach-Objektivs ergibt sich beim sog. HPF („high power field") ein Volumen von 0,02 mm³. Damit ergäben dann 10 Zellen pro HPF 500 Zellen pro mm³.

Mortimer (1994) hat unter Anwendung einer standardisierten Schichtdicke die in Tabelle 10 angegebene Bewertung des Postkoitaltests aufgeführt.

3.2.2
Slide-Test (Kurzrock-Miller-Test)

Der Objektträgertest (Slide-Test), der von Kurzrock und Miller 1928 beschrieben wurde, ist die einfachste Art, in vitro die Penetration der Spermatozoen in den Zervikalmukus zu simulieren und auch, wenn auch nur grob, zu quantifizieren.

Der Slide-Test ist indiziert, wenn der Postkoitaltest nach Sims-Huhner mehrfach negativ oder zweifelhaft ausgefallen ist.

Der Test kann aber auch in die Primärabklärung einbezogen werden, da er die Anwesenheit von Antispermaantikörpern auf den Spermatozoen oder im Zervikalmukus aufdeckt. Zudem kann er gekreuzt, d. h. mit Spendermukus

Abb. 62 a–c

Durchführung des Slide-Tests (Kurzrock-Miller-Test). Beschreibung s. Text

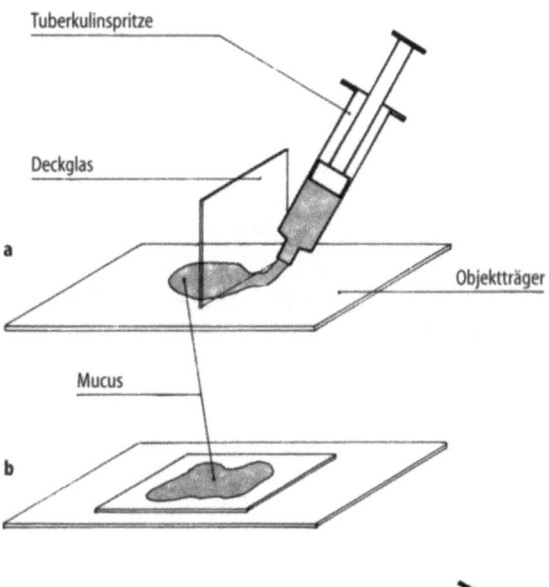

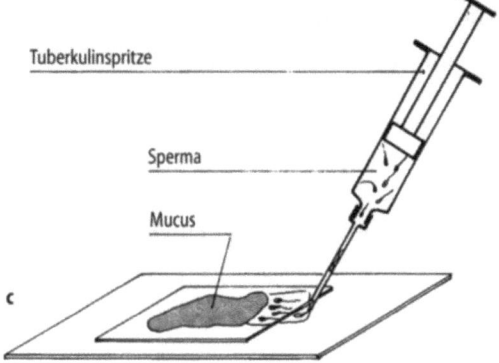

oder Spenderspermatozoen durchgeführt werden, um herauszufinden, bei welchem Partner der hostile Faktor vorliegt. Wir halten einen gekreuzten Slide-Test in der klinischen Praxis jedoch für wenig relevant, da nur die beim Paar erhobenen pathologischen Phänomene therapeutisch angegangen werden müssen.

Durchführung. Voraussetzung ist ein Mukus mit einem Insler-Score > 8 und einem pH-Wert zwischen 6,4 und 8,5, wie oben beschrieben.

Der Mukus wird auf einem Objektträger ausgestrichen, ein darübergelegtes Deckglas wird fest angepreßt, so daß nur noch ein feiner, luftgefüllter Kapillarspalt zwischen Deckglas und Objektträger verbleibt. Verflüssigter, gut durchmischter Samen wird an den Rand zwischen Deckglas und Objektträger aufgebracht. Durch Kapillarsog zieht er bis zur Grenzfläche des Mukus hin. Die Grenzfläche ist gewellt: Der so beschichtete Objektträger wird für 30 min in einer feuchten Kammer inkubiert.

Es bilden sich tiefe Phalangen in den Mukus, was lediglich ein Phänomen zweier aufeinandertreffender Flüssigkeiten mit verschiedener Viskosität darstellt. Die Spermatozoen besiedeln zunächst diese Phalangen. Dort erfolgt im allgemeinen auch der erste Eintritt in den Mukus, den sie nach anfänglichem Zögern rasch durchsiedeln (Abb. 62).

Beurteilung des Slide-Tests (Kurzrock-Miller-Test). Der Test erlaubt grundsätzlich nur eine qualitative Interpretation der Spermatozoen-Mukus-Interaktion, da eine Standardisierung der sehr variablen Spermatozoen-Mukus-Grenzlinie nicht möglich ist. Der Versuch einer objektiven Bewertung (WHO Manual 1987) ist durch allgemeine Bewertungskriterien ersetzt worden (WHO Manual 1992).
- *Normalbefund:* Spermatozoen dringen in den Mukus ein. Über 90 % sind progressiv beweglich.
- *Grauzone:* Spermatozoen dringen in den Mukus ein, jedoch nur bis zu einer Tiefe von 500 µm, was etwa 10 Längen eines Spermatozoons entspricht.

- *Pathologisches Ergebnis:* Spermatozoen dringen in den Mukus ein, werden aber sofort immobilisiert und zeigen ein Schüttelphänomen („shaking").
Spermatozoen lagern sich nur an der Grenzlinie an, ohne daß eine Penetration erfolgt.

Das Schüttelphänomen wird auf eine antikörperbedingte Agglutination zwischen Spermatozoen und dem Glykoproteinmyzel des Mukus zurückgeführt (Kremer et al. 1977).

Statt Mukus kann beim Slide-Test natürlich auch Serum der Ehefrau verwandt werden, um auch dort Antikörper gegen Spermatozoen aufzuspüren bzw. auszuschließen.

Anmerkung zum Slide-Test

Der Slide-Test ist eine einfache Hilfe für die tägliche Routine. Seine Interpretation ist jedoch sehr subjektiv und hängt ganz von der Erfahrung des Beobachters ab. Eine genauere Quantifizierung der Penetrationsfähigkeit bleibt dem Kremer-Test vorbehalten (s. Kap. 3.2.4).

3.2.3
Sperm-Zervikalmukus-Kontakttest (SMCM-Test) nach Kremer u. Jager

Dieser Test (Kremer u. Jager 1976) dient wie der Slide-Test ebenfalls dem indirekten Nachweis von Spermatozoenantikörpern, die Motilität und Penetration behindern.

Man bringt 1 Tropfen Mukus (10–50 µl) auf das eine Ende des Objektträgers auf. Direkt auf den ausgebreiteten Mukus gibt man einen kleinen Tropfen verflüssigtes Sperma. Durch sanftes stetiges Aufdrücken des Deckglases sollen die beiden Medien ineinander übergehen. Zur Kontrolle wird auf das andere Ende des Objektträgers 1 Tropfen Ejakulat gebracht und ebenfalls abgedeckt. Das Präparat wird bei Raumtemperatur in einer feuchten Kammer (Petri-Schale) für 30 min inkubiert.

Nach ca. 30 min schätzt man unter 200facher Vergrößerung in verschiedenen Blickfeldern ab, wieviel Prozent der Spermatozoen das Schüttelphänomen („shaking") zeigen.

Abb. 63

Positives „Shaking-Phänomen": durch Agglutination klebt entweder der Spermatozoenkopf am zervikalen Mukus (rechts) oder – seltener – der Spermatozoenschwanz (links). In beiden Fällen ist dem Spermatozoon nur eine begrenzte Am-Ort-Beweglichkeit möglich (ein Schütteln = „shaking"), bevor es zur völligen Immobilisation kommt

Sperma-Zervikal-Mucus-Kontakt-Test
nach KREMER und JAGER

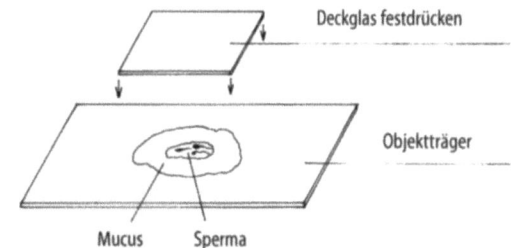

Deckglas festdrücken

Objektträger

Mucus   Sperma

Beobachtung des "Shaking"-Phänomens

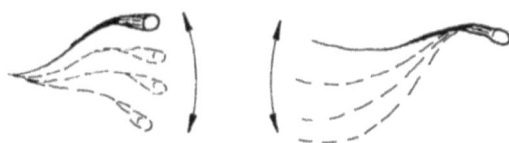

Beurteilung

Shaking bei 0 - 25 % der Spermatozoen -
 25 - 50 %   "   "   +
 50 - 75 %   "   "   ++
 75 -100 %   "   "   +++

entspricht dem graduellen Vorhandensein von Agglutininen im Mucus oder auf Spermatozoen

Beurteilung des SCMC-Tests

0–25 %   = negativ
25–50 %   = einfach positiv (+)
50–75 %   = zweifach positiv (++)
75–100 % = dreifach positiv (+++)

Ein dreifach positives Schüttelphänomen ist klinisch relevant und geht mit einem hoher Titer lokaler Antikörper einher (Abb. 63) (Kremer et al. 1977).

Anmerkung zum SCMC-Test

Der SCMC-Test ist ein einfacher mikroskopisch durchzuführender Screeningtest, der einen Hinweis auf klinisch relevante Antikörper der IgA-Klasse sowohl im Mukus als auch auf den Spermatozoen gibt.

3.2.4
Kremer-Test („sperm-penetration-meter-test" nach Kremer)

Der ursprünglich 1965 von Kremer beschriebene Test quantifiziert die Penetration von Spermatozoen in Glaskapillaren, die mit Zervikalmukus gefüllt sind.

Später wurde eine 2. Kapillare mit Serum der Ehefrau hinzugefügt. Damit entstand in einer genial einfachen Anordnung ein Funktionstest von hoher klinischer Aussage, da so in vitro die Penetration in die beiden wesentlichen Flüssigkeitskompartimente Zervikalmukus und Serum – was dem uterotubaren Milieu entspricht – semiquantitativ analysiert werden kann.

Als Referenz dient AB-Serum einer fruchtbaren Frau.

Sämtliche Kombinationen gekreuzter Tests mit Spendermukus, Spendersperma, künstlichem Mukus und bovinem Mukus können

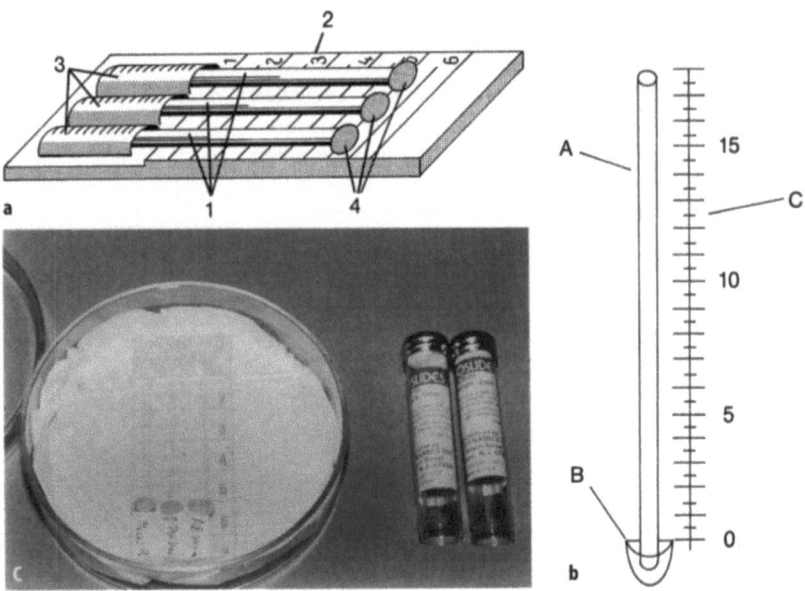

Abb. 64 a, b

a Spermpenetrationsmeter nach Kremer (modifiziert nach G. Freundl 1985): *1* Kapillaren, von oben nach unten: Mukuskapillare der Patientin, Serumkapillare der Patientin, AB-Serumkapillare einer fruchtbaren Frau als Referenz; *2* Objektträger mit Maßstab; *3* Behälter für Sperma, *4* Kitt- oder Paraffinplombe als luftdichter Verschluß.
b Spermpenetrationsmeter nach Kremer (Ausschnitt aus Abb. 96 a: Einzelkapillare), *A* Kapillare, *B* Spermareservoir, *C* Meßskala **c** Testmontage des Kremer-Tests: die Testkammer mit den 3 verschiedenen Kapillaren auf dem Objektträger wird in das angefeuchtete Filterpapier auf den Boden einer Petri-Schale gelegt, wodurch eine feuchte Kammer entsteht

ebenfalls durchgeführt werden. Für die Entscheidung in der Praxis, ob das Überbrücken des zervikalen Milieus durch eine intrauterine Insemination sinnvoll ist, genügt jedoch die Anordnung:

- Mukuskapillare der Patientin,
- Serumkapillare der Patientin,
- AB-Serumkapillare einer fruchtbaren Frau als Referenz.

Durchführung. Man benötigt eine entsprechende Kammer, an deren unterem Ende 3 kleine Näpfchen den Samen aufnehmen und die in Zentimetermarken graduiert ist (Hersteller: Jan de Groot, Kastanjelaan 1, 3481 XD Harmelen, Holland) (Abb. 64 a).

Der Mukus wird in Mikrokapillaren der Breite 3 mm und der Tiefe 0,3 mm mit einer Tuberkulinspritze aufgesogen, die auf das Ende der Kapillaren gesteckt wird.

Wenn der Mukus ohne Luftblasen die gesamte Kapillare gefüllt hat, wird deren Ende mit Kitt oder Paraffin luftdicht verschlossen. Das Serum penetriert durch Kapillardruck in schmalere, 2 mm breite, 0,1 mm tiefe Kapillaren (die Kapillaren können von Ahrin bv Instrumenten, Rijswijk, Holland bezogen werden. Der Hersteller ist Vitro Dynamics inc., New Jersey) (Abb. 64 b).

Die Kapillaren werden dann mit kleinen Kittständerchen so auf die Kammer montiert, daß die offenen Enden leicht in die Samenbehälter eintauchen. Die gesamte Testmontage wird in eine feuchte Kammer gelegt, die durch eine Petri-Schale mit angefeuchtetem Filterpapier auf dem Boden hergestellt wird (Abb. 64 c).

Es wird dann bei 37 °C inkubiert. Der Test kann im Prinzip in Inkubationszeiträumen bis 24 h abgelesen werden.

Als relevant hat sich jedoch eine Inkubationszeit von 2 h erwiesen. Das Ablesen der Resultate unter einem 10 er Objektiv erfordert einige Übung.

Tabelle 11

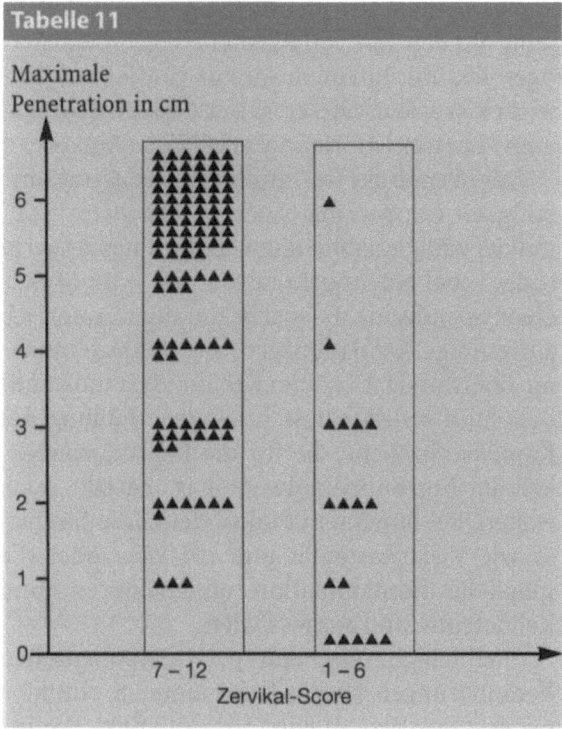

Maximale
Penetration in cm

7–12 1–6
Zervikal-Score

Tabelle 12

KREMER-TEST (2 h Laufzeit)   Datum:
Patientin: geb.:
Partner: geb.:

		Score
Mucus, Patientin	Penetrationstiefe (cm)	
MW-Weite	Penetrationsdichte	
Menge	Motilität	
Spinnbar		
Farn	0 1 2 3	gesamt
Insler-Score:		
pH:		

Serum, Patientin	Penetrationstiefe (cm)	
	Penetrationsdichte	
	Motilität	
		gesamt

AB-Serum, fertile Kontrolle	Penetrationstiefe (cm)	
	Penetrationsdichte	
	Motilität	
		gesamt

Beurteilt werden in der WHO-Vereinfachung

- Penetrationstiefe: in cm
- Penetrations-   Zahl der Spermatozoen pro
  dichte: Blickfeld
                    (10er Objektiv) an der
                    5 cm-Marke
- Motilitätsqualität: im oberen Kapillarendrittel
  eingeteilt in   0 keine progressive Mobilität
                    1 25 % der Spermatozoen
                    progressiv
                    2 25 %–50 % progressiv
                    3 über 50 % progressiv

Score	0	1	2	3
Penetrationstiefe (ca.)	0	0–2	2–5	5
Penetrationsdichte	0	1–10	11–50	> 50
Motilität	0	1	2	3

Score	
	0 negativ
	–3 mäßig
	–6 gut
	–9 ausgezeichnet

Beurteilung des Kremer-Tests. Nach einem vereinfachten Score der WHO werden die Penetrationstiefe in Zentimetern, die Penetrationsdichte der Spermatozoen an der 5 Zentimetermarke sowie die Motilitätsqualität im oberen Kapillardrittel abgelesen. Ein Schema für die Testauswertung und die detaillierte Erklärung des Scores finden sich in Tabelle 11 und 12.

Bei negativer oder mäßiger Mukuspenetration besteht eine Indikation zur intrauterinen Insemination.

Wenn keine Differenzen zwischen der Penetration ins Serum der Patientin und der Penetration ins AB-Serum der fertilen Kontrollperson auftreten, ist ein klinisch relevanter humoraler immunologischer Faktor ausgeschlossen.

Der Kremer-Test als mikroskopisches Screening gibt uns unspezifische Hinweise auf mögliche Immunreaktivität, die in hohem Maße mit dem klinischen Bild und natürlich auch mit den Spermiogrammparametern korrelieren. In eigenen Untersuchungen stellten wir fest, daß nach 2 h bei der 2-Zentimetermarke eine direkte Korrelation zur Progressivmotilität besteht und bei der 5-Zentimetermarke eine direkte Korrelation zur Anzahl der uneingeschränkt progressiven Spermatozoen (Maleika et al. 1983). Kolodzjej et al. (1986) halten die Motilität für den wichtigsten prognostischen Wert hinsichtlich der Spermatozoenpenetration in den Zervikalmukus und konnten zeigen, daß bei Ablesen des Tests nach 2 h Inkubation eine signifikante, wenn auch verhältnismäßig schwache Korrelation zur Schwangerschaftsrate bestand. Pandya et al. (1986) glauben, daß mit einem errechneten Motilitätsindex die Ergebnisse des Kremer-Tests in einer 70%igen Genauigkeit vorausgesagt werden können.

Mortimer et al. (1986) fanden, daß der Anteil morphologisch normaler Spermatozoen mit den Kremer-Testergebnissen korreliert. Bei mäßigen Testergebnissen fanden sich signifikant mehr Schwanzabnormitäten.

Die Verwendung von Donorsekreten erlaubte das Herausfinden inkompatibler Paare, bei denen der Partner jeweils exzellente Testergebnisse mit entsprechendem Donormukus oder Donorsamen hatte (Jonsson et al. 1986).

3.2.5
Penetrationstest in bovinem Mukus (BMP-Test) (Penetrak®-Test)

Von entscheidender Bedeutung für die Befruchtungsfähigkeit ist die Fähigkeit der Spermatozoen, den Zervikalkanal bis hin zur Eizelle zu durchwandern, um dann in diese einzudringen.

Für die Untersuchung beider Vorgänge sind Tests entwickelt worden, die im folgenden im Hinblick auf ihre Durchführung, Praktikabilität und Aussagekraft dargestellt werden.

Zervikalmukus von Rindern ist in seinen Eigenschaften humanem Zervikalmukus sehr ähnlich, besonders hinsichtlich der viskoelastischen Charakteristika (Lee et al. 1977; Gaddum-Rosse et al. 1980; Alexander 1981; Freundl 1985).

Menschliche Spermatozoen können Rindermukus dem humanen Mukus vergleichbar gut penetrieren (Lee et al. 1977; Katz et al. 1980; Alexander 1981; Moghissi et al. 1982; Blasco 1984; Stumpf und Lloyd 1985). Basierend auf den genannten Veröffentlichungen ist in Anlehnung auf den Test von Kremer ein gebrauchsfertiger Test mit bovinem Mukus (BMP-Test) entwickelt worden. Dieser Test ist unter dem Namen Penetrak[2] im Handel erhältlich (Abb. 65).

Der Penetrak-Test mißt die Penetrationsfähigkeit von Spermatozoen im Rinderzervikalmukus völlig unabhängig von der Ehepartnerin (oder – bei einem gekreuzten Test – im Mukus einer Spenderin). Er macht die organisatorisch aufwendige, ovulationsgerechte Mukusentnahme überflüssig. Die beim Kremer-Test umständliche und zeitraubende homogene Füllung des Kapillarröhrchens, die für die Reproduzierbarkeit der Ergebnisse notwendig ist, entfällt. Auch weitere bei humanem Mukus denkbare Einflüsse wie Viskoelastizität und pH-Wert oder die mögliche Kontamination mit Bakterien und Zelldetritus sind ausgeschaltet.

Unabhängig von den u. U. pathologischen Veränderungen (Insler-Score unter 8, Antikörper der IgA-Klasse) wird ausschließlich die Penetrationsfähigkeit der Spermatozoen im Zervikalmukus gemessen.

Material. Mit Penetrak® steht ein standardisierter Test zur Verfügung: Besonders aufbereiteter, gereinigter Rindermukus wird in Flachkapillaren gefüllt, die luftdicht verschlossen sind. Eine Sollbruchstelle an einem Ende der Kapillaren ermöglicht deren Öffnung. Die Aufbewahrung der Flachkapillaren soll bei – 20 °C erfolgen.

Durchführung des Penetrak-Tests. Der Test sollte innerhalb von 24 h nach Auftauen der Röhrchen durchgeführt werden. Die einzelnen Schritte gestalten sich wie folgt:

Der Packung wird nur die jeweils benötigte Anzahl der Teströhrchen (pro Probe 2 Stück) entnommen. Bereits aufgetaute Röhrchen können nicht wieder eingefroren werden. Die Teströhrchen sind vor Gebrauch auf Raumtemperatur (20–25 °C) zu bringen. Der Auftauvorgang beansprucht ca. 12–15 min. Die Röhrchen

---

[2] Serono-Diagnostica GmbH, Freiburg

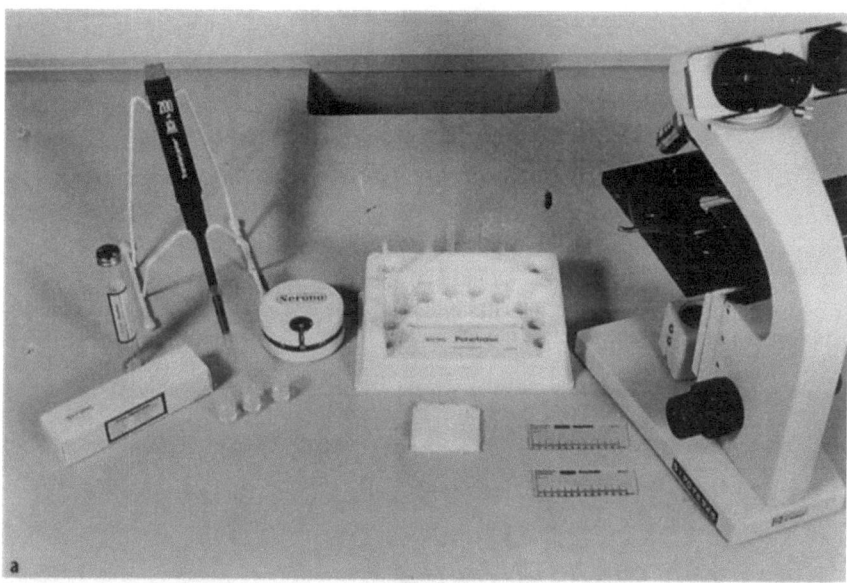

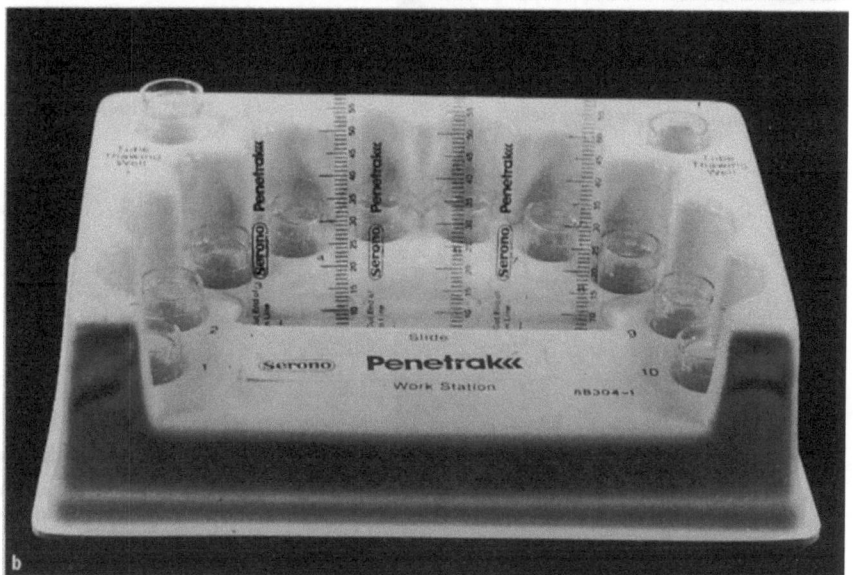

Abb. 65 a, b

a Penetrak-Test (Penetrationstest mit bovinem Mukus, Scrono-Diagnostica GmbH, Freiburg): der Testablauf ist von links nach rechts dargestellt, in Bildmitte befinden sich die mit Sperma gefüllten Probebecher, in denen die bovinen Mukus enthaltenden Flachkapillaren stehen. Halbrechts unten: markierte Objektträger, auf die die Flachkapillaren zur Bestimmung des am weitesten gewanderten Spermatozoons gelegt werden. (Einzelheiten s. Text). **b** Detailvergrößerung der „Arbeitsbank" des Penetrak-Tests mit den Probebechern

müssen beim Auftauen aufrecht stehen. Das Röhrchenende mit der roten Markierung muß dabei nach oben zeigen. Sollten sich kleinere Luftblasen am Röhrchen befinden, so müssen diese durch mehrmaliges Anklopfen in den kürzeren Röhrchenteil getrieben werden.

1. 4 Tropfen des verflüssigten und gut durchmischten Ejakulats werden in einen Probebecher pipettiert (ca. 0,2 ml) (Abb. 66).
2. Das Teströhrchen wird durch vorsichtiges Brechen an der Sollbruchstelle (unmittelbar neben der roten Markierung) geöffnet. Dabei

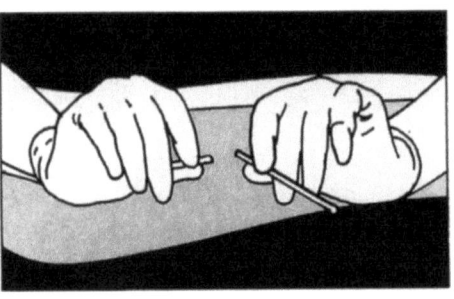

Abb. 66

1 2 Kapillaren auftauen und auf RT bringen (15. Min.), an der vorgesehenen Stelle brechen

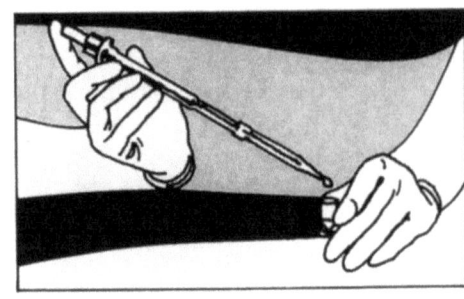

Abb. 67

2 0,2 ml des vollständig verflüssigten Spermas in das Probengefäß füllen

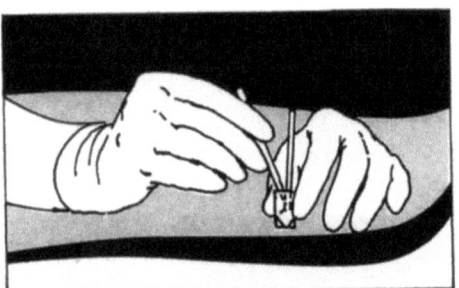

Abb. 68

3 Beide Kapillaren in die Probe stellen

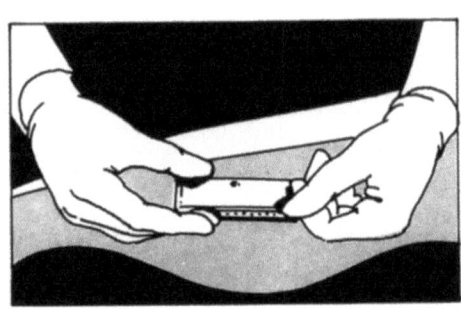

Abb. 69

4 120 Min. bei RT inkubieren

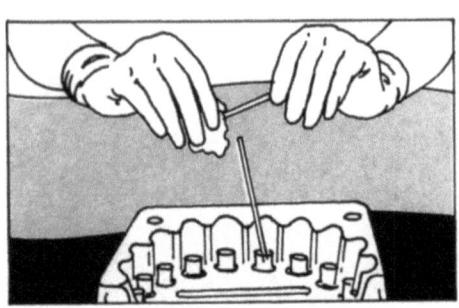

Abb. 70

5 Eine Kapillare herausnehmen, Probenreste vorsichtig (ohne Zervikalmukus an der Kapillare zu ziehen) abwischen

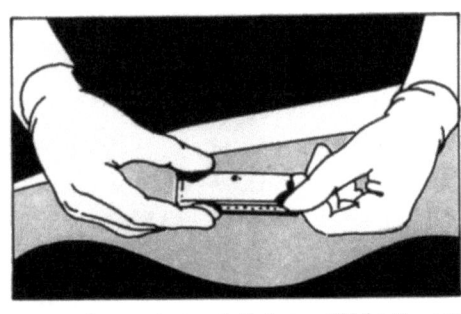

Abb. 71

6 Kapillaren mit dem kalibrierten Objektträger unter das Mikroskop (400 x) legen

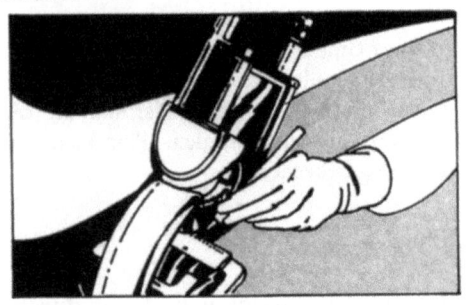

Abb. 72

7 Laufstrecke (in mm) des am weitesten eingedrungenen Spermatozoons bestimmen

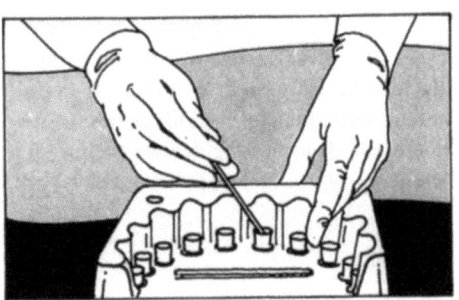

Abb. 73

8 Schritte 5 bis 7 mit der 2. Probe wiederholen, Mittelwert berechnen

Abb. 66–73 Die 8 einzelnen Schritte des Penetrak-Tests (Einzelheiten s. Text)

ist darauf zu achten, daß kein Mukus aus der Öffnung des (größeren) Röhrchenteils gezogen wird, oder sich keine Luftblase in der Öffnung einnistet. Der kürzere Röhrchenteil wird verworfen (Abb. 67).

3. Das Teströhrchen wird mit seiner Öffnung so in die Probe getaucht, daß sich der Mukus und das Ejakulat unmittelbar miteinander verbinden (Abb. 68).
4. Mit einem 2. Röhrchen wird der gesamte Vorgang wiederholt. Beide Röhrchen verbleiben 90 min bei Raumtemperatur in der Probe (Abb. 69).
5. Nach 120 min wird ein Teströhrchen aus der Probe entnommen und das anhaftende Ejakulat vorsichtig mit einem weichen Papiertuch abgewischt. Dabei sollte kein Zervikalschleim aus den Röhrchen gezogen werden (Abb. 70).
6. Das Röhrchen wird auf einen graduierten Objektträger gelegt und danach unter dem Mikroskop die Wanderstrecke der Spermatozoen ermittelt (Abb. 71).
7. Unter ständigem Fokussieren wird dasjenige Spermatozoon ermittelt, das am weitesten in den Zervikalmukus vorgedrungen ist. Die zurückgelegte Strecke wird mit Hilfe der Objektträgereinteilung bestimmt (Abb. 72).
8. Mit dem 2. Röhrchen werden die Schritte 5–7 wiederholt und der Mittelwert aus beiden Proben errechnet (Abb. 73).

Bewertung des Penetrak-Tests. Eine normale Penetration liegt vor, wenn die 30-mm-Marke überschritten wird. Ist die Penetration kleiner als 20 mm, so wird der Test als pathologisch gewertet. Der Bereich zwischen 20 und 30 mm erlaubt keine sichere Zuordnung. Er stellt sozusagen eine Grauzone dar.

Sensitivität und Spezifität. Basierend auf klinischen Studien wird vom Hersteller eine Sensitivität von 83 % und eine Spezifität von 94 % angegeben (Referenzmethode mit humanem zervikalen Mukus).

Anmerkungen zum Penetrak-Test

Vorteile:
● Verfügbarkeit, unabhängig von zervikalem Mukus der Ehefrau,
● Standardisierung: Minimierung der Variablen gegenüber dem menschlichen Mukus.

Nachteile:
● Relativ hoher Preis.
● Noch fehlende Abrechnungsziffer.

Eine gewisse Reduktion der Kosten ist dadurch möglich, daß man nicht, wie vom Hersteller empfohlen, 2 Flachkapillaren pro Samenprobe verwendet, sondern nur eine. Dann entfallen die Testschritte 4 und 8 (Abb. 69 und Abb. 73).

Ist das Ergebnis pathologisch (< 20 mm) oder unschlüssig (20–30 mm), wird der Test mit 2 Kapillaren wiederholt, ggf. mit einer neuen Samenprobe zu einem anderen Zeitpunkt, wenn ein auffälliger Motilitätsverlust bei der ersten Samenprobe bereits vorlag.

Aussagekraft:
Untersuchungen von Möslein et al. (1987) sprechen dafür, daß beim BMP-Test (Penetrak®) nicht nur die Mukuspenetrationsfähigkeit gemessen wird. Bei 30 Ejakulaten wurde der BMP-Test vor und nach einem Selektionsverfahren (Separon) zur Anreicherung motiler Spermatozoen durchgeführt. Dabei fand sich bei den Nativproben ein Mittelwert von 28,76 + 7,7 mm und bei den behandelten Proben ein Wert von 38,86 + 10,51 mm. Diese unterschiedlichen Werte können als ein Hinweis für eine abnorme Motilität interpretiert werden.

Auf jeden Fall bietet der BMP-Test (Abb. 66–73) eine einfache Möglichkeit, die Effektivität der verschiedenen Selektionsverfahren zur Anreicherung linear-progressiver Spermatozoen zu überprüfen. Bemerkenswert ist die Tatsache, daß beim sog. normalen Spermiogramm in etwa 10–30 % der Fälle ein pathologischer BMP-Test vorliegen kann (Alexander 1981; Schütte 1987). Umgekehrt konnte gezeigt werden, daß beim pathologischen Spermiogramm normale Penetrationstests möglich sind (Blasco 1984; Schütte 1987).

Mit einem computergesteuerten Bildanalyse-system („computerized image analysis system") wurde die Korrelation zwischen den Ergebnissen im BMP-Test (Penetrak®) und den Bewegungscharakteristika menschlicher Spermatozoen untersucht:

Der Vergleich mit wichtigen Parametern des Spermiogramms (Dichte, prozentualer Anteil ovaler Kopfformen, prozentualer Anteil motiler Spermatozoen, mittlere Geschwindigkeit, laterale Kopfbewegung, Schlagfrequenz und Progressivmotilität) zeigte, daß 52 % der klinischen Ergebnisse im BMP-Test (Penetrak®) vorausgesagt werden können. Folgerichtig sind 48 % des BMP-Testergebnisses als eigenständige, neue Information zu werten (Nieschlag 1986).

Analog zu den Untersuchungen mit humanem Mukus (Ulstein u. Fjällbrand 1973; Blasco 1984) korreliert der BMP-Test nur teilweise mit der progressiven Motilität und der Gesamtmotilität ($r = 0,7$; $p = < 0,001$). Eine ähnliche Beziehung ($r = 0,77$; $p = < 0,001$) liefert der HOS-Test (hypoosmotischer Schwelltest) nach Jeyendran (s. Kap. 3.3.1) (Blasco 1984; Gehring 1987; Schütte 1987). Gerade die nicht voll ausgeprägte Korrelation dieser Untersuchungen zeigt, daß mit dem BMP-Test (Penetrak®) Eigenschaften des Spermatozoons aufgedeckt werden, die sich mit anderen Testverfahren (u. a. im klassischen Spermiogramm) allein nicht nachweisen lassen.

Verschiedene Untersuchungen weisen auch auf eine Korrelation des BMP-Tests (Penetrak®) mit den Ergebnissen der In-vitro-Fertilisation (IVF) (s. Kap. 4) hin. Offensichtlich hängen der Erfolg einer IVF und die Penetrationsfähigkeit von vergleichbar ähnlichen Spermatozoeneigenschaften ab (Schütte 1987; Grillo et al. 1990; Broer u. Freund 1992). Es ist daher sinnvoll, den BMP-Test (Penetrak®) auch als Screeningtest vor einer geplanten IVF einzusetzen.

Der BMP-Test (Penetrak®) stellt zusammengefaßt eine wertvolle Ergänzung des Spermiogramms zur Beurteilung der männlichen Fertilität dar.

3.2.6
Peritonealer Spermamigrationstest (PSM-Test)

Ein interessanter Ansatz, die Leistungen des Kremer-Tests (s. Kap. 3.2.4) in vitro auf In-vivo-Verhältnisse umzusetzen, stellt der peritoneale Spermamigrationstest dar, bei dem 2–8 h vor einer diagnostischen Pelviskopie eine Insemination vorgenommen wird.

Bei der diagnostischen Pelviskopie wird Douglas-Flüssigkeit abpunktiert, in der die eingewanderten Spermatozoen nachgewiesen werden. Der Nachweis ist leichter, wenn die zellulären Bestandteile dieses Punktats zuvor durch Zentrifugieren sedimentiert und in geringerer Menge resuspendiert werden. Da hierbei viele Erythrozyten anfallen, können erythrozytenlysierende Substanzen eingesetzt werden. Mit dem Test wird bewiesen, daß Spermatozoen tatsächlich den Ort der Befruchtung erreichen können. In praxi hat sich der Test jedoch wenig durchgesetzt, da selbst bei offenen Tuben nur in etwa der Hälfte der Fälle Spermatozoen in der Douglas-Flüssigkeit nachweisbar sind. Dies hängt hauptsächlich mit dem enormen Verdünnungsfaktor in der Douglas-Flüssigkeit und mit den wenigen bis zur Fimbrie durchdringenden Spermatozoen ab.

Stone u. Himsel (1986) konnten mit dem PSM-Test aufzeigen, daß eine milde Endometriose den Spermatransport in den Tuben und das Überleben im Douglas-Raum nicht beeinflußt.

3.3
Tests zur Prüfung der Membranstabilität

3.3.1
Hypoosmotischer Schwelltest (HOS-Test)

Die Integrität der Spermaplasmamembran des Spermatozoons ist eine notwendige Voraussetzung für seine Motilität und damit seine Fertilisationsfähigkeit (Ramirez et al. 1992).

Beim hypoosmotischen Schwelltest wird die Fähigkeit der Spermatozoenmembran, hypoosmolare Belastungen zu tolerieren, prozentual erfaßt. Dabei wird zunächst ad hoc postuliert, daß Membranstabilität ein weiterer Vitalitätsparameter für die Spermatozoen darstellt und daß Membranstabilität mit Fruchtbarkeit korreliert. Wenn Spermatozoen in einer niedrig-osmolaren Lösung inkubiert werden, dringt Wasser in sie ein, wodurch die Schwänze anschwellen. Der prozentuale Anteil der geschwollenen Spermatozoen wird ausgezählt (Abb. 74). Die Herstellung der hypoosmolaren Lösung ist in Tabelle 13 dargestellt.

Beurteilung des HOS-Tests.

- 60 % geschwollene Spermatozoen = normal,
- 51–59 % = sog. Grauzone,
- 50 % geschwollene Spermatozoen = abnormal.

Anmerkungen zum HOS-Test

Der Test weckte zunächst große Hoffnung, da Jeyendran et al. (1984) nachweisen konnten, daß der Prozentsatz geschwollener Spermatozoen

Tabelle 13. Schwelltest. (Methode nach van der Ven u. Jeyendran, 1986)

1. Schwellmedium
   a) Natriumcitrat   1,47 g in 100 ml H_2O
   b) Fructose   2,75 g in 100 ml H_2O
   a und b mischen ergibt 200 ml Schwellmedium. Steril filtrieren in 250 ml Erlenmeyerkolben.
   Osmolarität mit Osmometer auf 150 mOsm einstellen.
   Die Lösung kann in 1-ml-Ampullen konfektioniert und tiefgefroren gelagert werden.
2. Versuch
   1 ml Schwellösung auf Zimmertemperatur bringen, dann in steriles Reagenzglas füllen und mit 0,1 ml Sperma mischen ($^1/_2$ min), inkubieren im Wasserbad (37 °C für ca. 30 min).
   Beurteilung geschwollener Zellen (s. Abb. 108): (100, besser 200 Spermatozoen auf dem Objektträger, 400fach-Vergrößerung im Phasenkontrastmikroskop): der prozentuale Anteil von aufgerollten Schwänzchen im Nativpräparat muß abgezogen werden, da sie von der Form her mit geschwollenen Schwänzchen verwechselt werden können. Vor Beurteilung kann man kurz die Spermatozoen im Schwellmedium durch Zentrifugation konzentrieren, bevor man sie auf einen Objektträger bringt und beurteilt.

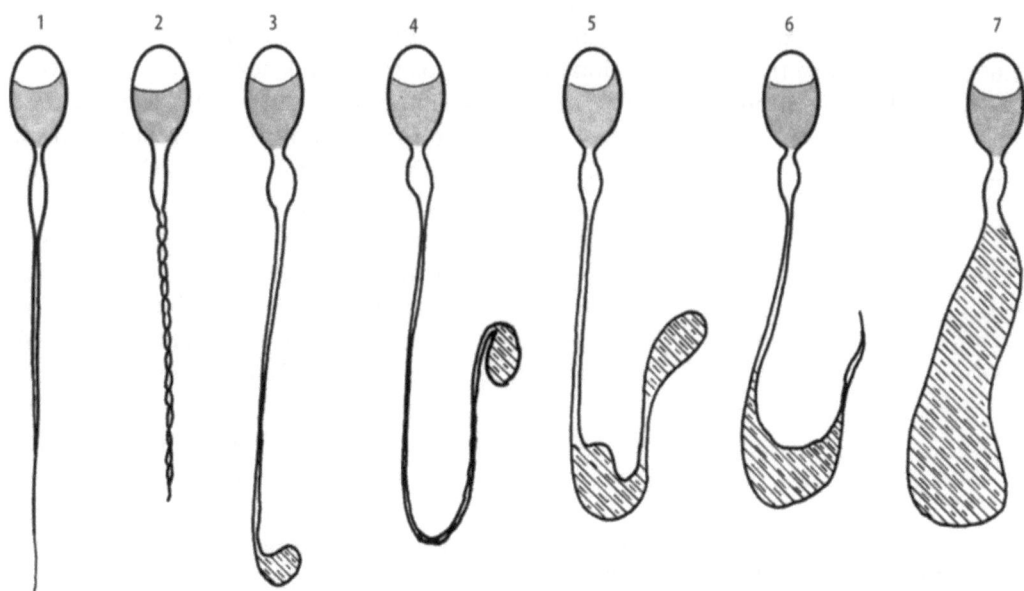

Abb. 74

HOS-Test (schematisiert). Typische morphologische Veränderungen der Spermatozoenschwänze unter hypoosmotischen Bedingungen. (Modifiziert nach Jeyendran u. Mitarb. 1984). *1* keine Veränderung, *2* „Kettenschwellung", minimale segmentierte Schwellung des gesamten Schwanzes, *3–7* verschiedene Schwanzschwellungen in zunehmender Tendenz (geschwollene Schwanzanteile gestrichelt) mit einem Korrelationskoeffizienten von r = 0,9 mit dem Anteil der in vitro penetrierten Hamstereizellen beim Hamsterei-Penetrationstest (HOP-Test, s. Kap. 3.4) korreliert.

Van der Ven et al. (1986) zeigten darüber hinaus, daß Ejakulate, die bei der In-vitro-Fertilisation befruchtet hatten, jeweils eine Schwellrate von mehr als 60 % aufwiesen, wogegen nichtbefruchtete Ejakulate eine Schwellrate von unter 60 % hatten. Man konnte also zunächst glauben, daß mit einem sehr einfach durchzuführenden Test klar zu unterscheiden sei, welcher Mann fertil und welcher infertil sei.

Leider kamen von anderen Arbeitsgruppen gegenteilige Beobachtungen. So zeigten u. a. Chan et al. (1985), Coetzee et al. (1989) und Rogers et al. (1991), daß zwischen Spermatozoenpenetration beim Hamsterei-Penetrationstest und der Schwellrate nur eine unbedeutende oder keine (van Kooij et al. 1986) Korrelation besteht. Auch Barrath et al. (1989) fanden den HOS-Test ohne Prädiktionswert bei der IVF.

Maleika et al. (1985) fanden, daß zwischen positiven und negativen Fertilisationen bei der humanen In-vitro-Fertilisation zwar signifikant unterschiedliche Penetrationsraten beim Hamsterei-Test auftraten, der Schwelltest jedoch mit 71,8 % bei den positiven Fertilisationen und 72,9 % bei den negativen Fertilisationen überhaupt keinen Unterschied aufwies (Tabelle 14). Dabei handelte es sich um ein Kollektiv von normozoospermen Männern, die durch frühere Extrauteringraviditäten bei den Ehefrauen ihre Fertilität bewiesen hatten, so daß schon aus diesem Grund die beiden Kollektive sich nicht unterscheiden dürften.

Im Gegensatz zu diesen kontroversen Ergebnissen des HOS-Tests in Korrelation zu In-vitro-Untersuchungen ergibt sich bei In-vivo-Untersuchungen eine eindeutige Validität (Blackwell u. Zanefeld 1992).

So berichteten Check et al. (1989) über einen hohen Voraussagewert des HOS-Tests zum Eintritt einer Schwangerschaft bei 135 Paaren. Bei allen Frauen, die schwanger wurden, lag der Schwellwert des Partners über 50 %. Umgekehrt hatten die Männer, deren Frauen nicht schwanger wurden, normale oder subnormale Werte im HOS-Test nur in 53,6 %.

Aus diesen Daten kann man schließen, daß ein normaler HOS-Test einen höheren Voaussagewert hat als ein Test mit abnormalen Werten.

Im Hamsterei-Penetrationstest (HOP-Test) fanden sich signifikant unterschiedliche Penetrationsraten bei der humanen In-vitro-Fertilisation zwischen positiven und negativen Ergebnissen. Der Schwelltest wies hingegen zwischen positiven und negativen Fertilisationen keinen Unterschied auf (Maleika et al. 1985, s. Tabelle 14). Die Motilität korrelierte am stärksten positiv, der Eosintest am stärksten negativ mit dem Schwelltest. Übereinstimmend fanden verschiedene Autoren Korrelationen zwischen der Schwellrate und den klassischen Spermiogrammparametern (Tabelle 15).

Inzwischen sind verschiedene Modifikationen des HOS-Tests beschrieben worden mit dem Ziel, die Validität des Tests zu erhöhen: Mordel et al. (1992) konnten nachweisen, daß die verschiedenen Schwellformen der Spermatozoen unterschiedliche Korrelationen zu den klassischen Spermiogrammparametern haben. Bei den Formen wie sie unter 5 und 6 in Abb. 74 dargestellt sind, fand sich eine wesentliche höhere Korrelation zur Motilität (r = 0,45) als bei der klassischen Beurteilung (r = 0,25). Engel u. Petzold 1994 führten nach Percoll-Zentrifuga-

Tabelle 14					
	Positive Fertilisation $n = 23$		Negative Fertilisation $n = 18$		P
	m	sem	m	sem	
HOP-Test[a] (%)	36,6	3,77	27	3,67	0,05
Schwelltest[b] (%)	71,8	2,10	72,9	2,63	NS[1]

[a] Im Hamsterei-Test (HOP-Test) fanden sich signifikant unterschiedliche Penetrationsraten bei der humanen In-vitro-Fertilisation zwischen positiven und negativen Ergebnissen.
[b] Der Schwelltest wies hingegen zwischen positiven und negativen Fertilisationen keinen Unterschied auf. (Maleika et al. 1985)

Tabelle 15. Schwelltest in Korrelation zu „klassischen" Spermiogrammparametern

	[r] Jeyendran (1984)	[r] Maleika (1985)	[r] van der Ven (1986)	
Motilität[c]	0,61	0,56	0,51	$n = 40$
Eosin	0,52	0,49	–	$n = 38$
Morphologie	0,30	0,27	0,29	$n = 40$
Spermatozoendichte	–	0,26	0,20	
	$n = 38{-}40$	218	80–83	

[c] Die Motilität korreliert am stärksten positiv, der Eosintest am stärksten negativ mit dem Schwelltest.

tion des Ejakulats und HOS-Test eine Volumenmessung mit dem Coulter Counter durch.

Carreras et al. (1992) glauben in einer Kombination des HOS-Tests mit der Vitalitätsprüfung durch den Eosintest Unterfraktionen herausfinden zu können, die eine höhere Voraussagekraft hinsichtlich der Fertilisierungschance bei IVF haben sollen.

Die Tatsache, daß die Motilität am stärksten positiv und der Eosintest (s. Kap. 2.7.4) am stärksten negativ mit dem Schwelltest korrelieren, zeigt, daß die Schwellrate als neuer Vitalitätsparameter anzusehen ist. Als Maß für die funktionale Integrität der Spermatozoen mißt er etwas grundsätzlich anderes als die bisher bekannten Parameter. Schon deswegen ist es der Schwelltest wert, durchgeführt zu werden. Aufgrund der bisher noch kontroversen Daten muß seine endgültige Aussagekraft noch abgewartet werden.

3.3.2
Wassertest

Statt des etwas aufwendigen HOS-Tests (s. Tabelle 13) empfahlen Lomeo u. Giambersio (1991), als hypoosmotisches Medium destilliertes Wasser zu nehmen. Der Wassertest prüft ebenfalls die Spermatozoenmembran hinsicht-

lich ihrer Belastbarkeit in einem hypoosmotischen Milieu und ist einfacher und damit praktikabler als der Original-HOS-Test.

Wassertest nach Lomeo und Giambersio

Erforderliche Utensilien.
- 3 Objektträger,
- 3 Deckgläser,
- Mikropipette,
- destilliertes Wasser,
- Wasserbad (37 °C),
- Phasenkontratmikroskop (400 ×).

Praktisches Vorgehen.
- Je 0,1 ml verflüssigtes Ejakulat und 0,4 ml destilliertes Wasser auf je einen Objektträger aufbringen.
- Mit Deckgläsern abdecken.
- Bei 37 °C 5 min inkubieren.
- Danach im Phasenkontrastmikroskop je 100 Spermatozoen auszählen und den Prozentsatz der Schwanzschwellung feststellen.

Eazano et al. (1993) fanden den Wassertest hinsichtlich seiner Fertilitätsprädiktion sogar noch aussagekräftiger als den Original-HOS-Test (s. Kap. 3.3.1).

3.3.3
Einfrierbarkeit der Spermatozoen

Im Gegensatz zum hypoosmotischen Schwelltest werden beim Kryokonservieren von Spermatozoen diese einer extrem *hyperosmolaren* Lösung und zusätzlich einem 2 fachen Wärme-Kälte-/Kälte-Wärme-Schock ausgesetzt. Je besser danach die Auftaumotilität ist, um so größer ist die Befruchtungsfähigkeit der Spermatozoen. So konnte Spira bei 6324 Inseminationszyklen zeigen, daß bei einer Auftaumotilität von wenigstens 40 % 10 % Schwangerschaften pro Zyklus und bei einer Auftaumotilität von mehr als 60 % 20 % Schwangerschaften pro Zyklus eintraten (bei gutem Zervikalfaktor der Patientinnen) (Spira 1986).

3.4
Hamsterei-Penetrationstest (HOP-Test)

Beim Hamsterei-Penetrationstest (HOP-Test, heterologer Ovum-Penetrationstest) werden Hamsterweibchen mit HMG und HCG superovuliert. Die gewonnenen Eier werden biochemisch von der Granulosazellschicht und der Zona pellucida befreit. Die nackten Oozyten werden dann mit kapazitierten humanen Spermatozoen inkubiert, wobei diese zunächst eine Bindung mit der Eimembran eingehen („sticking") und danach in das Ooplasma eindringen und dort zum männlichen Pronukleus anschwellen.

Gezählt wird die Anzahl der Oozyten mit positiven Penetrationen. Diese Technik ist aufwendiger als der Test bei der humanen In-vitro-Fertilisation. Eine detaillierte Aufzählung würde den Rahmen dieses Buches sprengen. Für näher Interessierte sei auf die Arbeiten von Rogers (1985) verwiesen. Die Autorin zitiert dabei 97 Literaturstellen.

Der Hamsterei-Penetrationstest ist der einzige Test, bei dem in vitro die potentielle Fertilität eines Mannes nachgewiesen werden kann. Er kann herangezogen werden, um den Erfolg von medikamentösen Behandlungen zu demonstrieren. Er könnte bei der Indikationsstellung zur Varikozelenoperation hilfreich sein. Ebenso kann man mit ihm die Fertilität von bestimmten Gruppen (alten Männern) prüfen, die selbst gar nicht mehr an die Reproduktion denken. Leider erfordert der Test eine aufwendige Tierhaltung, einen sehr geschickten Experimentator und viel Zeit, weswegen er sich bisher in Deutschland nicht in Routine durchsetzen konnte. Außerdem gibt es ethische Bedenken wegen der Mensch-Tier-Interaktion.

3.5
Humane In-vitro-Fertilisation (IVF)

Die humane In-vitro-Fertilisation wäre prinzipiell *der* ideale Test, um die tatsächliche Fertilität eines Paares zu beweisen. Der klinische Aufwand wird mit den neu aufgekommenen transvaginalen Follikelpunktionen akzeptabel und die Erfolgsrate ständig größer. Die In-vitro-Fertilisation kann auch Fehlfunktionen der Spermatozoen – z. B. ein insuffizientes Akrosom – bei Ejakulaten aufzeigen, die sonst unauffällige Spermiogrammparameter haben. Der enorme ethische Inhalt sowie die psychologische Belastung der Paare führen jedoch dazu, daß diese Technik augenblicklich nur therapeutisch angewandt wird.

KAPITEL 4

Techniken der assistierten Reproduktion

4

W. KÜPKER, S. AL-HASANI und K. DIEDRICH

Die Sub- oder Infertilität des Mannes kann unterschiedlichste Ursachen haben.

- Traumen oder Krankheitsbilder auf urologischer, internistischer, endokrinologischer, neurologischer und nicht zuletzt psychosomatischer Basis können zur *Impotentia coeundi* führen, die sich in erektiler Dysfunktion und/oder Ejakulations- bzw. Samendeponierungsstörungen ausdrücken kann.
- Bei der *Impotentia generandi* machen verschiedenste Ausprägungen reduzierter oder pathologischer Samenqualität, sei sie nun durch eine funktionelle oder eine morphologische Störung bedingt, die Fertilisierung der Eizelle durch die Samenzelle unmöglich.

Während die erstgenannte Störung allein in das therapeutische Betätigungsfeld des Urologen fällt, ist die Behandlung der männlichen Subfertilität aufgrund einer reduzierten Spermatozoenqualität durch spezielle Aufbereitungsmethoden des Ejakulats in Verbindung mit Techniken der modernen assistierten Fertilisierung die Domäne der reproduktionsmedizinisch tätigen Gynäkologen, allerdings in enger Kooperation mit andrologisch versierten Urologen.

Hier gilt das Hauptinteresse zur Beurteilung der männlichen Fertilität den wesentlichen Parametern des Spermiogramms: der Menge und Konzentration der Spermatozoen, der progressiven Motilität und der Morphologie. Sind die Kriterien der Normozoospermie, wie sie von der WHO gefordert werden, in 2 aufeinanderfolgenden Spermiogrammen nicht erfüllt, ist von einer männlichen Subfertilität auszugehen.

Scheidet eine kausal angehbare Ursache (z. B. eine Varikozele testis oder eine hormonelle Störung) aus, so hat auch eine in den vergangenen Jahren lange praktizierte empirische Therapie männlicher Fertilitätsstörungen mit den unterschiedlichsten Substanzen (HCG/HMG, Androgenen, Antiöstrogenen, Kallikrein, Pentoxyphyllin etc.) nicht mehr als einen Plazeboeffekt.

Je nach Schweregrad der Störung wird dann die Indikation zur Durchführung

- einer homologen intrauterinen Insemination,
- einer *konventionellen In-vitro-Fertilisation* oder
- einer der modernen Techniken der assistierten Fertilisierung im engeren Sinne

gestellt. Zu den Techniken der assistierten Fertilisierung zählen heute:

- die partielle Zona-Dissektion (PZD),
- die subzonale Spermatozoeninjektion (SUZI) und vor allem
- die *intracytoplasmatische Spermatozoeninjektion* (ICSI).

Geht man von einer rein männlichen Subfertilität als solitäre Ursache der ungewollten Kinderlosigkeit aus, so muß vor dem Einsatz derartiger Techniken die uneingeschränkte Fertilität der Frau bewiesen sein. Dies bedeutet, daß ein regelmäßiger menstrueller, biphasischer Zyklus mit normaler Follikulogenese, rechtzeitiger Ovulation und suffizienter Lutealfunktion vorliegen muß. Normal funktionsfähige Ovarien, komplette Durchgängigkeit beider Tuben und Gesundheit der Organe des Beckens sind also auf weiblicher Seite unabdingbare Voraussetzungen.

4.1
Intrauterine Insemination (IUI)

Erste Berichte über die Durchführung einer artifiziellen Insemination gehen auf das Jahr 1770 zurück. 1799 berichtete Hunter über die erfolgreiche Insemination bei Vorliegen einer Hypospadie des Ehemannes. Nach heutigen Gesichtspunkten ist die Inseminationsbehandlung angezeigt, wenn davon auszugehen ist, daß die Aszension einer ausreichenden Zahl beweglicher und morphologisch normaler Spermatozoen in den oberen weiblichen Genitaltrakt nicht gewährleistet ist, z. B. bei einer Asthenozoospermie des Mannes. Ebenso ist es sinnvoll, eine intrauterine Insemination durchzuführen bei postoperativ bedingten Stenosen des Zervikalkanals (z. B. nach Konisation) mit konsekutiver Dysmukorrhoe und/oder bei negativem Postkoitaltest nach Sims-Huhner bzw. pathologischem Penetrak®-Test (s. Kap. 3.2.1 bzw. 3.2.5).

Inwieweit intrauterine Inseminationen im Falle einer immunologisch bedingten Fertilitätsstörung bei Vorliegen von Spermaantikörpern im Zervikalmukus oder im Serum erfolgreich sind, wird kontrovers diskutiert. Als Minimalforderung an das Nativspermiogramm und das aufgearbeitete Ejakulat gelten für die erfolgversprechende Insemination die Parameter, die in Tabelle 16 dargestellt sind. Damit entfällt

Tabelle 16. Minimalforderungen an das Spermiogramm für die IUI

Standardparameter	Nativ	Aufbereitet
Konzentration/ml	$> 10 \cdot 10^6$	$> 10 \cdot 10^5$
Motilität (%)	> 10	80–100
Progression (nach WHO) in % (schnelle progressive Beweglichkeit)	> 50	> 50
Normale Morphologie (%)	> 20	> 20

praktisch die Oligoteratozoospermie für die IUI.

4.1.1
Technik und Zeitpunkt der intrauterinen Insemination

Die intrauterine Insemination wird in Steinschnittlage auf dem gynäkologischen Untersuchungsstuhl durchgeführt. Ohne Anwendung jeglicher Desinfizienzien wird die Portio uteri nach Einstellung mit Spekula abgetupft und der Inseminationskatheter (Abb. 75) nach Kremer und Delafontaine (Prodimed, Neuilly-en Thelle, Frankreich) in den Zervikalkanal eingebracht. Der Katheter sollte das Os internum cervicis frei und ohne Widerstand passieren, ohne den Zervikalkanal oder das Endometrium des Corpus uteri zu traumatisieren.

Es wird dann ein Volumen von 0,1–0,5 ml des aufbereiteten Spermatozoenkonzentrats mit einer Insulinspritze langsam in das Corpus uteri eingebracht. Hierbei ist darauf zu achten, daß keine größeren Volumina, die möglicherweise zu einer Durchspülung der Tube und zum Verlust der sich in der Tubenpassage befindlichen Eizelle führen könnten, appliziert werden. Ebenso ist das Einbringen größerer Luftmengen zu vermeiden. Nach erfolgter Insemination werden Katheter und Spekula vorsichtig entfernt. Um einen Reflux der Spermatozoensuspension zu vermeiden, empfehlen wir der Frau, 10–30 min in der horizontalen Lage oder in der Steinschnittlage liegen zu bleiben.

Von entscheidender Bedeutung für eine erfolgversprechende Inseminationsbehandlung ist der Zeitpunkt der Insemination. Sowohl in hormonstimulierten als auch in spontanen Zyklen ist es sinnvoll, die Ovulation mit der intramuskulären Gabe von 5000 i. E. HCG (humanes Choriongonadropin) zu induzieren, um dann 40 h später die Insemination durchzuführen. Wartet man den spontanen Anstieg des luteinisierenden Hormons (LH) ab, sollte die Insemination etwa 30 h später, d. h. zum Zeitpunkt, für den man die Ovulation annimmt, durchgeführt

Abb. 75

Katheterset für intrauterine Insemination; *oben:* Katheter, *unten:* Tuberkulinspritze

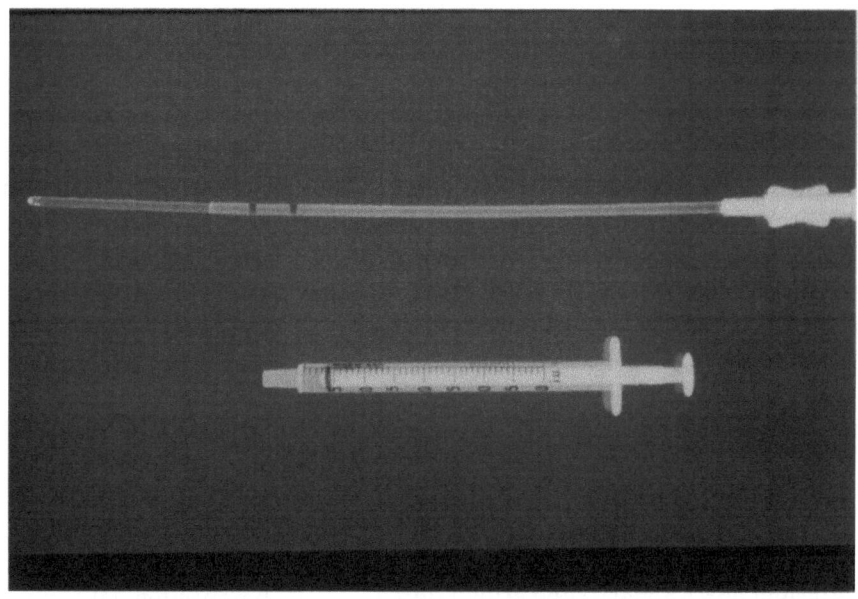

werden. Im Falle von entweder mit Cloniphencytrat und/oder humanem Menopausengonadropin (HMG) oder mit reinem follikelstimulierendem Hormon (FSH) stimulierten Zyklen ist die mögliche polyfollikuläre Reaktion der Ovarien und die Gefahr der Mehrlingsschwangerschaften zu beachten.

Sieht man die Erfolge der intrauterinen Inseminationsbehandlung bei verschiedenen kombinierten Spermatozoendefekten in der europäischen Sammelstatistik von Sunde u. Kahn (1988, Tabelle 17), so erscheint eine Inseminationsbehandlung über mehr als 6 Behandlungszyklen nicht sinnvoll.

4.1.2
Indikationen zur intrauterinen Insemination

Eine intrauterine Insemination sollte bei folgenden Indikationen in Erwägung gezogen werden:
- Dysmukorrhoe,
- leichtes OAT-Syndrom mit überwiegender Asthenozoospermie,
- Zustand nach Konisation der Portio,
- mehrfach pathologischer Sims-Huhner-Test (s. Kap. 3.2.1),
- 2 mal pathologischer Penetrak®-Test (s. Kap. 3.2.5).

Tabelle 17. Schwangerschaften nach intrauteriner Insemination (IUI) in Abhängigkeit von der Spermaqualität. (Nach Sunde u. Kahn 1988)

Spermaqualität	Schwangerschaften (n)	Behandlungszyklen (n)	Schwangerschaftsrate pro Zyklus [%]
Oligozoospermie	4	100	4,0
Asthenozoospermie	22	258	8,5
Oligoasthenozoospermie	7	106	6,6
Teratozoospermie	5	125	4,0

Voraussetzung.
- Normale akrosomale Reaktion (s. Kap. 2.7.5),
- [normaler HOS-Test (s. Kap. 3.3.1)]

Die oben aufgeführten Indikationen sind willkürlich gewählt. Ob der HOS-Test einen (hypothetisch möglichen) Einfluß auf den Erfolg der IUI hat, ist nicht bewiesen. Bei reinem andrologischem Faktor in der Ursache einer Sterilität liegt die Erfolgschance nicht über 10%.

4.1.3
Ejakulataufbereitung

Die Aufbereitung des Ejakulats zur Erfolgsoptimierung durch Separierung erfolgt durch
- Swim-up (ausführliche Beschreibung in Kap. 3.1 und Kap. 4.2) oder
- Glaswollfiltration (s. Kap. 4.3).

4.2
In-vitro-Fertilisation (IVF)

Seit Steptoe u. Edwards (1978) erstmals über die erfolgreiche In-vitro-Fertilisation (IVF) berichteten, ist diese Methode inzwischen zu einem Routinebehandlungsverfahren bei der tubaren Sterilität geworden. Das Indikationsspektrum zur IVF hat sich jedoch in den letzten Jahren auffallend verändert, wie aus der Zusammenstellung von Tabelle 18 hervorgeht. Sie zeigt, daß eine deutliche Zunahme der männlichen Subfertilität zu verzeichnen ist. Bereits im Jahre 1992 führte in 41% der Fälle eine andrologische Indikation zur Behandlung. Zählt man die Fälle

kombinierter andrologischer und tubarer Sterilitätsursache noch hinzu, so ist heute von einer männlichen Subfertilität von nahezu 50% als Ursache ungewollter Kinderlosigkeit auszugehen. Die In-vitro-Fertilisation ist die konsekutiv richtige Behandlung nach erfolgloser homologer intrauteriner Insemination bei männlicher Subfertilität.

4.2.1
Ovarielle Stimulation

Von besonderer Bedeutung bei der IVF ist neben der Aufbereitung des Ejakulats die ovarielle Stimulation, durch die man mehrere Follikel heranreifen läßt, um genügend befruchtungsfähige Oozyten für die Fertilisation in vitro zu erhalten. Hierzu stehen verschiedene Therapieschemata zur Verfügung:

Setzte man früher Clomiphencytrat und HCG oder Clomiphencytrat in Verbindung mit HMG und HCG ein, so hat sich in den letzten Jahren die reine HMG/HCG-Stimulation mit oder ohne zusätzliche Gabe von GnRH-Agonisten durchgesetzt. Anstelle des HMG wird heute auch zunehmend alternativ FSH gegeben. Durch die Down-Regulation der Hypophyse mit einem GnRH-Agonisten wird der mögliche spontane vorzeitige LH-Anstieg vermieden, was als großer Vorteil anzusehen ist. Die Applikation des GnRH-Angonisten erfolgt über eine kontinuierliche subkutane oder intranasale Gabe oder durch die einmalige intramuskuläre Injektion einer Depotpräparation. Üblicherweise erfolgt die Down-Regulation mit dem Agonisten am 21. Zyklustag durch intramuskuläre Injektion. Mit dem sog. Flare-up-Effekt kommt es in

Tabelle 18. Indikationen zur In-vitro-Fertilisierung 1981–1991 (n =4169). (Nach Küpker et al. 1994)		
Sterilitätsursache	1981–1984 [%]	1985–1987 [%]	1988–1991 [%]
Tubar	92	75	67
Andrologisch	3	18	29
Idiopathisch	5	7	4

Abb. 76

Standardstimulationsprotokoll für IVF (Näheres siehe Text)

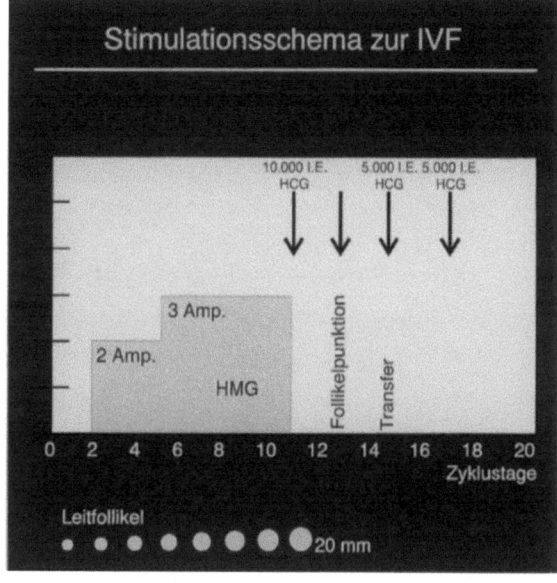

Folge zu einem Anstieg der LH- und FSH-Konzentrationen im Serum der Patientin durch Entleerung sämtlicher LH- und FSH-Reserven in den gonadotropen Hypophysenzellen. Danach sinken die Gonadotropine im Serum meßbar ab, und die Suppression setzt ein, die im Falle des Depotpräparats für eine Dauer von 4–6 Wochen anhält.

10–14 Tage nach Verabreichung kommt es zum Abbluten des Endometriums. Innerhalb der ersten 3 Tage des beginnenden Stimulationszyklus kann mit der täglichen intramuskulären Injektion von HMG begonnen werden. Die HMG-Dosis kann täglich individuell angepaßt werden, um einen etwa 75%igen Anstieg des Serumöstradiolspiegels pro Stimulationstag zu erreichen; oder aber man beginnt zunächst über 4 Tage mit 2 Ampullen HMG, um dann für weitere 4 Tage auf eine tägliche Dosis von 3 Ampullen zu erhöhen. Ab dem 9. Zyklustag wird durch tägliche Follikulometrie und Bestimmung des Serumöstradiolspiegels die ovarielle Stimulation überwacht. Die tägliche Dosisanpassung erfolgt jetzt individuell. Die Ovulationsinduktion erfolgt mit der Gabe von 10 000 I.E. HCG, wenn der Leitfollikel einen Durchmesser von 18–20 mm erreicht hat und die Gesamtöstradiolkonzentration im Serum

zeigt, daß etwa zwischen 250 und 350 pg Östradiol pro Einzelfollikel anzunehmen ist (s. Stimulationsprotokoll, Abb. 76). 36 h nach Gabe von HCG wird die Follikelpunktion zur Gewinnung der Oozyten durchgeführt.

4.2.2
Follikelpunktion

Die Follikelpunktion erfolgt heutzutage ultraschallkontrolliert transvaginal mit einer Punktionskanüle. Über eine auf Monitor im Ultraschallbild vorgegebene Punktionslinie kann nach exakter Identifizierung der sonographischen Topographie im kleinen Becken jeder einzelne Follikel mit der Punktionsnadel aspiriert werden (Abb. 77).

Der gesamte Follikelinhalt wird durch Sogwirkung über ein Vakuumpumpensystem (LABOTECT, Göttingen), bei einem Unterdruck von ca. 140 mm Wassersäule aspiriert (Abb. 78). Die Follikelpunktion kann mit oder ohne allgemeine Anästhesie erfolgen. Die Aspirate werden dann in einer Uhrglasschale unter dem Stereomikroskop (LEICA, Typ WILD M 8, Wetzlar) untersucht, die Oozyten isoliert und entsprechend

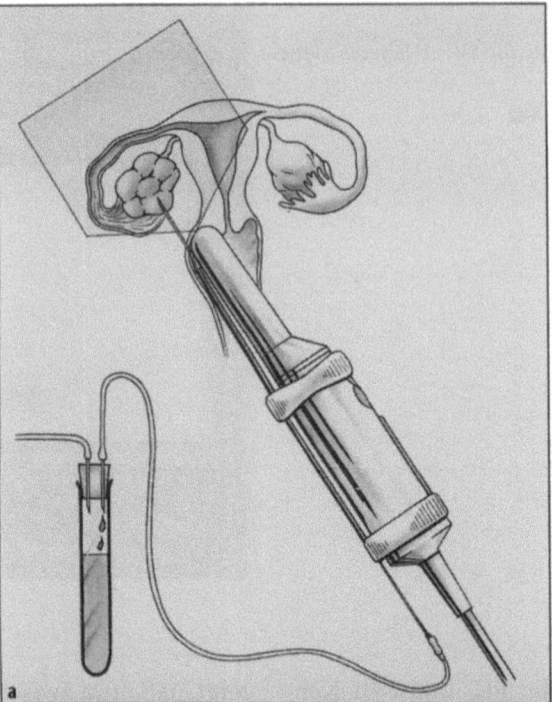

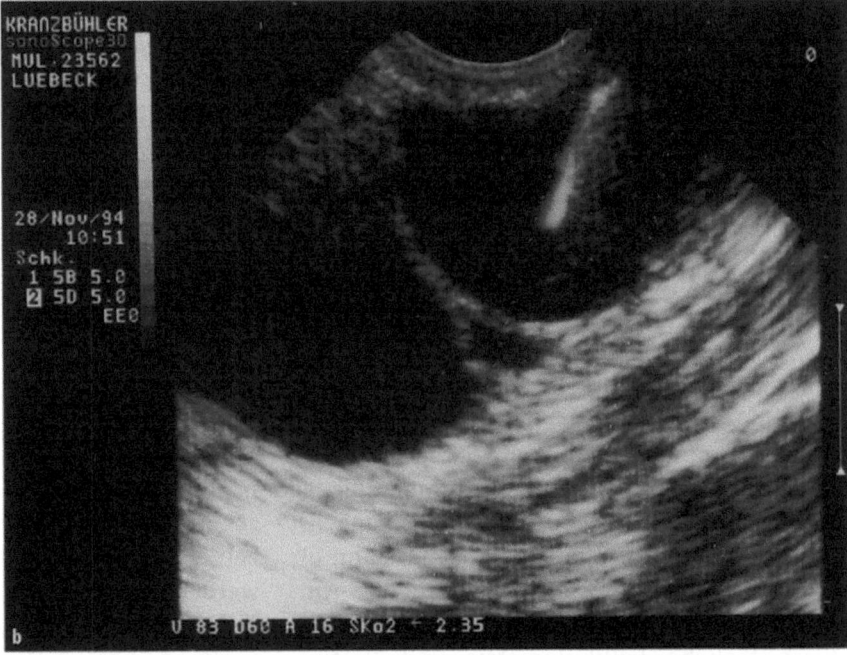

Abb. 77 a, b

Ultraschallgesteuerte transvaginale Follikelpunktion. **a** Die transvaginal eingeführte Ultraschallsonde mit Punktionshilfe ermöglicht eine exakte Punktion jedes einzelnen Follikels. **b** Transvaginales Ultraschallbild zweier großer und eines kleinen Follikels: in den rechten großen Follikel ist die Punktionsnadel (= schmales echodichtes Band) eingestochen

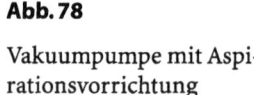

Abb. 78

Vakuumpumpe mit Aspi-
rationsvorrichtung

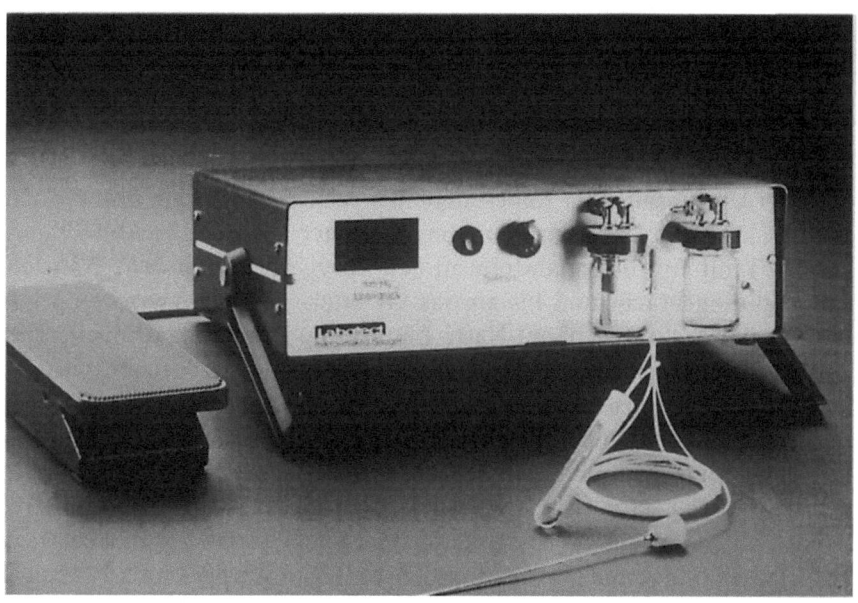

ihres Reifegrads beurteilt. Sie werden sofort in Reagenzröhrchen mit Kulturmedium eingelagert und im Brutschrank bei 37 °C bis zur Insemination aufbewahrt.

4.2.3
Insemination und In-vitro-Kultivierung

Nach Aufbereitung des Ejakulats („swim-up", s. Kap. 4.1.3 oder Glaswollfiltration, s. Kap. 4.4.3) erfolgt die Insemination. Für die In-vitro-Fertilisation und die Embryokultivierung werden verschiedene Kulturmedien verwendet, z. B. Ham's F 10, Earles-Medium oder das Menezo-B-Medium. In unserem Labor verwenden wir Ham's-F-10-Medium. Das Kulturmedium enthält 15–20 % inaktiviertes Nabelschnurserum und hat einen pH-Wert von 7,2–7,4. Je nach Reifegrad der gewonnenen Oozyte erfolgt die Zugabe der Spermatozoen. Im Falle von unreifen Eizellen gelegentlich erst nach 4–6 h, um durch Vorinkubation diesen Eizellen eine Nachreifung zu ermöglichen. Im Normalfall werden die Spermatozoen nach Aufbereitung

des Ejakulats direkt den Eizellen zugegeben. Eizellen und Spermatozoen werden unter Hinzufügen von 1 ml Kulturmedium im Reagenzröhrchen kultiviert.

Die weitere Kultivierung der Eizellen bzw. der Embryonen erfolgt in einer Mischgasatmosphäre von 5 % CO_2, 5 % O_2 und 90 % Stickstoff bei 37 °C in gesättigtem Wasserdampf.

Die Trennung von Eizellen und Spermatozoen erfolgt je nach Spermaqualität und Inseminationsmenge etwa 8–20 h nach der Insemination. In einem Zeitraum von 16–29 h nach Insemination und nach Trennung von Spermatozoen und Eizellen werden die Eizellen unter dem Stereomikroskop auf das Vorhandensein von Vorkernen untersucht.

Zur genaueren Beurteilung werden jetzt die Granulosazellen mechanisch abpräpariert. Danach werden 3 der Zygoten in frischen Kulturmedium weiterkultiviert, während die überzähligen fertilisierten Oozyten im Pronukleusstadium kryokonserviert werden. 40–48 h nach der Insemination werden maximal 3 Embryonen in den Uterus transferiert. Der Embryo befindet sich zu diesem Zeitpunkt im 4- bis 8-Zell-Stadium (Krebs 1984).

4.2.4
Embryotransfer

Der Transfer der Embryonen erfolgt in Steinschnittlage. Nach Einstellen der Portio uteri wird der Uterus mit einer Kugelzange in Streckstellung gebracht. Dann wird ein Metallkatheter (Abb. 79) mit Führungsmandrain in den Zervikalkanal eingebracht und bis an das Os internum cervicis vorgeschoben. Nach Entfernung des Mandrins wird der Transferkatheter bis zum Fundus uteri weitergeführt. Wir verwenden einen Venenkatheter (Bard-i-Cath, Bard, Crawley, England) mit einem offenen Ende.

Der Katheter ist vorn mit Medium beladen, danach mit einer ca. 1 cm langen Luftsäule, woran sich die Embryonen in einer möglichst geringen Flüssigkeitsmenge von 20–35 µl Medium und danach nochmals Luft über eine Distanz von 1 cm anschließen (Abb. 80).

Über eine Insulinspritze, die am Ende des Katheters befestigt ist, werden Medium und Embryonen in den Uterus transferiert. Nach Entfernung von Katheter und Metallführung wird durch Prüfung des Katheters festgestellt, ob sämtliche Embryonen erfolgreich transferiert wurden (s. Abb. 79 und 80).

Nach dem Transfer wird der Patientin empfohlen, zwischen 4 und 5 h zu liegen, bevor sie dann die Klinik verlassen kann.

Inzwischen wird bereits mit der Unterstützung der Lutealphase begonnen: Die Patientin erhält am Tag des Transfers und anschließend nochmals 3 Tage später 5000 I. E. HCG oder alternativ, insbesondere wenn ein Überstimulationssyndrom zu erwarten ist, 3 mal täglich 2 Kps. Utrogestan à 100 mg (Laboratoires Besins-Iscovesco, Paris, Frankreich) intravaginal. Diese Behandlung kann auch bereits am Tag der Follikelpunktion begonnen werden.

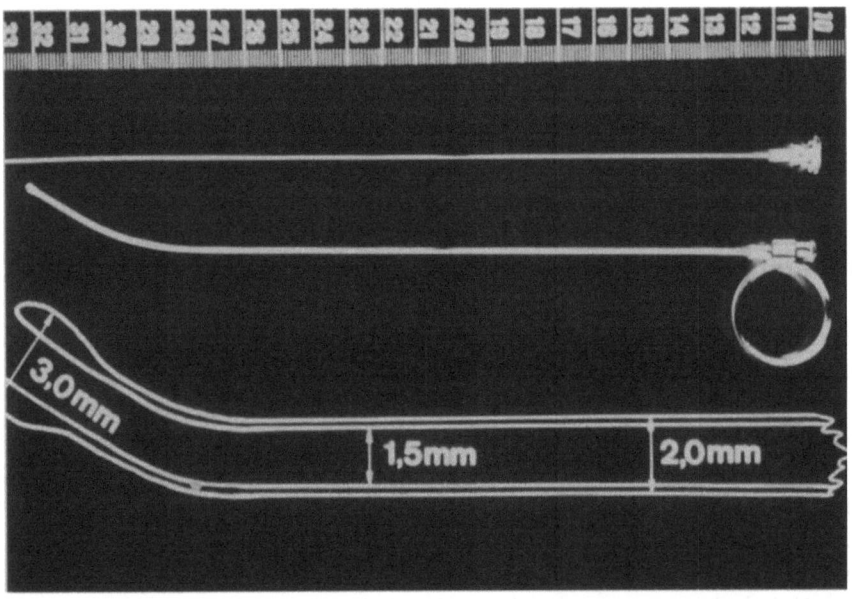

Abb. 79

Metallführungskatheter für den Embryotransfer („Erlanger-Katheter").

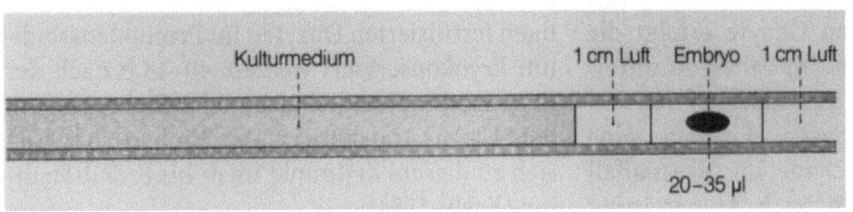

Abb. 80

Füllen des Transferkatheters (Schema)

Tabelle 19. Spermatozoenqualität bei Schwangerschaften nach IVF (n = 98). (Nach Diedrich et al. 1990)		
		Schwangerschaften (n)
Asthenozoo-spermie	Motilität (%)	34
	< 10	4
	< 20	11
	< 40	19
Teratozoo-spermie	Morphologie (%)	32
	< 10	1
	< 20	15
	< 40	16
Oligozoo-spermie	Zahl/ml · 10^6	24
	< 5	5
	< 10	8
	< 20	11
Polyspermie		8

Tabelle 20. Minimalforderung an das Nativspermiogramm für die IVF	
Konzentration/ml	5–10 · 10^6
Motilität (%)	15
Progression (nach WHO) (%) (schnelle progressive Beweglichkeit)	50
Normale Morphologie (%)	10

Tabelle 19 zeigt, daß der Erfolg einer konventionellen IVF-Behandlung bei männlicher Subfertilität maßgeblich vom Schweregrad der Spermatozoendefekte abhängt. Daher gelten für uns die in Tabelle 20 dargestellten Spermiogrammparameter als Mindestanforderung für die IVF.

4.2.5
Indikation zur konventionellen IVF-Behandlung

Eine Indikation zur IVF besteht bei:
- tubarer Sterilität,
- erfolglos behandelter weiblicher Fertilitätsstörung,
- immunologisch bedingter Sterilität.

Eine andrologische Indikation ergibt sich aus:
- erfolglos behandelter männlicher Fertilitätsstörung (OAT-I-II°),
- erfolgloser intrauteriner Insemination (höchstens 6mal).

4.3
Assistierte Fertilisierung

Für Männer mit einer extrem ausgeprägten Oligoasthenoteratozoospermie (OAT III°) bietet sich mit der konventionellen IVF keine erfolgversprechende Behandlungsmethode. Bisher blieben Paaren mit unerfülltem Kinderwunsch bei schwerwiegendem OAT-Syndrom nur die Adoption oder die heterologe Insemination.

Die sich in den letzten 2 Jahren mit zunehmendem Erfolg etablierenden Verfahren der assistierten Befruchtung geben nun diesen Paaren auch in derartig schweren Fällen Hoffnung auf die Erfüllung ihres Kinderwunsches.

Die im folgenden beschriebenen Verfahren – das Zona-Drilling, die partielle Zona-Dissektion (PZD), die subzonale Spermatozoeninjektion (SUZI) und die intracytoplasmatische Spermatozoeninjektion (ICSI) – sind als mechanische Penetrationshilfen zu verstehen, die es den Spermatozoen ermöglichen, die Barriere der Zona pellucida zu durchbrechen, was bei schwerer Oligoasthenoteratozoospermie mit spermatogener Dysfunktion auf akrosomaler Ebene und/oder Rezeptorebene nicht möglich ist.

Beim natürlichen Befruchtungsvorgang präsentiert sich die Zona pellucida als funktionelle Einheit zum Schutz der Oozyte. Nach erfolgreichem Eindringen eines Spermatozoons in die Eizelle verhindern nachgeordnete Reaktionen der Oozyte selbst das Eindringen weiterer Spermatozoen durch die Cortex-Granula-Reaktion als funktioneller Polyspermieblock (Beier 1992). Die Methoden der assistierten Befruchtung durchbrechen diese biologische Integrität der Eizelle.

Bereits 1987 berichteten Laws-King et al. über eine erfolgreiche Fertilisierung nach Einbringen eines Spermatozoons in den perivitellinen Spalt. 1988 beschrieben Gordon et al. das „Drilling" der Zona pellucida, bevor die Oozyte einer Spermatozoensuspension ausgesetzt wurde. Die Arbeitsgruppe um Cohen (1988) bevorzugte die partielle Zona-Dissektion (PTZ), durch die ebenfalls Fertilisierungen und Schwangerschaften erreicht wurden. Die zum jetzigen Zeitpunkt wohl erfolgversprechenste Methode ist die *intracytoplasmatische Spermatozoeninjektion* (ICSI). Über erste Fertilisierungen mit Pronukleusbildungen nach Injektion eines einzelnen Spermatozoons in das Zytoplasma der Eizelle berichteten Lanzendorf et al. 1988. Schließlich waren es dann Palermo und Mitarbeiter, die 1992 erstmals ausgetragene Schwangerschaften durch intracytoplasmatische Spermatozoeninjektionen erreichten.

4.3.1
Zona-Drilling, partielle Zona-Dissektion (PZD)

Beim *Drilling* wird die *Zona pellucida* mittels einer mit Tyrode-Lösung angereicherten Mikronadel geschlitzt und somit den Spermatozoen ein Zugang eröffnet. Im Tiermodell ergaben sich durch dieses Verfahren gute Fertilisierungs- und Schwangerschaftsraten. Bei der Übertragung auf den Menschen konnten diese Erfolge nicht reproduziert werden. Fertilisierungen wurden zwar beobachtet, jedoch zeigte sich eine

sehr hohe Polyploidierate. Außerdem verharrten reife Metaphase-II-Oozyten vermehrt im meiotischen Arrest.

Somit erscheint diese Methode eher ungeeignet für die Reproduktionsmedizin.

Bei der *partiellen Zona-Dissektion* (Abb. 81) wird per Mikronadel nach Erweiterung des pervitellinen Spalts durch Zugabe von Saccharoselösung, die ein Schrumpfen der Oozyte bewirkt, die Zona pellucida geschlitzt, um den Spermatozoen einen Zugang zur Eizelle zu ermöglichen. Voraussetzung bei dieser Methode ist jedoch eine gewisse progressive Motilität der Spermatozoen und die Fähigkeit zur Fusion mit der Zytoplasmamembran der Eizelle. Zur partiellen Zona-Dissektion wurden in der jüngeren Vergangenheit auch Lasersysteme verschiedenster Wellenlängen eingesetzt. Ob es hierdurch zu Verletzungen der Oozyte kommt, ist bis dato noch nicht objektiviert. Die neueste Errungenschaft der Lasertechnologie ist ein kombiniertes System aus einer Laserschere, die in der Lage ist, minutiös die Zona zu eröffnen, und einer „optischen Falle", die einzelne Spermatozoen lasergesteuert zum Zielort bringen kann.

4.3.2
Subzonale Spermatozoeninjektion (SUZI)

Bei der subzonalen Spermatozoeninjektion (s. Abb. 81) werden ein oder mehrere Spermato-

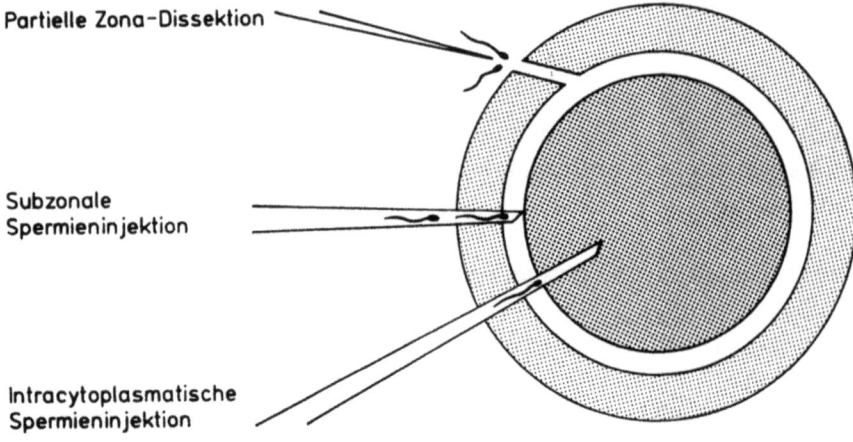

Abb. 81

Methoden der assistierten Befruchtung (PZD, SUZI, ICSI), Näheres s. Text

Partielle Zona-Dissektion

Subzonale Spermieninjektion

Intracytoplasmatische Spermieninjektion

Tabelle 21. Ergebnisse der subzonalen (SUZI) und intrazytoplasmatischen Spermieninjektion (ICSI). (Van Steirteghem 1993 und Küpker et al. 1994)

| | Brüssel | | Lübeck |
	SUZI	ICSI	ICSI
Zahl der Eizellen	1073	1821	698
davon intakt (%)	92,9	86,5	90
Eizelle mit			
2 PN (%)	14,3	51,0	65
1 PN (%)	4,6	7,6	0
3 PN (%)	2,3	5,1	2
ET-Rate (%)	69,9	68,5	100
Schwangerschaften pro Embryotransfer	16,1	35,1	32

zoen mit der Mikropipette in den perivitellinen Spalt injiziert, um eine direkte Fusion mit der Zytoplasmamembran der Eizelle zu ermöglichen. Voraussetzung für die Gametenfusion ist eine abgeschlossene Akrosomreaktion, die beim natürlichen Befruchtungsvorgang oder unter In-vitro-Bedingungen durch den Kontakt der Spermatozoen mit den Rezeptorproteinen der Zona pellucida eingeleitet wird. Bei der Injektion ist nun der jeweilige Akrosomstatus des Spermatozoons nicht bekannt, jedoch begünstigt bekanntermaßen die Aufbereitung des Ejakulats die Akrosomreaktion, außerdem können akrosomintakte Spermatozoen nach Injektion und bei Kontakt mit der Eizelle beschleunigt reagieren. Auch bei SUZI ist über das vermehrte Auftreten von Polyploidien berichtet worden. Diese Tatsache und die signifikant geringeren Fertilisierungs- und Schwangerschaftsraten (Tabelle 21) berechtigen zum jetzigen Zeitpunkt zu der Aussage, daß auch die SUZI von gewissen Voraussetzungen abhängt, gewisse Nebenwirkungen hat und eine unbefriedigende Schwangerschaftsrate aufweist.

Abb. 82

Elektrononmikroskopische Aufnahme eines Spermatozoons mit 2 Kernen Vergr. 8000:1, (Aufnahme: W. Schulze, Hamburg)

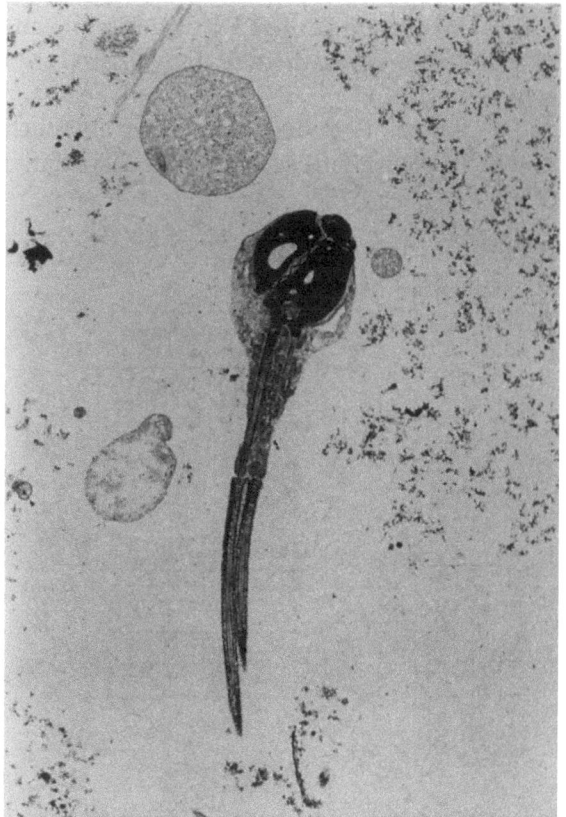

4.3.3
Intracytoplasmatische
Spermatozoeninjektion (ICSI)

Bei der intracytoplasmatischen Spermatozoen-injektion (s. Abb. 81) wird die letzte Barriere zum Zytoplasma der Eizelle, das Oolemma, überwunden. Mit einer Mikropipette wird unter lichtmikroskopischen Bedingungen ein einzelnes Spermatozoon direkt in das Zytoplasma der Eizelle injiziert. Bei dieser zweifellos invasivsten Methode der assistierten Befruchtung kann keinerlei Selektion mehr erfolgen. Welche und ob eine Bedeutung ultrastrukturellen Defekten der Spermatozoen bei der ICSI hinsichtlich eines prädiktiven Aussagewerts für Fertilisierung und Schwangerschaftsverlauf zukommt, kann zum jetzigen Zeitpunkt mit Sicherheit nicht gesagt werden. Elektronenmikroskopische Untersuchungen an Spermatozoen zum Ausschluß schwerster Gametendefekte, z. B. doppelkerniger Spermatozoenköpfe (Abb. 82) einer Globozoospermie (vollständiges Fehlen aller Akrosome) sowie monomorpher Gametendefekte, bei denen eine extrem geringe Fertilisierungschance zu erwarten ist, erscheinen sinnvoll, sind aber sehr aufwendig.

Im Oktober 1993 berichtete Tadir anläßlich des Welt-IVF-Treffens in Kyoto über 798 erfaßte weltweit durch assistierte Fertilisierung erzielte Schwangerschaften mit bis dato 351 Lebendgeburten. In der Auswertung ergab sich weder ein höheres Abort- noch Mißbildungsrisiko gegenüber spontan entstandenen Schwangerschaften (Tadir 1994). Zum gleichen Ergebnis kommt van Steirteghem bezüglich der intracytoplasmatischen Spermatozoeninjektion (van Steirteghem 1994). Neuere Untersuchungen einer holländischen Arbeitsgruppe lassen jedoch wieder gewisse Zweifel aufkommen (Int' Velt et al. 1996).

**Technik und Durchführung
der intracytoplasmatischen
Spermatozoeninjektion**

Die Ejakulataufbereitung für die Mikroinjektion erfolgt entweder durch das Percoll-Verfahren oder durch die Mini-swim-up-Methode nach Al-Hasani (1994; s. Kap. 4.4.4). Die ovarielle Stimulation und Ovulationsinduktion mit anschließender Follikelpunktion zur Gewinnung der Oozyten wird entsprechend dem Protokoll für die konventionelle In-vitro-Fertilisation durchgeführt (s. Kap. 4.2.1 und 4.2.2).

Die Oozyten werden zunächst für etwa 30 s in Ham's-F-10-Medium mit 80 I. E./mg Hyaloro-

Abb. 83

Mikroschmiede (Näheres
s. Text)

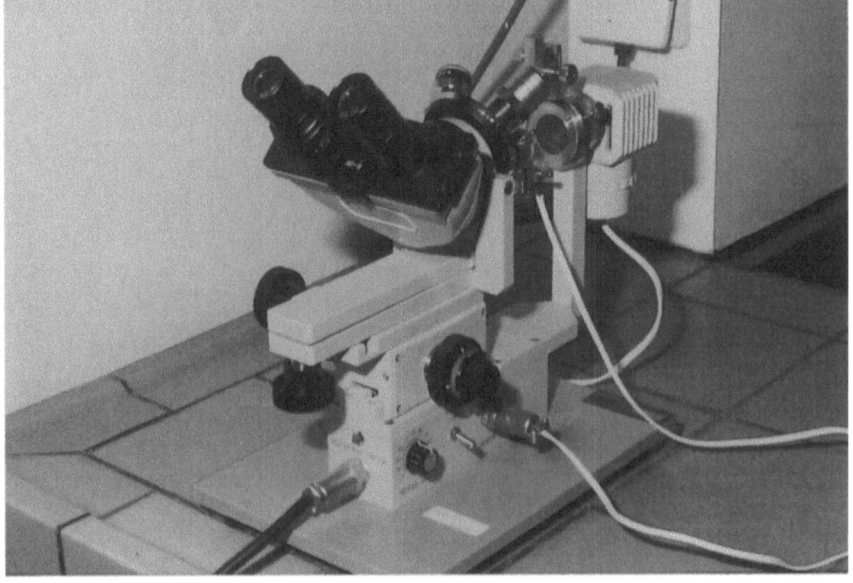

nidase (Sigma, St. Louis, MO, USA, Typ VIII, spezifische Aktivität IE/mg) behandelt, um die Cumuluszellen auf enzymatischem Weg abzudauen, während dann die Corona radiata unter dem Stereomikroskop bei 50facher Vergrößerung mechanisch mit Hilfe einer ausgezogenen Pasteur-Pipette (200 µm) entfernt wird. Im Anschluß daran wird das Reifestadium der freipräparierten Oozyten festgestellt (Metaphase II, Metaphase I, Germinalvesikel). Zur Injektion

werden ausschließlich reife Oozyten der Metaphase II verwendet. Nach mehrfachem Waschen im Medium werden die Eizellen in Tropfen von jeweils 25 µl Medium umgesetzt und bis zur Injektion im Brutschrank gelagert.

Zur Herstellung von Halte- und Injektionspipette werden 100 mm lange Borosilikatpipetten mit einem inneren und äußeren Durchmesser von 0,69 mm und 0,97 mm (World Precision Instruments, Sarasota, FL, USA) verwendet. Die

Abb. 84

Mikroschleifstein (Näheres s. Text)

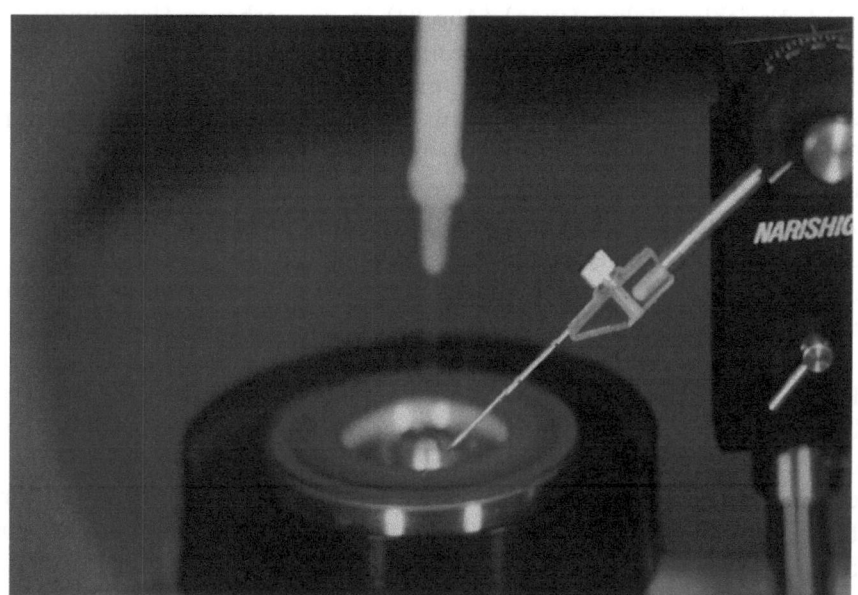

Abb. 85

Petrischale mit Mikrotropfen (Näheres s. Text)

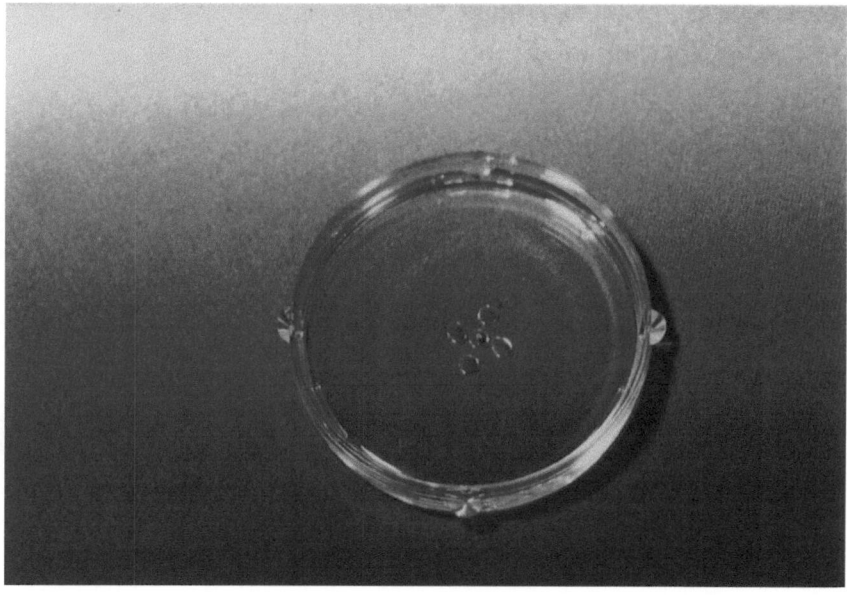

Pipetten werden computerunterstützt mit einem horizontalen Mikroelektrodenpuller (Sutter, Novato, CA, USA) ausgezogen.

Die Feinabstimmung der Haltepipettenöffnung an ihrer Spitze erfolgt über eine Mikroschmiede (Microforge MF 9, Narishige, Tokio, Japan) (Abb. 83). Die Pipettenspitze wird auf einen inneren Durchmesser von 20 μm bei einem Außendurchmesser von 60 μm bei 40°C geschmolzen. Die Injektionspipette wird vorher auf einem Mikroschleifstein (Micro Grinder EG 4, Narishige, Tokio, Japan) (Abb. 84) in einem Winkel von 45° unter Wasserbefeuchtung für 2 min geschliffen. Der äußere Durchmesser soll 7 μm, der innere 5 μm betragen. Bei ebenfalls 40°C wird auf der Mikroschmiede an der Pipettenspitze ein kurzer Spike ausgezogen. Sowohl Halte- als auch Injektionspipette erhalten an ihrer Spitze eine Biegung im Winkel von 30°, um die Injektion in der Petrischale zu erleichtern.

Nun werden 5–6 Tropfen Medium auf eine Petri-Schale (Falcon, Typ 1006; Abb. 85) gebracht. In jeden Tropfen kommt eine Eizelle. In das Zentrum der Petri-Schale werden 5 μl Medium und 1 μl Spermatozoensuspension gesetzt. Dazu kommen 5 μl 10%ige PVP-Lösung (Polyvenylpyrrolidon, Medicult, Hamburg). Dann wird die gesamte Petrischale mit 3,5 ml Paraffinöl überschichtet.

Zur Mikroinjektion verwenden wir in unserem Labor ein Invertmikroskop, verbunden mit Hoffmann-Phasenkontrast-Objektiven (Modulation Optics, Greenvale, NY, USA) und hydraulischen Mikromanipulatoren und Injektoren (hergestellt von Narishige, Tokio, Japan) (Abb. 86). Die Injektion wird bei einer Temperatur von 37°C durchgeführt. Zunächst werden Halte- und Injektionspipette in die dafür vorgesehenen Halterungen eingespannt und dann in eine optische Ebene gebracht und justiert (Abb. 87). Die intracytoplasmatische Spermatozoeninjektion kann nun beginnen.

Die Mikroinjektion

Vorbereitung. Bei einer 200fachen Vergrößerung wird eine Samenzelle immobilisiert, indem die Spitze der Injektionspipette auf das Mittelstück der Samenzelle gebracht wird und diese dann solange festgehalten wird, bis sie unbeweglich ist (Abb. 88).

Die Samenzelle wird möglichst flach vom Ende der Geisel her aufgenommen, wobei darauf geachtet wird, daß die Geisel keine Schlinge

Abb. 86

Mikromanipulator (Näheres s. Text)

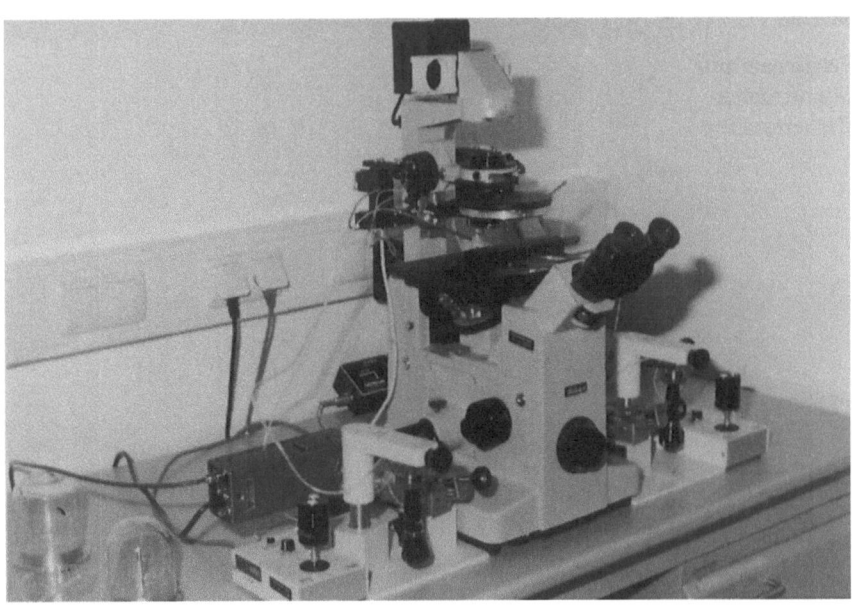

Abb. 87

Justierung der Pipetten

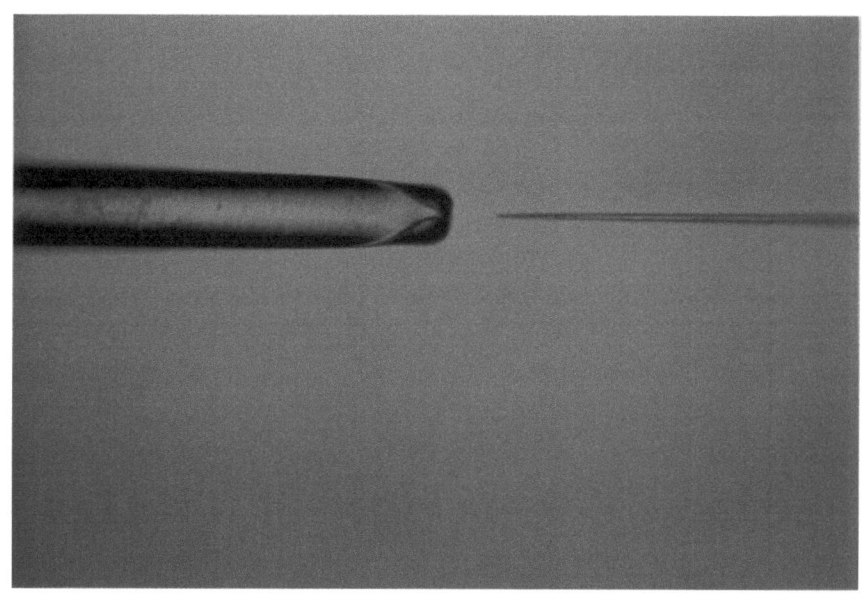

Abb. 88

Immobilisierung des Spermatozoons (Vergr. 100:1)

in der Pipette bildet (Abb. 89). Die Injektionspipette, in der die Samenzelle jetzt vollkommen bewegungslos liegt (Abb. 90), wird innerhalb der Ölschicht in der Petrischale zum Tropfen mit der ersten Eizelle hin bewegt.

Die Oozyte wird bei 100 facher Vergrößerung mit der Injektionspipette gedreht, bis der Polarkörper entweder oben (12 Uhr) oder unten (6 Uhr) zu liegen kommt (Abb. 91).

Vorgehen. In dieser Position wird die Oozyte mit der Haltepipette angesogen und festgehalten (Abb. 92). Dann werden Pipette und Oozyte bei 200 facher Vergrößerung scharf fokussiert, die Samenzelle in der Injektionspipette an deren Spitze gebracht und vorsichtig bei 3 Uhr in die Oozyte und in das Zytoplasma eingestochen (Abb. 93 und 94). Es wird darauf geachtet, daß bis in die Mitte der Oozyte gestochen wird, um

Abb. 89

Ansaugen des Spermatozoons (Vergr. 100:1)

Abb. 90

Das Spermatozoon liegt frei und immobilisiert in der Pipette (Vergr. 100:1)

Abb. 91

Pipetten und Eizelle in einer Ebene (Vergr. 100:1)

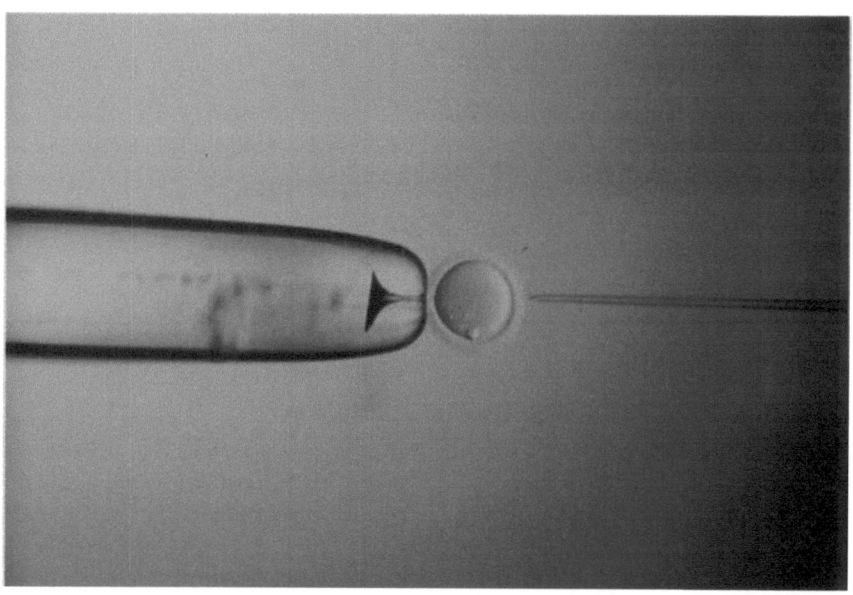

Abb. 92

Das Spermatozoon wird an die Pipettenspitze gebracht (Vergr. 200:1)

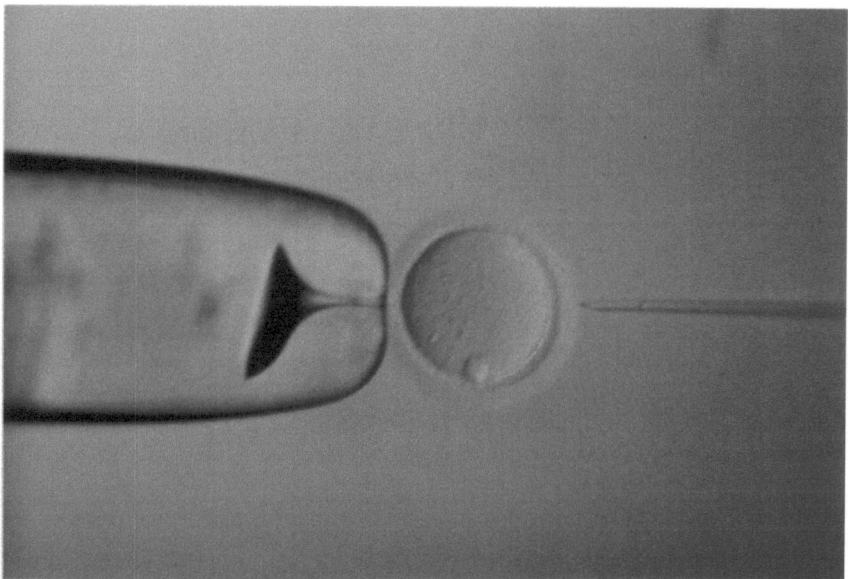

Abb. 93

Einstechen bei 3 Uhr. Po-
larkörperchen bei 6 Uhr
(Vergr. 200:1)

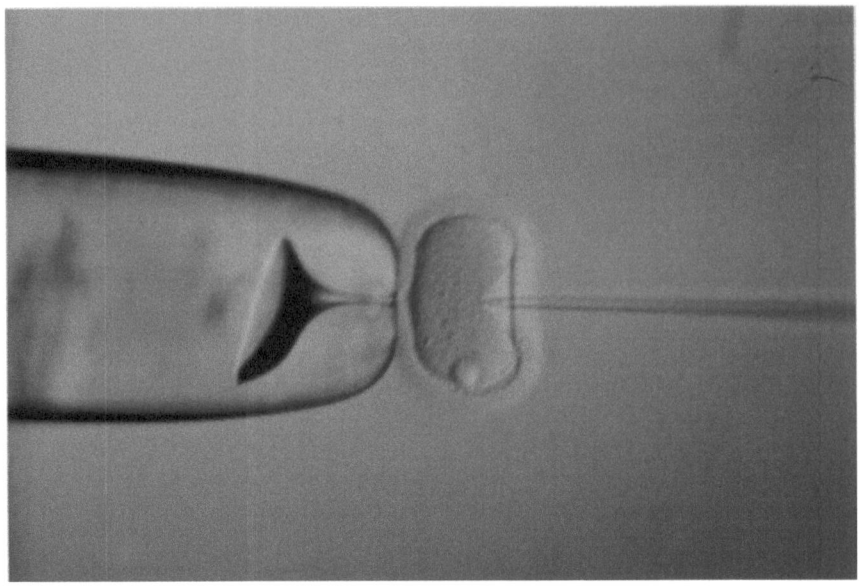

Abb. 94

Zytoplasma noch unge-
brochen (Vergr. 200:1)

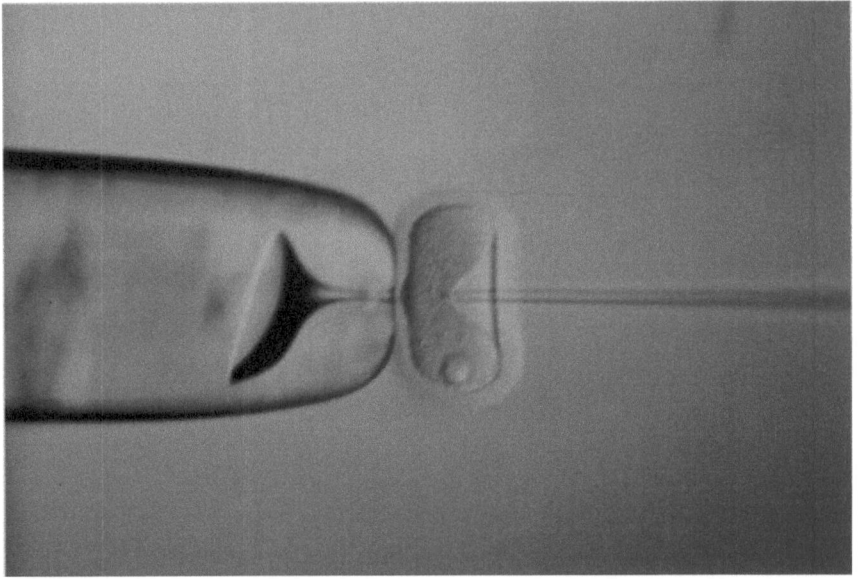

Abb. 95

Zytoplasma durchbrochen (Vergr. 200:1)

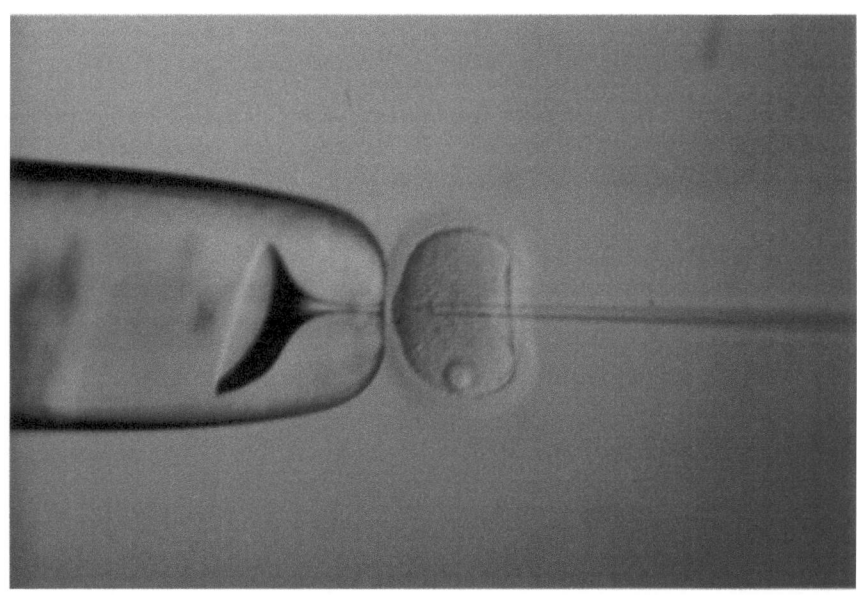

Abb. 96

Injektion des Spermatozoons (Vergr. 200:1)

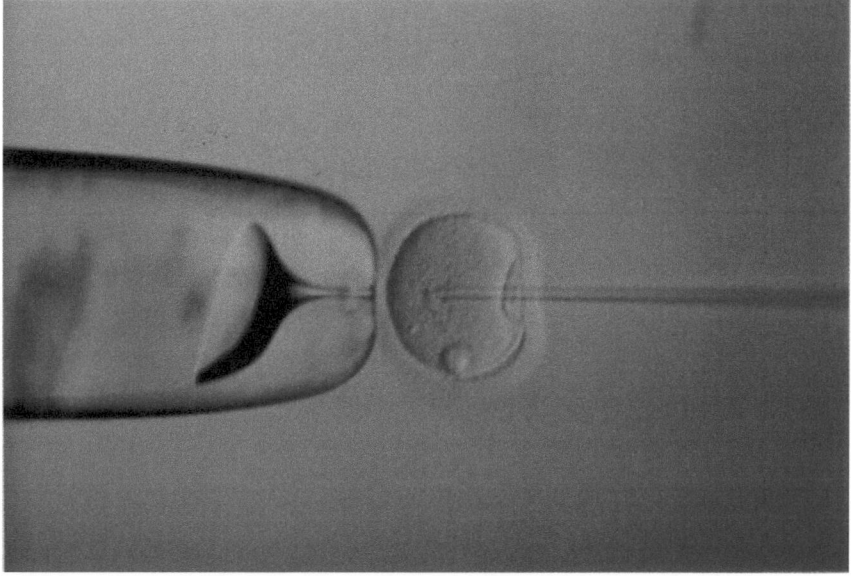

Abb. 97

Zurückziehen der Injekti-
onspipette (Vergr. 200:1)

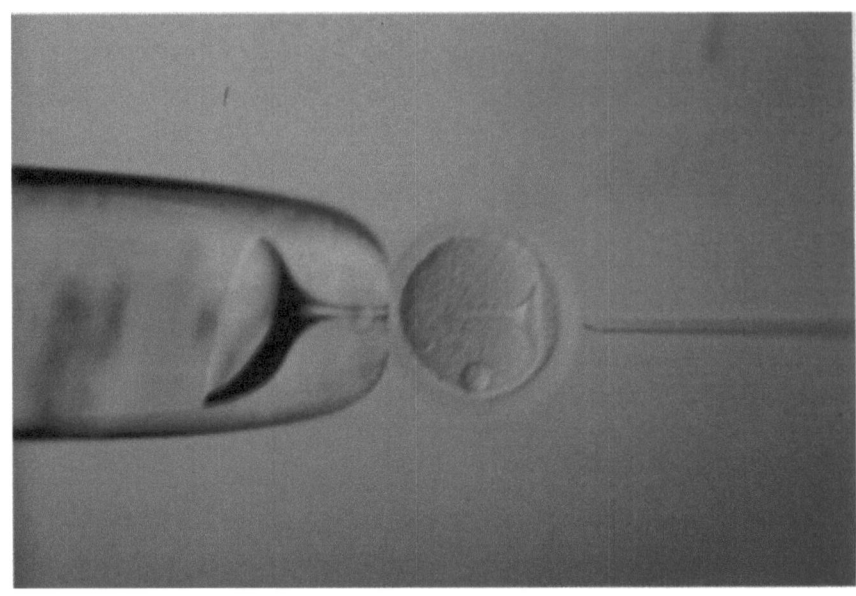

Abb. 98

Injektionsvorgang been-
det (Vergr. 200:1)

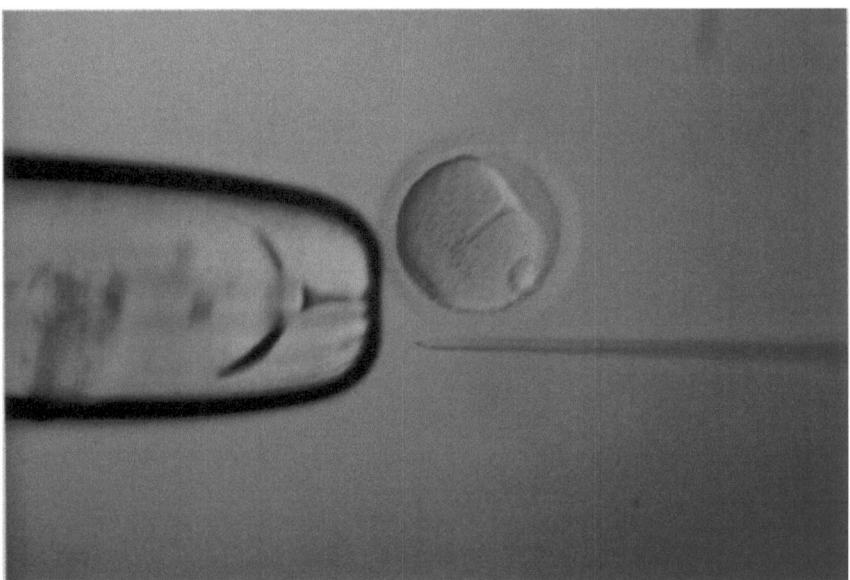

Abb. 99

Eizelle, wenige Minuten
nach Injektion (Vergr.
200:1)

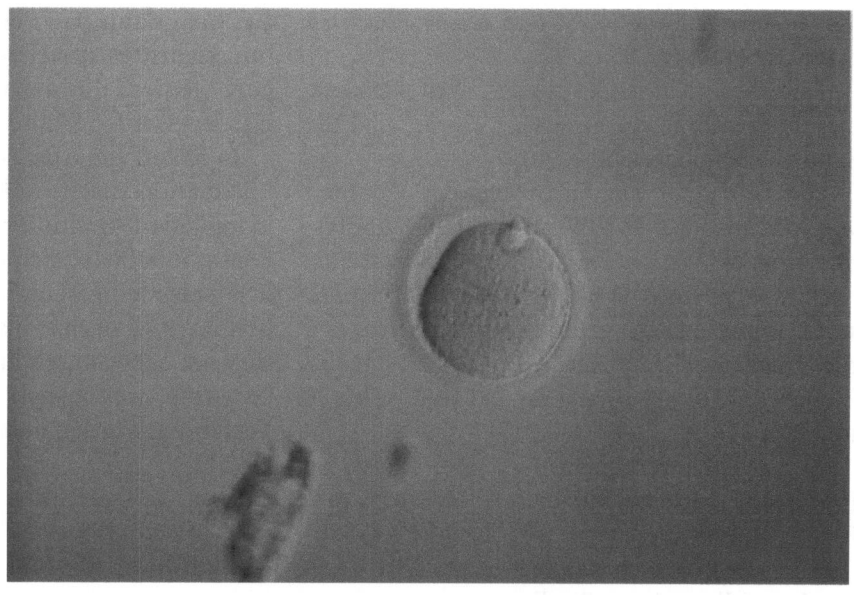

Abb. 100

Triploidie: 16–18 h nach
Injektion finden sich wie
hier 3 Vorkerne

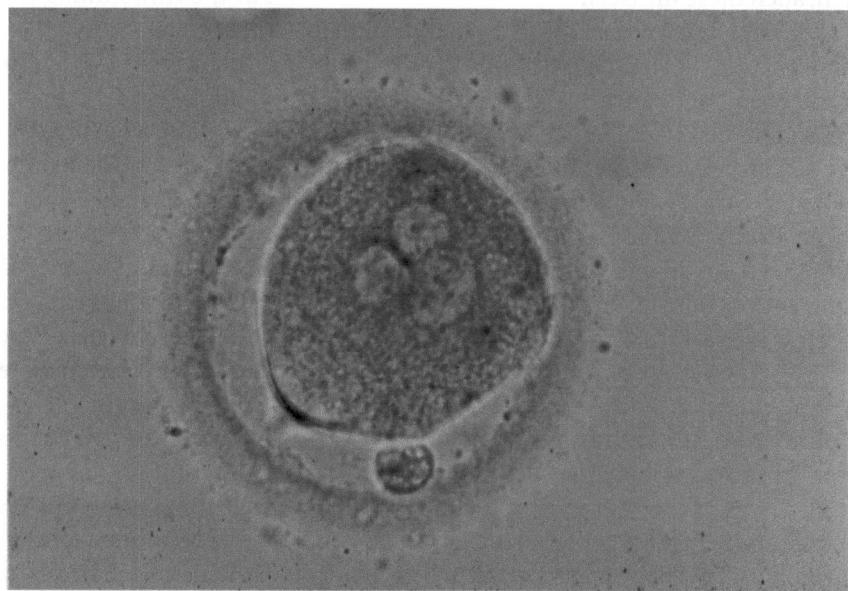

die Oolemmembran leicht und atraumatisch zu brechen (Abb. 95).

Falls dies nicht sofort gelingt, wird aspiriert, bis die Membran perforiert ist. Dann wird die Samenzelle injiziert (Abb. 96).

Um kein oder nur ein minimales Volumen von Medium und PVP-Lösung in das Zytoplasma einzubringen, wird die Injektionspipette, nachdem der Kopf der Samenzelle die Pipettenspitze verlassen hat, zurückgezogen, und es wird nicht mehr weiter injiziert (Abb. 97).

Der Injektionsvorgang ist beendet (Abb. 98 und 99).

In der Regel werden so erst 3 oder 4 Oozyten injiziert. Danach werden diese sofort in Ham's-F-10-Medium umgesetzt und anschließend sofort in den Brutschrank gebracht. Erst dann werden, falls weitere Eizellen gewonnen wurden, auch diese injiziert.

Die Oozyten werden 16–18 h nach der Injektion auf das Vorhandensein von 2 oder mehr Vorkernen untersucht (Triploidie, Abb. 100). Falls mehr als 3 Oozyten Zeichen der Fertilisation zeigen, werden die überzählig fertilisierten Oozyten im Pronukleusstadium kryokonserviert. Nach weiteren 24 h werden maximal 3 Embryonen im gleichen Verfahren wie bei der konventionellen In-vitro-Fertilisation intrauterin transferiert (s. Kap. 4.2.4).

Zukünftige Behandlungsverfahren in Kombination mit ICSI

Auch erste Erfolge mit Fertilisierungen und konsekutiven Schwangerschaften nach intracytoplasmatischer Spermatozoeninjektion bei Verschlußazoospermie (Verschlüsse oder Aplasien der Ductus deferentes bzw. der Ductus epididymidis nach Epididymitiden) werden berichtet. Hierbei kommen die mikrochirurgischen Verfahren der MESA und der TESE zur Gewinnung von Spermatozoen zur Anwendung. Bei der MESA („micro-surgical epididymo sperm aspiration") werden Spermatozoen per Aspiration aus dem Nebenhoden gewonnen, während bei der TESE („testicular sperm extraction") direkt Hodengewebe biopsiert wird,

aus dem dann nach entsprechenden Aufbereitungsschritten des Gewebes Spermatozoen isoliert werden, die danach intracytoplasmatisch injiziert werden können (Devroey 1994).

In Fällen von Anejakulation bzw. retrograder Ejakulation nach radikaler retroperitonealer Lymphadenektomie wegen eines malignen Hodentumors bietet sich insbesondere bei zusätzlich stark eingeschränkter Spermatozoenqualität die ICSI nach transrektaler Elektrostimulation an. Schwangerschaften nach diesem kombinierten, wenngleich auch sehr aufwendigen Verfahren, wurden bereits berichtet (Denil et al. 1995).

Indikationen zur ICSI

Für die Anwendung der ICSI gelten folgende Indikationen:
- schweres OAT-Syndrom (OAT III),
- Akrosomdefekte,
- immunologische Ursache einer Sterilität,
- fehlgeschlagene konventionelle IVF trotz reifer Oozyten,
- Fertilisationsrate < 10 % bei IVF.

In Kombination mit *MESA:*
- Ductus-deferens-Aplasie beidseits,
- fehlgeschlagene Epididymovasostomie,
- erfolglos behandelter Verschluß der distalen Samenwege,
- erfolglose Refertilisierungsoperation beim Mann.

In Kombination mit *TESE:*
- Nebenhodenaplasie beidseits,
- fehlende Spermatozoen im Nebenhodengang,
- Rete-testis-Verschluß,
- inkompletter Spermatogenesestopp mit höchstgradigem OAT-Syndrom bzw. Azoospermie.

Ejakulataufbereitung für ICSI

Die Aufbereitung des Ejakulats erfolgt
1. Durch Mini-swim-up (s. Kap. 4.4.4) oder
2. durch Percoll-Lösung (s. Kap. 4.4.5).

4.4
Ejakulataufbereitungsverfahren

Durch die Aufbereitung des Ejakulats, d.h. durch Zentrifugieren, Waschen im Kulturmedium und Filtrationsprozesse (s. auch Kap. 3.1) sollen die Konzentrierung morphologisch normaler und die Selektion motiler Spermatozoen erreicht werden. Seminalplasma, Agglutinate, Mikroorganismen, zelluläre Bestandteile und Debris sollten dabei möglichst entfernt werden.

4.4.1
Konzentration seminalplasmafreier Spermatozoen im Kulturmedium

Das Ejakulat wird im Verhältnis 1:3 mit dem Kulturmedium durchmischt. Die Suspension wird bei 200 g für 10 min zentrifugiert. Nach Abheben des Überstands und erneuter Suspendierung mit Medium wird die Zentrifugation wiederholt. Das Sediment wird wiederum mit Medium (1 ml) resuspendiert (Abb. 101) (van der Ven et al. 1990).

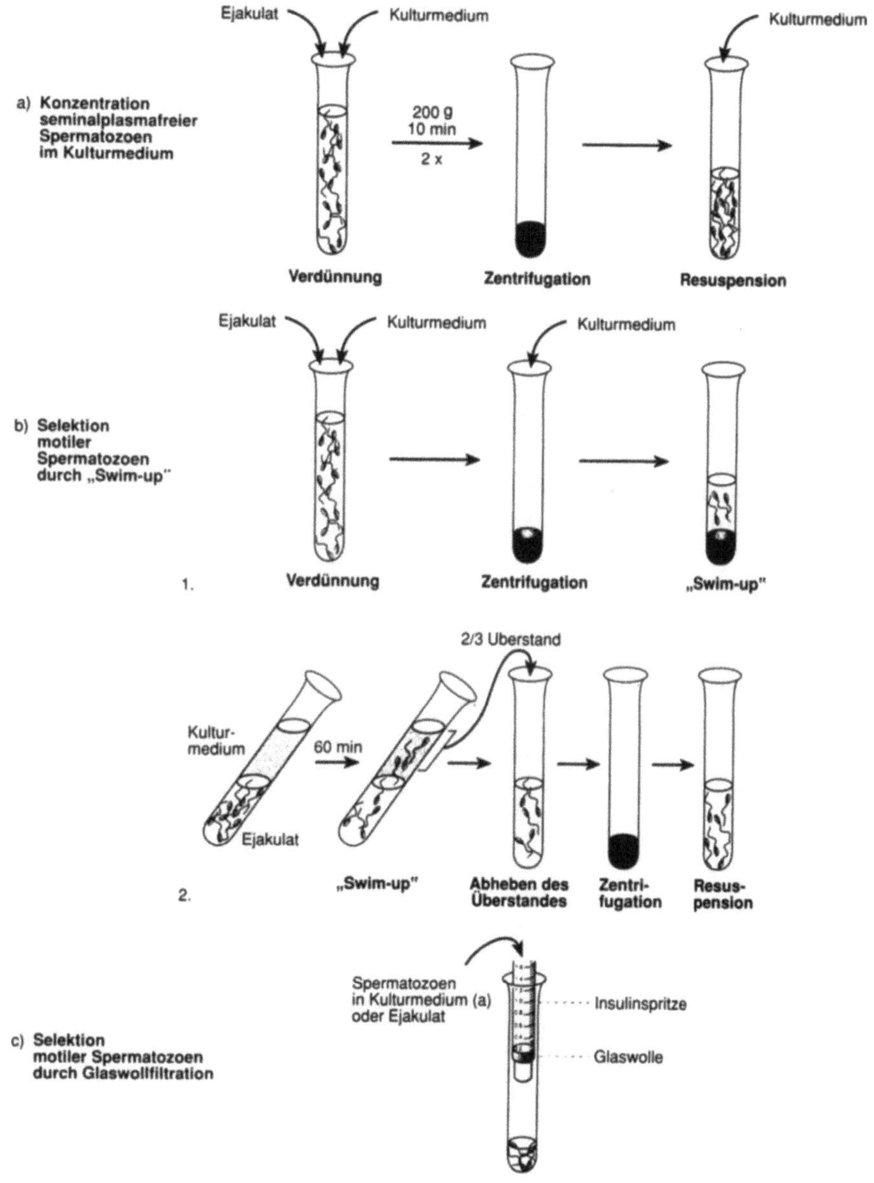

Abb. 101

Verfahren zur Aufbereitung. (Nach van der Ven)

4.4.2
Swim-up

Hier wird zunächst gleichermaßen vorgegangen wie in Kap. 4.4.1 beschrieben. Die Suspension wird dann jedoch für 1–2 h bei 37 °C im Brutschrank inkubiert. Es wird nun der Überstand verwendet und erneut mit Medium überschichtet. Nach weiterer Inkubation von 30–60 min sind die morphologisch normalen und motilen Spermatozoen in die oberen Abschnitte des Reagenzröhrchens „aufgeschwommen". Der Überstand wird zentrifugiert und resuspendiert und ist dann zur Verwendung bereit (Abb. 101).

4.4.3
Glaswollfiltration

Hier dient nicht die Motilität als Selektionskriterium, sondern es wird davon ausgegangen, daß nichtvitale und oberflächendefekte, d. h. morphologisch defekte Spermatozoen an den Glasfasern haften bleiben. Die Glaswolle (code 112. JOHNS MANVILLE, OAK BROOK II, Denver, Co., USA) wird zu 15- bis 20-mg-Portionen in den untersten Abschnitt einer Insulinspritze gebracht. Dann wird der Filter mit einigen ml Medium gespült. Darauf kann dann das Ejakulat aufgebracht werden und passiert den Filter durch Schwerkraft (Abb. 101).

4.4.4
Mini-swim-up

Das Ejakulat wird in 5-ml-Falcon-Röhrchen bei 500 g für 2 min zentrifugiert und dann in 0,5 ml Medium resuspendiert. Der 2. Zentrifugationsschritt erfolgt in Eppendorf-Röhrchen, ebenfalls für 2 min bei 500 g. Dieser Schritt wird ein weiteres Mal wiederholt. Das Pellet wird dann mit geringer Menge Medium (10–20 µl) überschichtet. Darauf erfolgt die Inkubation bei 37 °C für 1–2 h im Brutschrank (Abb. 102) (Al-Hasani 1994).

4.4.5
Percoll

Bei diesem Verfahren werden die Spermatozoen nach Motilität selektiert. Es werden verschiedene Percoll-Lösungen (Medicult, Hamburg) nach abnehmender Dichte (z. B. 90 %–40 %) in

Abb. 102

Mini-swim-up. (Nach Al-Hasani)

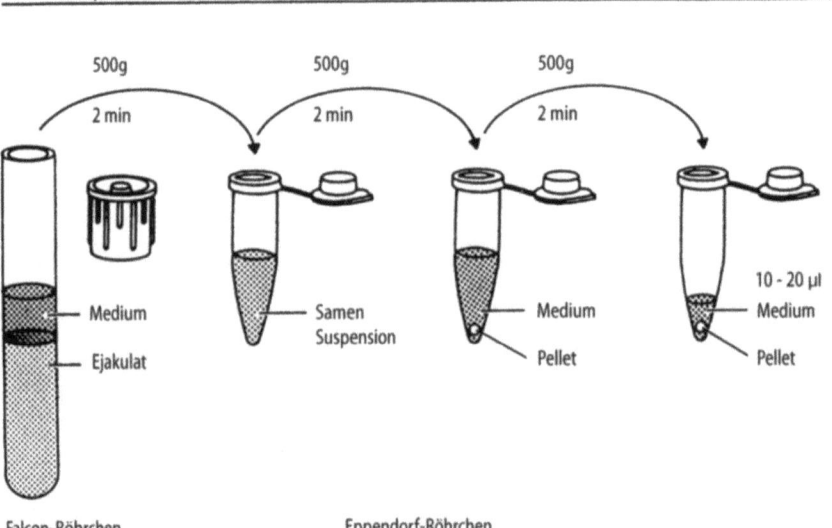

einem Reagenzröhrchen übereinandergeschichtet. Dann wird Nativsperma dazugegeben. Nach Zentrifugation reichern sich gut motile Spermatozoen aufgrund ihrer höheren Dichte am Boden an. Der Überstand wird abgehoben bis kurz vor das Pellet. Das Pellet wird mit Medium überschichtet und resuspendiert. Ein weiterer Zentrifugationsschritt folgt. Der Überstand wird dekantiert und das Pellet mit einer geringen Menge Medium (0,2–0,5 ml) überzogen.

4.4.6
Pentoxyphyllin und 2-Desoxyadenosin

Beide Substanzen werden zur Verbesserung der Spermatozoenmotilität eingesetzt. Da durch ihre Anwendung Alterationen intrazellulärer Mechanismen beschrieben wurden, z. B. Veränderungen des intrazellulären Kalziumtransports und Veränderungen bei der RNS-Transkription, können Pentoxyphyllin und 2-Desoxyadenosin aufgrund ihrer potentiellen Toxizität zum jetzigen Zeitpunkt nicht zur Verwendung empfohlen werden (Tournaye 1994).

4.5
Gradeinteilung der Oligoasthenoteratozoospermie (OAT)

OAT I^o:
- Konzentration = < 20–10 Mio./ml,
- Motilität = < 50–30 %,
- Morphologie = < 30–10 %.

OAT II°:
- Konzentration = < 10–5 Mio./ml,
- Motilität = < 30–20 %,
- Morphologie = < 10 %.

OAT III°:
- Konzentration = < 5 Mio./ml,
- Motilität = < 20–0 %,
- Morphologie = < 10–0 %.

4.6
Herstellung des Kulturmediums

In unserem Labor verwenden wir Ham's-F-10-Medium.

Basislösung 1 (4 fach konzentriert)

> Ham's-F-10-Instamed-Medium (Biochrom Nr. T 071-01), Menge für 1 l.
> Plus 75 mg Penicillin (1 Mio. Einheiten, Grünenthal, Stolberg),
> Plus 75 mg Streptomycin (Streptomat, Grünenthal, Stolberg),
> In 250 ml Analarwasser (Paesel u. Lorei, Hanau) lösen, steril filtrieren und im Kühlschrank aufbewahren.

Basislösung 2

> 61,3 mg Kalziumlaktat (Merck, Darmstadt, Nr. 2103) in 100 ml Analarwasser lösen.
> 58 ml von der Basislösung 1 zum gelösten Kalziumlaktat geben und mit Analarwasser auf 250 mg auffüllen, dann 526,5 mg $NaHCO_3$ (Merck, Darmstadt, Nr. 5329) zugeben und die Osmolarität prüfen.
> Die Osmolarität sollte bei 270–290 Osmol/l liegen.
> Das Medium wird steril filtriert und im Kühlschrank aufbewahrt.

KAPITEL 5

Kryokonservierung

5

Durch die intracytoplasmatische Spermatozoeninjektion (ICSI; s. Kap. 4.3.3) und die in Kombination mit MESA und TESE enorm erweiterten Chancen hat auch die Kryokonservierung
von Sperma eine neue, verstärkte Bedeutung er-
langt. So kann vom operierenden Urologen, der
eine Verschlußazoospermie mikrochirurgisch
beseitigen will, in Zukunft die Möglichkeit zur
Kryospermakonservierung gefordert werden.
Dies ist in den Fällen indiziert, in denen eine
Durchgängigkeit der Samenwege operativ nicht
primär erreicht werden kann (z. B. bei Rete-testis-Verschluß) oder die Operation mit einem
ungewissen Ausgang belastet ist (z. B. bei hohem
Nebenhodenverschluß).

Die Asservierung von nur wenigen, im Extremfall eines einzigen lebenden Spermatozoons, ist hier entscheidend für eine evtl. zukünfti-
ge ICSI.

Im Zuge der ICSI-Möglichkeiten erlebt die
Kryokonservierung daher heute eine bislang un-
geahnte Bedeutung und damit auf dem Boden
geänderter Voraussetzungen eine Renaissance.

5.1
Allgemeine Grundlagen der Gefriervorgänge

Vom phykalischen Grundprinzip her gibt es 2
unterschiedliche Möglichkeiten, organisches
Material (Zellen, Gewebe, Organe) durch Kühl-
vorgänge zu konservieren:
- die eigentliche Gefrierkonservierung (Kryokonservierung),
- die Gefrierfixierung.

Kryokonservierung

Durch langsames Abkühlen entstehen hierbei
Eiskristalle zunächst und bevorzugt im intrazellulären Raum, wodurch es zu einem osmoti-
schen Gefälle und zum Wasseraustritt aus den
Zellen zugunsten eines Kristallwachstums im
Außenmilieu kommt: die Zellen werden dehy-
dratisiert (Mazur et al. 1972). Beim Auftauen ist
der Prozeß rückläufig, und das Wasser der
schmelzenden Eiskristalle wird von den Zellen
wieder aufgenommen (Rehydratation). Durch
Zugabe von Gefrierschutzmedien wie Glyzerin,
Dimethylsulfoxid (DMSO) oder Polyvinylpyro-
lidonen (PVP) zu den Kulturmedien wird eine
Gefrierpunktserniedrigung, eine Verkürzung
des eigentlichen Gefrierprozesses und eine Ver-
zögerung des Eiskristallwachstums erreicht.
Dies ist wichtig, da zu schnell wachsende und zu
große Eiskristalle die Integrität der Biomembranen und der Zellorganellen zerstören können
(Mazur u. Miller 1976).

Es ist das Ziel der Kryokonservierung, lebendes Material bei Tieftemperaturen nahezu un-
begrenzt lagern zu können, ohne daß nach dem
Wiederauftauen die Lebenfähigkeit des Zellma-
terials beeinträchtigt wird.

Kryofixierung

Im Gegensatz zur Kryokonservierung stellt die
Kryofixierung eher eine wirksame Alternative
zur chemischen Fixierung von Zellen und Ge-
weben dar (Pfaller et al. 1976). Bei diesem Verfahren werden Zellen oder Gewebestücke bei
extrem hohen Einfriergeschwindigkeiten (=

1000 °C/s) schockgefroren und so die Lebensprozesse abrupt gestoppt (Plattner et al. 1972; Bachmann et al. 1974). Es erfolgt dabei keine Extraktion des zellulären Wassers, sondern die Formation von ultrakleinen Eiskristallen („amorphes Eis", Vitrifizierung) sowohl in den Zellen wie auch im Außenmilieu, so daß alle sensiblen Zellsysteme unbeschädigt erhalten bleiben. Nach anschließender Gefriertrocknung (Pfaller u. Rovan 1978) können an solchen nahezu „naturnahen Zellgefügen" z. B. immunzytochemische, histochemische oder strukturanalytische Reaktionen durchgeführt werden.

5.2
Kryokonservierung humaner Spermatozoen

Indikationen

Entsprechend den Richtlinien der „American Fertility Society" (1993) und den Standards der „American Association of Tissue Banks" (1989) sollen Nativejakulate von Spendern für Inseminationen und für Verfahren der assistierten Reproduktion nicht mehr direkt verwendet werden, um das Risiko einer Übertragung des „human immunodeficiency virus" (HIV) zu verringern. Frühestens 6 Monate nach Ejakulatgewinnung kann die Seronegativität für HIV erst bestätigt und die Samenprobe dann verwendet werden. Das Ejakulat wird über diesen Zeitraum tiefgekühlt (− 196 °C) gelagert. Die Verwendung kryokonservierten Samens bietet darüber hinaus für die Verfahren der assistierten Reproduktion den Vorteil der optimalen Zeitwahl der Inseminationen oder der Inkubationen und die Möglichkeit wiederholter Inseminationen pro Zyclus. Ebenso kann vor einer iatrogenen Sterilität (Orchiektomie, Vasektomie, Radio- und Chemotherapie, u. a.) Samen gewonnen und im flüssigen Stickstoff (− 196 °C) bis zur gewünschten Weiterverwendung aufbewahrt werden.

Kriterien für die Durchführung der Kryokonservierung

Untersuchungen an tiefgefrorenen und wiederaufgetauten, biologischen Systemen haben gezeigt, daß für die Überlebensrate von humanen Spermatozoen (Henry et al. 1993) die Kriterien des Einfrierens, Auftauens und der Konzentration des Gefrierschutzmittels von entscheidender Bedeutung sind. So verursachen zu schnelles, aber auch zu langsames Einfrieren irreversible Schädigungen an Membranen. Analoges gilt für den reziprok verlaufenden Prozeß des Auftauens, da Einfrier- und Auftaugeschwindigkeiten hochsignifikant ($p \leq 0,001$) zueinander korreliert sind (Henry et al. 1993). Es gilt daher für die Toleranzbereiche der Gefrier- und Auftaugeschwindigkeiten die allgemeine Regel, daß schnelle Abkühlraten (10 °C/min und mehr) schnelle Auftauraten (200 bis 400 °C/min) und langsame Abkühlraten (1 °C/min und weniger) langsame Auftauraten (1 bis 10 °C) bei konstanten Konzentrationen von Gefrierschutzmitteln erfordern.

Neben der Konzentration des Gefrierschutzmittels beeinflußt auch die Dauer der Inkubationszeit im Medium mit Gefrierschutzmittel (vor dem Gefrieren und nach dem Auftauen) die Überlebensrate von Spermatozoen, da nahezu alle gebräuchlichen Gefrierzusätze in Abhängigkeit zur Inkubationszeit mehr oder weniger toxisch sind (Yavetz et al. 1991).

Auswirkungen der Kryokonservierung auf die Überlebensrate von Spermatozoen

Selbst unter optimierten Gefrier- und Auftaubedingungen ist mit einer bis zu 25 %igen Verminderung der Überlebensrate humaner Spermatozoen zu rechnen. Neben den rein physikalischen Ursachen wie Kristallisation und Rekristallisation des freien und gebundenen Wassers (= letale Effekte) scheinen die durch das Gefrieren und Wiederauftauen bedingten Veränderungen an der Molekülstruktur von Biomembranen verantwortlich für den herabgesetzten Membrantransport und Zellmetabolismus =

subletale Effekte zu sein (Lasso et al. 1994). So ist es vorstellbar, daß Membranen für bestimmte, lebenswichtige Stoffe wie Nukleotide oder Nikotinamiddinukleotide durchlässig werden und dieser Verlust zur Verminderung der normalen Zellfunktion führt (Watson et al. 1992; Drobins et al. 1993).

Solche subletalen Veränderungen manifestieren sich nicht spontan, sondern allmählich und sind zweifelsfrei Folgen des Phasendurchgangs von flüssig zu fest und wieder zu flüssig (Holt u. North 1984; Holt u. North 1986; Hammerstedt et al. 1990; Hammerstedt u. Graham 1992).

Hinzu kommt noch, daß durch bestimmte Manipulationen (Gradientenzentrifugationen, Zusatz von Polyolen als Gefrierschutz) zusätzlich Sauerstoffradikale entstehen, die zur oxidativen Veränderung von Phospholipiden führen (Alvarez u. Storey 1993; Lasso et al. 1994). Werden nun kompensatorische Enzyme wie die Superoxiddismutase (SOD) durch das Kryokonservieren inaktiviert, so kommt es zu einer Peroxidation von Membranmolekülen und damit über die Permeabilitätsänderung ebenfalls zum Verlust lebensnotwendiger Substrate (Lasso et al. 1994). Der Zusatz von bestimmten Anteilen an Eidotter als zusätzliches Gefrierschutzmedium und als Substratlieferant für Biomembranen kann diesen negativen Effekt wenigstens z.T. korrigieren (Hammerstedt et al. 1990). Bei extrem niedrigen SOD-Ausgangswerten soll daher auf peroxidfördernde Manipulationen weitgehend verzichtet und für die Gewinnung von hochmotilen Spermatozoen die Swim-up-Methode aus dem Nativejakulat angewandt werden (Perez-Sanchez et al. 1994).

Durchführung der Kryokonservierung humaner Spermatozoen

Nach Verflüssigung des Nativejakulats wird aus einem Aliquot ein vollständiges Spermiogramm (pH-Wert, Volumen, Dichte, Morphologie, Motilität und Vitalität) nach den WHO-Richtlinien (1992) entweder manuell oder mit einem CASA-Equipment („computer assisted sperm analysis equipment") (s. Kap. 2.7.1) erstellt, wobei unter

dem speziellen Aspekt der Kryokonservierung der Bestimmung von Motilität und Vitalität eine besondere Bedeutung zukommt. Durch Amelorationsverfahren (Swim-up, Percoll-Gradientenzentrifugation, Spermprep-Filtration) können hochmotile Spermatozoen gewonnen und von schlecht motilen und Zelldetritus getrennt werden. Alle notwendigen Manipulationen (Zentrifugationen, Verdünnungen, Waschvorgänge etc.) werden in Kulturmedien mit entsprechenden Supplementen vorgenommen. Grundsätzlich sind – von der Zusammensetzung her – alle gängigen Medien für Zell- und Gewebekulturen (z.B. DMEM, Ham's F-10, Ham's F-12, TMPA, RPMI 1640, mHTF, MEDICULT etc.) verwendbar, sofern sie vom pH-Wert, der Pufferkapazität und der Osmolarität auf die spermatozoen-relevanten Werte adjustiert sind.

Für die anschließende Kryokonservierung werden die Inkubationsmedien durch sog. „Kryomedien" ersetzt. Diese sind in der Regel gepufferte, physiologische Lösungen („balanced salt solutions"), die mit Gefrierschutzmedien (DMSO, Äthylenglykol, Glyzerin, PVP, Eidotter etc.) und Supplementen versetzt werden müssen oder bereits als fertige Kühlmedien (z.B. SERITEC Steripharm, Berlin) frei im Handel erhältlich sind.

Durchführung der Kryokonservierung (nach Alvarez u. Storey 1992)

Das Nativejakulat wird bei 600 g 8 min zentrifugiert, der Überstand verworfen und das Pellet in mHTF-Medium mit 0,5% BSA resuspendiert. Durch das Swim-up-Verfahren (s. Kap. 3.1) werden hochmotile Spermatozoen (Motilität > 80%) gewonnen. Zu Aliquots von 0,5 ml dieser Suspension werden äquivalente Anteile der Stammlösung des Gefriermediums (Testpuffer) gegeben, so daß die Endkonzentration von Glyzerin 6% und die des Eidotters 10% beträgt. Nach einer Äquilibrierungszeit von ca. 2–5 min (22 °C) wird das Probengemisch entweder in 1 ml NUNC-Gefrierröhrchen (Abb. 103) oder in 300-µl-Gefrierhalme (Samenpailletten, Minitüb, Abb. 104) überführt und in ein automa-

Abb. 103

Kryoröhrchen 1 ml
(NUNC)

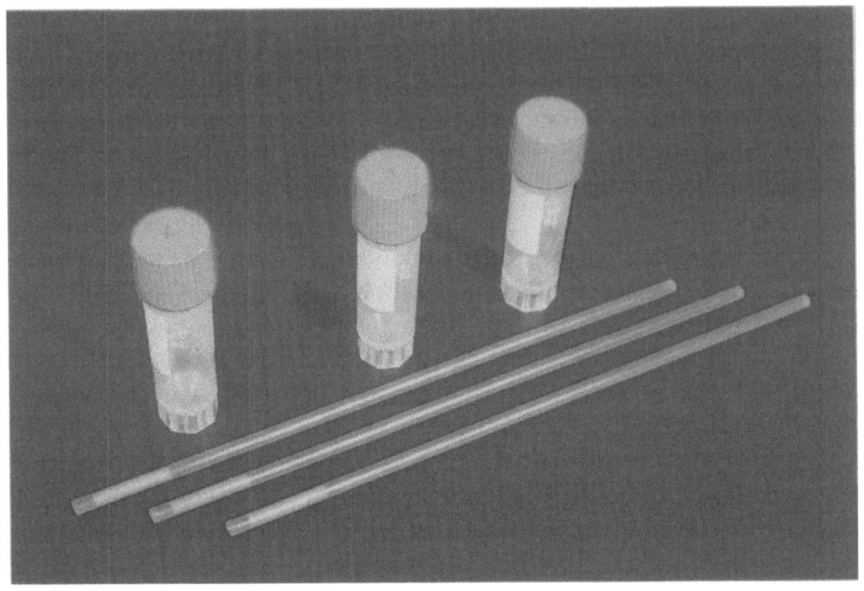

Abb. 104

Mikrofiltergefrierhalme
in Abfüllungs- und
Beschriftungsautomat
für Pailletten
300 µl (Minitüb)

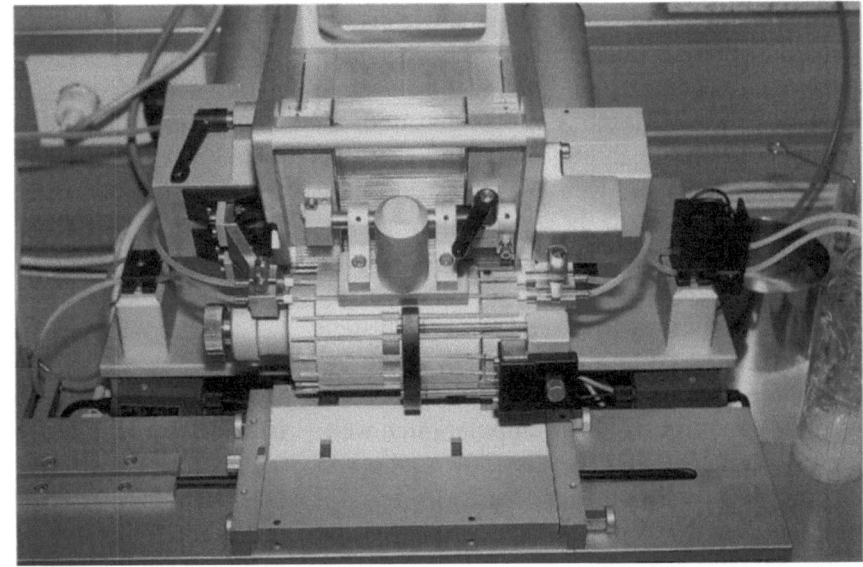

tisiertes Gefriersystem (z. B. Planer Cell Freezer, TS Scientific, Perkasie, PA oder „ice cube", SY-LAB, Abb. 105) eingebracht.

Das Programm für die Abkühlraten pro Zeiteinheit entspricht dem Standard-Protokoll von Serafini u. Marrs (1986) und wird in nachstehenden Intervallen durchgeführt: von Zimmertemperatur (22 °C) bis 5 °C mit einer Kühlgeschwindigkeit von − 0,5 °C/min, von 5 bis 1 °C mit einer Kühlgeschwindigkeit von − 1 °C bis − 4 °C/min und von 1 °C bis − 80 °C mit einer Kühlgeschwindigkeit von − 10 °C/min.

Nach 10 min Inkubation bei − 80 °C werden die Proben in ein Dewar-Gefäß mit flüssigem Stickstoff (− 196 °C) transferiert und bis zur Wiederverwendung gelagert.

Das Wiederauftauen der Proben kann entweder automatisiert laut Zeitprogramm im Planer

Abb. 105

Automatische Einfrier- und Auftaueinheit („ice cube"
1810 C-60, SY-LAB)

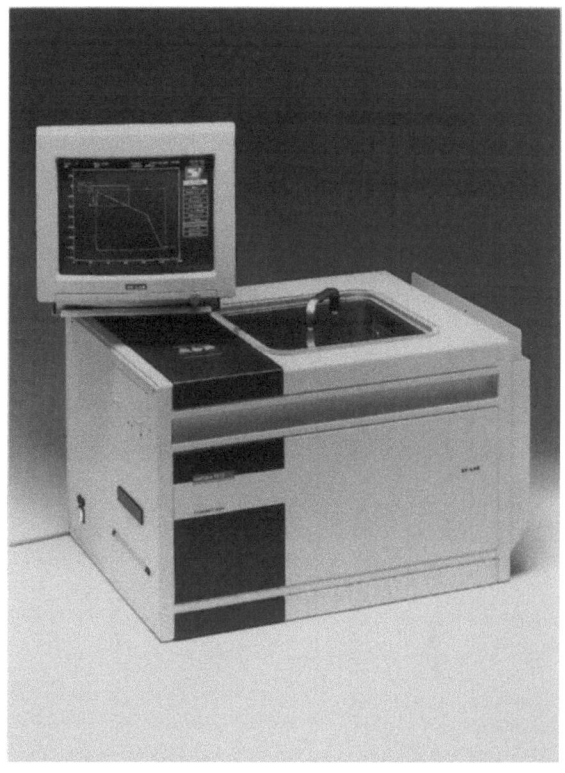

Cell Freezer oder manuell vorgenommen werden. Im letzteren Fall werden die Proben aus dem flüssigen Stickstoff entnommen und zum Auftauen für 5 min in ein Wasserbad (37 °C) gestellt. Danach wird bei Raumtemperatur das Gefriermedium mit dem Eidotter durch Zentrifugieren abgetrennt und das Pellet im mHTF/BSA-Medium resuspendiert. Erneut müssen aus Aliquots die Motilität und die Vitalität bestimmt werden (McLaughlin et al. 1992).

Kryokonservierung nach Cooper

Alternativ zum oben vorgestellten Vorgehen kann auch das von Cooper et al. 1992 beschriebene modifizierte Verfahren angewandt werden.

Erforderliche Utensilien
- *mHTF-Medium* („modified human tabular fluid medium") anstatt 21 mM $NaHCO_3$, 4 mM $NaHCO_3$ und 21 mM HEPES-Testpuffer: Tris-gepufferte Na-Citratlösung mit

Fruktosezusatz nach Prins u. Weidel (1986) als Trizma-Citrat bei Sigma (BRD).
- *Test-Stock:* TEST-Puffer mit Fruktosezusatz und 12 % Glyzerin und 20 % Eidotter = Gefriermedium[3].
- *HEPES* = N-Hydroxy-*E*thylpiparezin-N-*E*thansulfonat (Sigma, BRD).
- *TRIS* = *T*ris(hydroxymethyl)-*A*minomethan (Sigma, BRD).
- Na-Hydrogencarbonat (p. a.), Na-Citrat (p. a.) Glyzerin (p. a.) Sorbitol, Dextran (p. a.).
- BSA (Typ A 4503) (Merck, Darmstadt oder Sigma).
- *Kryoröhrchen,* 1 ml (NUNC A/S, Roskilde, DK; Greiner, BRD).
- *Gefrierhalme = Pailletten (300 µl)* (Minitüb-Abfüll- und Labortechnik, ■).

---

[3] (Fertig zu beziehen bei Irvine Scientific, Santa Aua, CA, USA.)

KAPITEL 6

„Rezept" zur Ejakulatanalyse in zeitlicher Reihenfolge

6

Grundlegende Ejakulatanalyse („Spermiogramm")

1. Bereitstellung der Utensilien (s. S. 7),
2. Ausfüllen des „Kopfes" des Dokumentationsbogens (s. S. 10),
3. Farbe (s. S. 10),
4. Geruch (s. S. 11),
5. Verflüssigungszeit (s. S. 12),
6. Spinnbarkeit (Viskosität) (s. S. 11),
7. Volumen (s. S. 13),
8. pH-Wert (s. S. 14),
9. Motilitätsschätzung im Nativpräparat (s. S. 15),
10. Aufziehen in Leukopipette (bis 0,5) (s. S. 29),
11. Verdünnen mit 3 %iger NaCl-Lösung (bis 1,1) (s. S. 29),
12. Schütteln (Vibrator) (s. S. 30),
13. Beschicken der Zählkammer (s. S. 31),
14. Auszählen (Bestimmung der Konzentration) (s. S. 32),
15. Färbung: Testsimplets (s. S. 43): Papanicolaou u. a. (s. S. 39),
16. Bewertung des gefärbten Ausstrichs (Atlas) (s. S. 123),
17. Vitalitätsprüfung im Eosintest (s. S. 52),
18. Fruktosebestimmung (s. S. 64).

Erweiterte Ejakulatanalyse in der Praxis

- Prüfung auf IgG-Antikörper im MAR-Test (s. S. 59),
- Penetrationstest
  - Penetrak-Test (s. S. 80),
  - Sims-Huhner-Test (s. S. 73),
  - Kremer-Jager-Test (s. S. 76),
- Hypoosmotischer Schwelltest = HOS-Test (s. S. 84),
- Spermaseparierung (Swim-up-Test) (s. S. 70),
- akrosomale Reaktion (s. S. 55).

KAPITEL 7

Anhang: Atlas der zellulären Anteile des Ejakulats

7

Es liegt nahe, einen Atlasteil aus didaktischen Gründen sozusagen von oben nach unten einzuteilen, also in Kopf-, Mittelstück- und Schwanzabnormitäten der Spermatozoen.

Obwohl eine derartige Einteilung im Hinblick auf die Auflistung der einzelnen abnormen Formen sinnvoll sein mag und auch im Dokumentationsbogen aus Gründen der Übersichtlichkeit und Vereinfachung aufgeführt ist, wurde der Atlas anders gegliedert:

Wie anhand des umfangreichen Bildmaterials erkennbar, gibt es sehr viel mehr „gemischte" morphologische Abnormitäten als isolierte Normabweichungen eines der Teile eines Spermatozoons. Es wurden daher stets sämtliche pathologische Veränderungen beschrieben, wobei in 2 große Gruppen unterschieden wird:

1. Kopfanomalien und 2. Schwanzanomalien (Geißelanomalien). Die isoliert nur selten vorkommenden Abnormitäten des Halses und des Mittelstücks werden bei den Kopf- bzw. Schwanzanomalien mitbeschrieben.

Um die Differenzierung zu erleichtern, wurden zunächst offensichtlich pathologische Formen den vorangestellten Normformen angefügt.

Es folgen diskretere Anomalien, die erst bei genauer Betrachtung und beim Vergleich auffallen.

Dieser Darstellung der Großkopf- und Kleinkopfformen folgen atypische Kopfformen und schließlich teils offensichtliche, teils diskrete Veränderungen in Form von Kernanomalien und akrosomalen Mißbildungen.

Schwanz- bzw. Geißelanomalien schließen sich an, wobei die jeweiligen Begleitabnormitäten mitbeschrieben werden.

In weiteren Abschnitten werden die verschiedenen Zellen des Germinalepithels, Leukozyten und Makrophagen, Phagozyten sowie verschiedene Zellformen der harnableitenden Wege als gefärbt gut differenzierbare, im Nativpräparat nur unspezifisch als Rundzellen bezeichnete Gebilde gegeneinander abgegrenzt.

Die Peroxidasereaktion erlaubt sicher die wichtige Abgrenzung von Leukozyten gegenüber Germinalzellen.

Testsimplets und Hämafix stellen schnelle, praktikable, z.T. vorgefertigte Färbemethoden dar, die dem Anspruch der Praxis durchaus genügen.

Aus didaktischen Gründen wurde wegen der deutlicheren Strukturdarstellung trotzdem vorwiegend die Papanicolaou-Färbung und die May-Grünwald-Giemsa-Färbung gewählt.

Rasterelektronenmikroskopische Aufnahmen vermitteln zum Abschluß des Atlasteils eine räumliche Vorstellung der einzelnen Zellelemente.

7.1
Die Spermatozoen

7.1.1
Das hormonal reife Spermatozoon
(Abb. 106)

Abb. 106.   Normales, reifes Spermatozoon mit ovalem Kopf, Hals, Mittelstück und gestreckter Geißel, Papanicolaou, Vergr. 640 : 1

7.1.2
Unreife Spermatozoen = späte Spermatidenstadien
(Abb. 107 a–e)

Abb. 107 a

▶   Unreifes Spermatozoon mit ovalem, vakuolisiertem Kopf und deutlichem Zytoplasmakörper im Bereich des Hals- und Mittelstücks

→   Normal geformtes Spermatozoon mit sphärischem Kopf, Papanicolaou, Vergr. 640 : 1

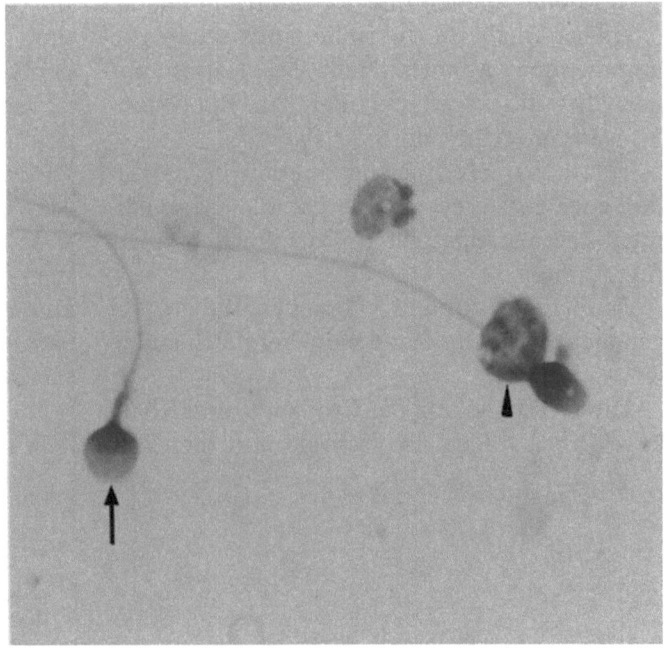

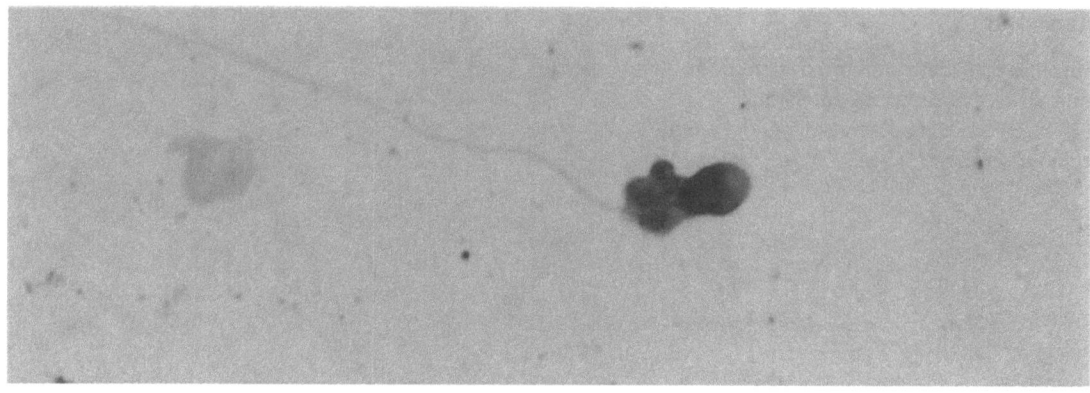

Abb. 107 b   Unreifes Spermatozoon mit ovalem Kopf und atypisch geformtem Zytoplasmakörper im Bereich des Hals- und Mittelstücks, Papanicolaou, Vergr. 640 : 1

Abb. 107 c

Unreife Spermatozoonform mit fleckenartig kondensiertem Chromatin im Kopfbereich und stark vakuolisiertem Zytoplasmakörper im Bereich des Hals- und Mittelstücks, Papanicolaou, Vergr. 640 : 1

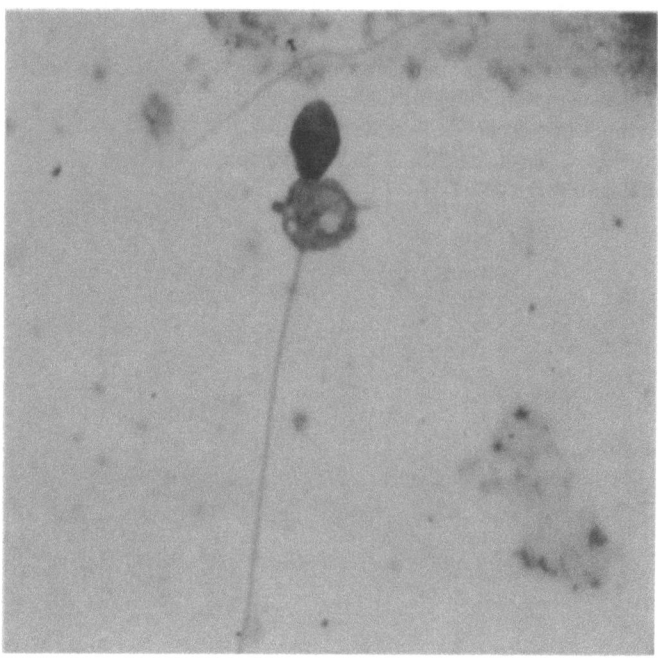

Abb. 107 d

Unreifes Spermatozoon mit ovalem Kopf
und diskret verdicktem Mittelstück
(▶ = Rest des Zytoplasmakörpers). Papanicolaou, Vergr. 640 : 1

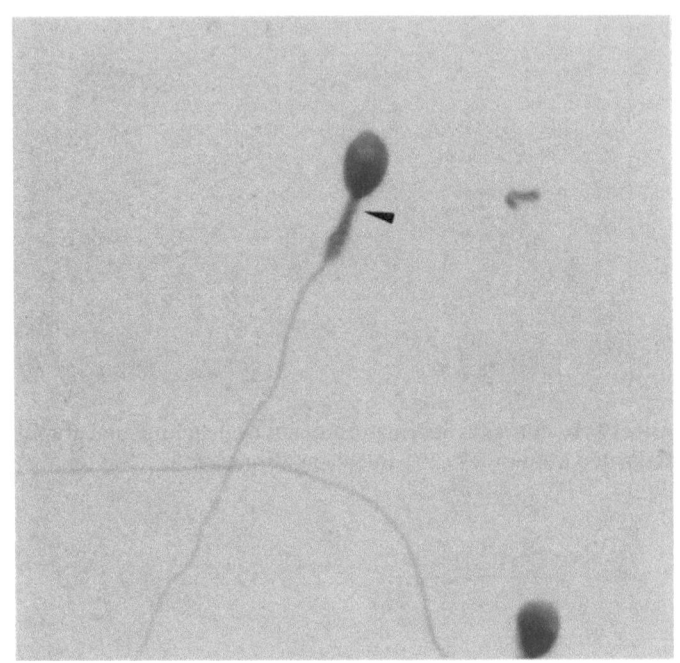

Abb. 107 e

Nahezu ausgereiftes Spermatozoon mit normal ovalem Kopf und einem kleinen Rest des
Zytoplasmakörpers im Bereich des Halsstückes = „verdicktes" Halsstück. (▶). Papanicolaou Vergr. 640 : 1

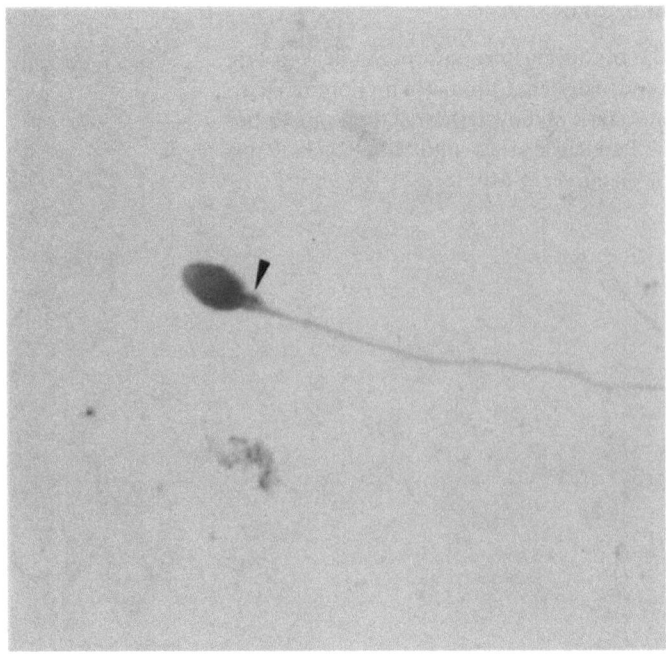

7.1.3
Unreife, pathologische
Spermatozoenformen
= späte Spermatidenstadien
(Abb. 108 a–g)

Abb. 108 a

Spermatozoon mit eichelförmigem Kopf und keulenförmigem Schwanzstück = Geißel im Zytoplasmakörper aufgerollt. Papanicolaou, Vergr. 640 : 1

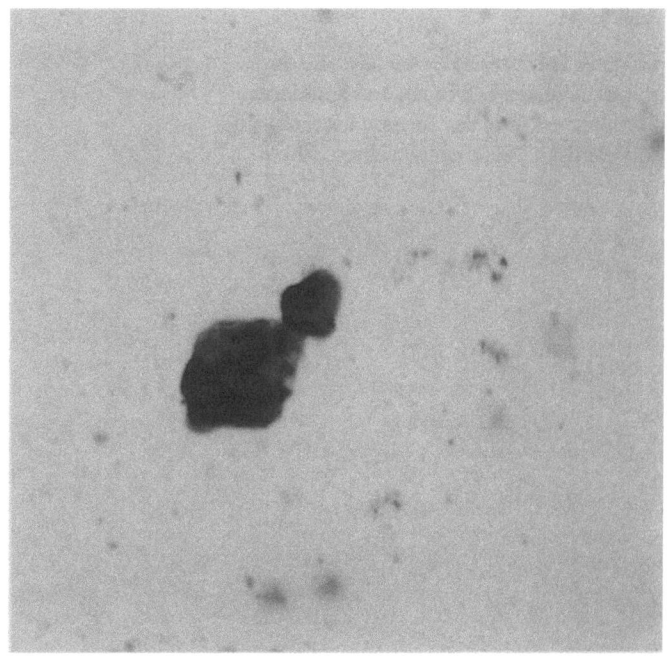

Abb. 108 b

▶   Unreifes Spermatozoon mit pathologischer Kopfform (eichelförmig) und großem Zytoplasmakörper im Bereich des Hals- und Mittelstücks

→   Spermatozoon mit normal ovalgeformtem Kopf. Papanicolaou, Vergr. 640 : 1

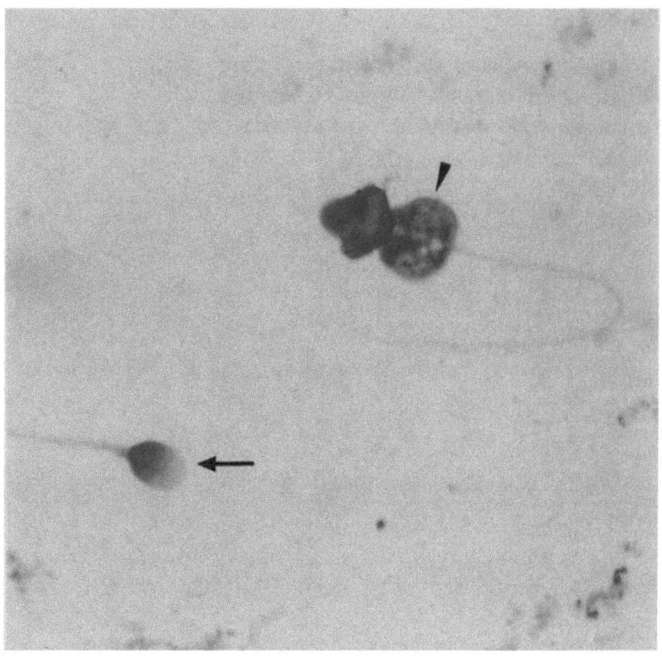

Abb. 108 c

Unreifes Spermatozoon mit asymmetrisch-
megalozephaler Kopfform und deutlichem
Zytoplasmakörper im Bereich des Hals- und
Mittelstücks. Papanicolaou, Vergr. 640:1

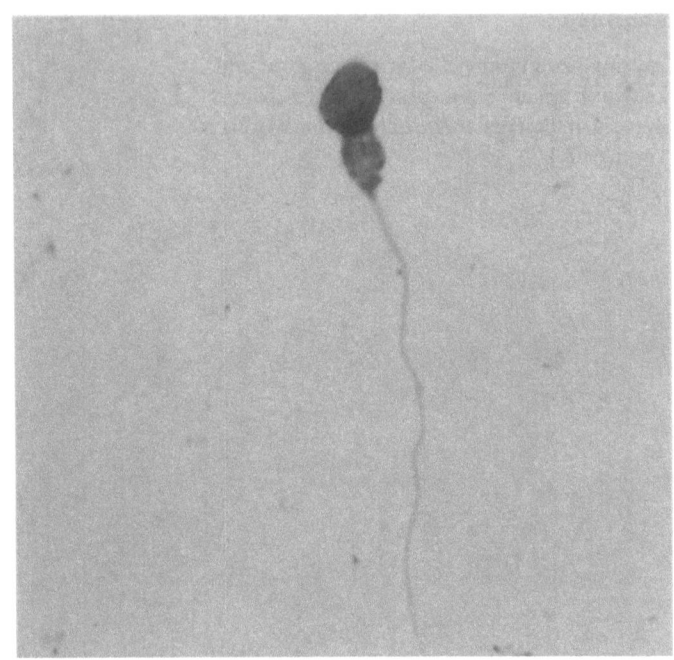

Abb. 108 d

2 unreife Spermatozoen mit pathologischen
Kopfformen (birnenförmig) und einem gemeinsamen Zytoplasmakörper. Papanicolaou. Vergr. 640:1

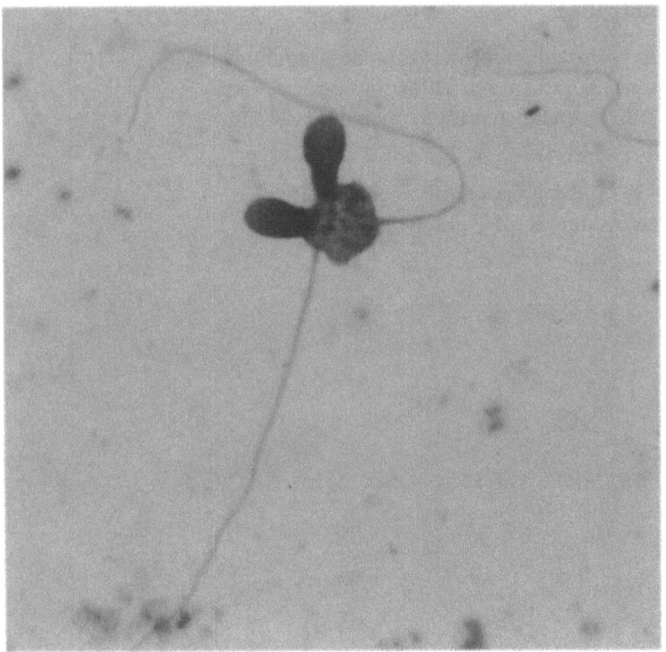

Abb. 108 e

Unreife Spermatozoen mit gemeinsamem
Zytoplasmakörper und nur einer freier
Geißel. Papanicolaou, Vergr. 640 : 1

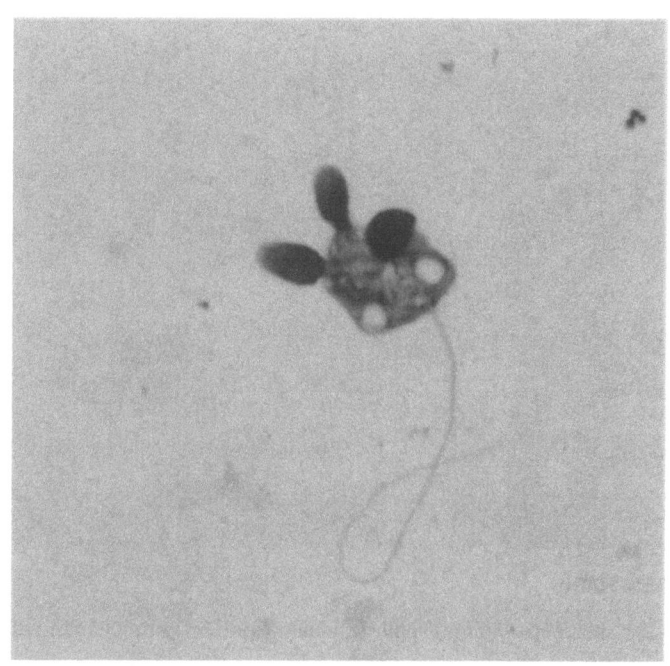

Abb. 108 f

▶   Mehrere unreife Spermatozoen (späte
Spermatiden) mit einem gemeinsamen Zyto-
plasmakörper und darin aufgerollten
Geißeln

→   Spermatozoon mit pathologisch runder
Kopfform

⇾   Reifes Spermatozoon mit normal-ova-
ler Kopfform, Papanicolaou, Vergr. 640 : 1

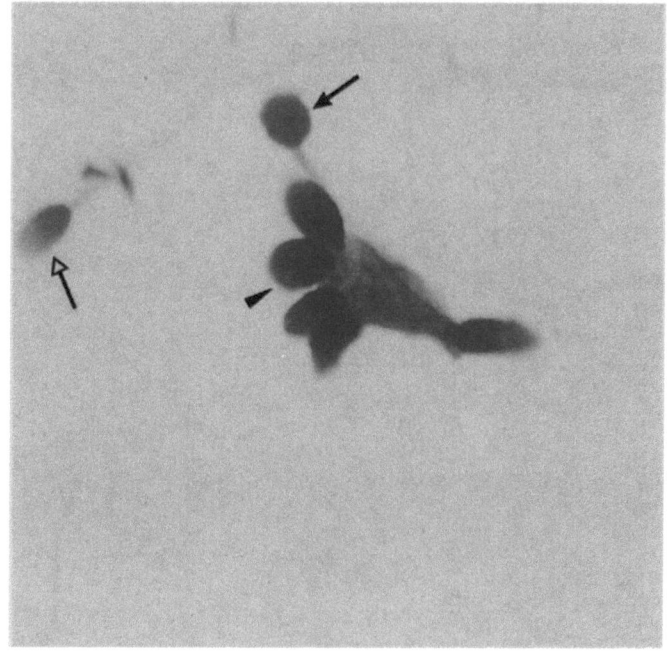

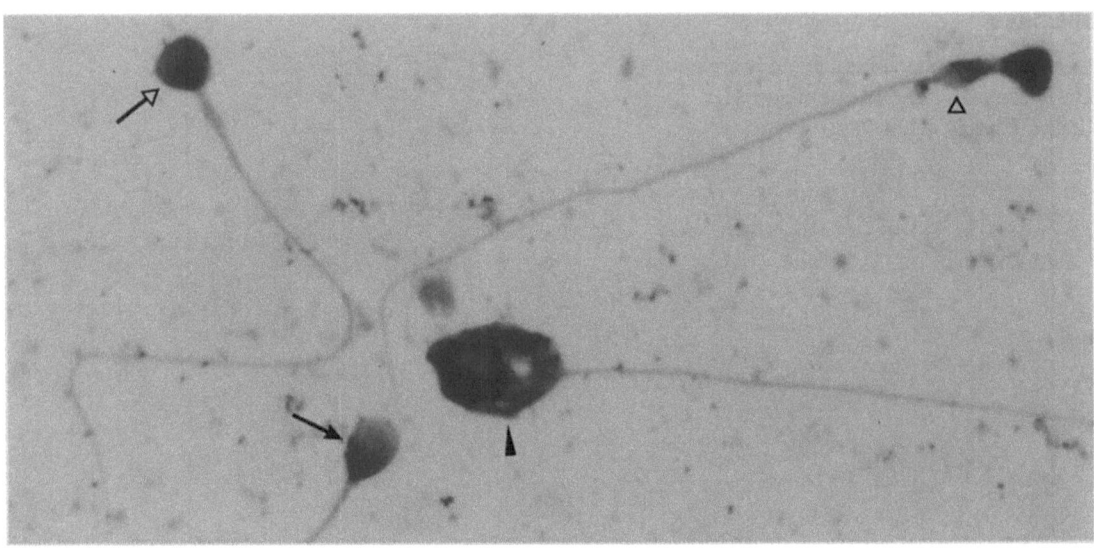

Abb. 108. g

⇢   Spermatozoon mit sphärischem (= rundem) Kopf, Papanicolaou, Vergr. 640 : 1

▷   Spermatozoon mit atypisch geformtem Kopf und einer Verdickung im Bereich des Mittelstücks

▶   Unreifes Spermatozoon mit perizephalem Zytoplasmakörper

→   Normal geformtes Spermatozoon

7.1.4
Pathologische Spermatozoenformen mit Anomalien im Kopfbereich und im Geißelansatz (= geknickte Geißeln)
(Abb. 109 a–c)

Abb. 109 a

▶   Unreifes Spermatozoon mit querovaler Kopfform und verdicktem Mittelstück

➤   Reifes Spermatozoon mit ovalem, vakuolisiertem Kopf, Papanicolaou. Vergr. 640 : 1

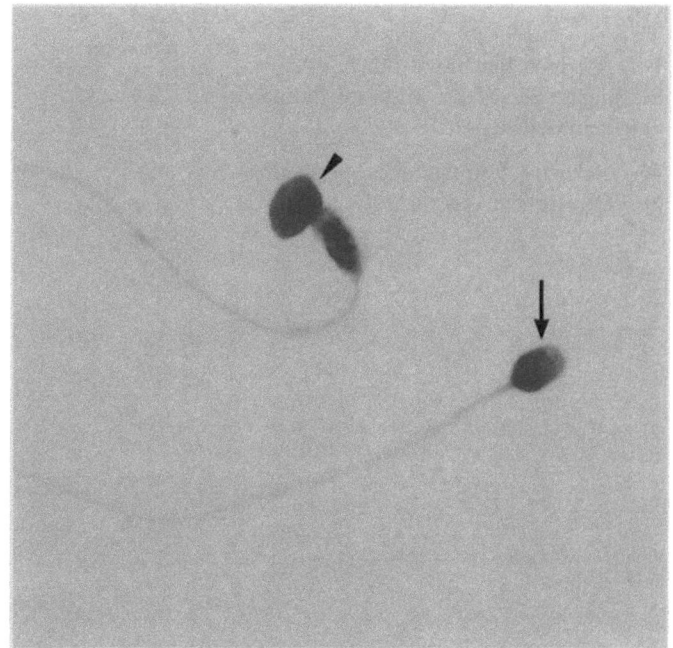

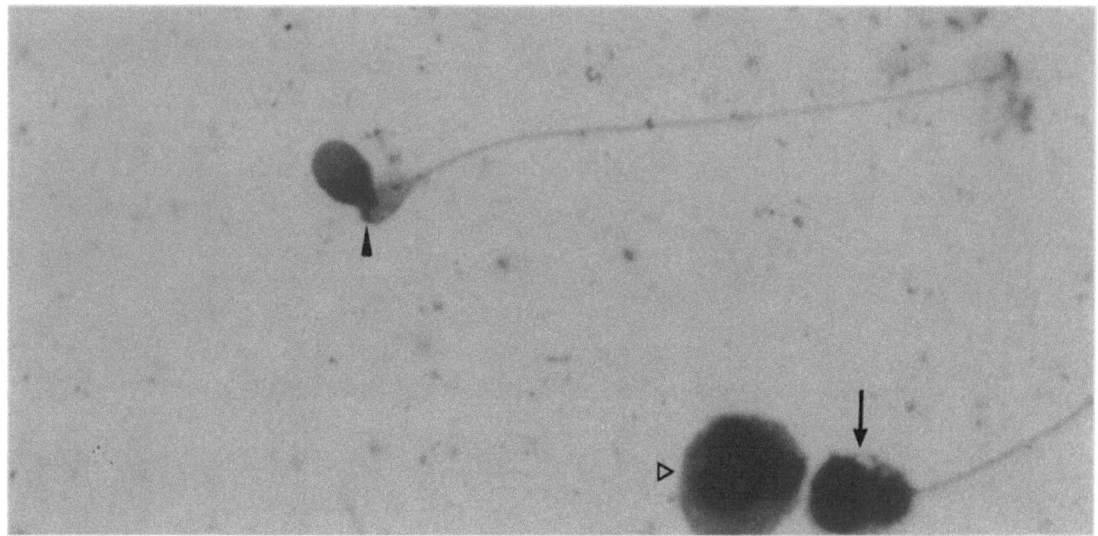

Abb. 109 b

▶   Spermatozoon mit normal-ovalem Kopf, geknicktem Geißelansatz und einem Zytoplasmarest im Halsbereich

▷   Degenerierte, frühe Spermatide, Papanicolaou, Vergr. 640 : 1

➤   Amorph-megalozephales Spermatozoon

Abb. 109 c

▶ Spermatozoon mit deutlicher Verdickung im Bereich des Mittelstücks und geknicktem Geißelansatz

⟶ Normal geformtes, reifes Spermatozoon, Papanicolaou, Vergr. 640 : 1

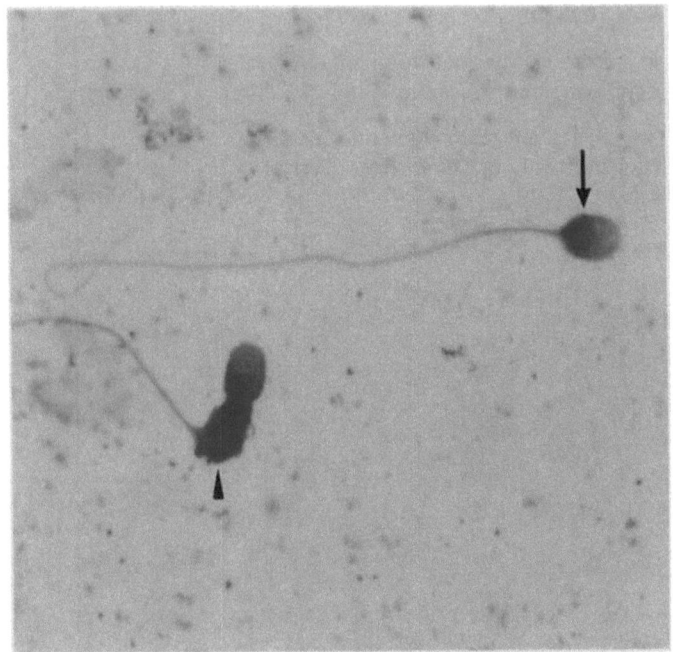

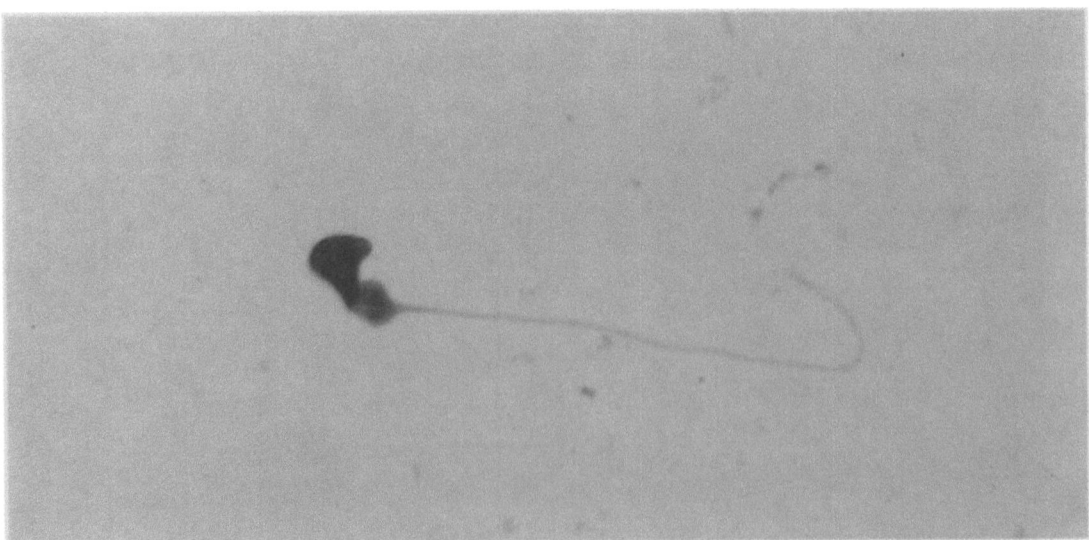

Abb. 109 d Unreifes Spermatozoon mit pilzförmigem Kopf und einem Zytoplasmarest im Halsbereich, Papanicolaou, Vergr. 640 : 1

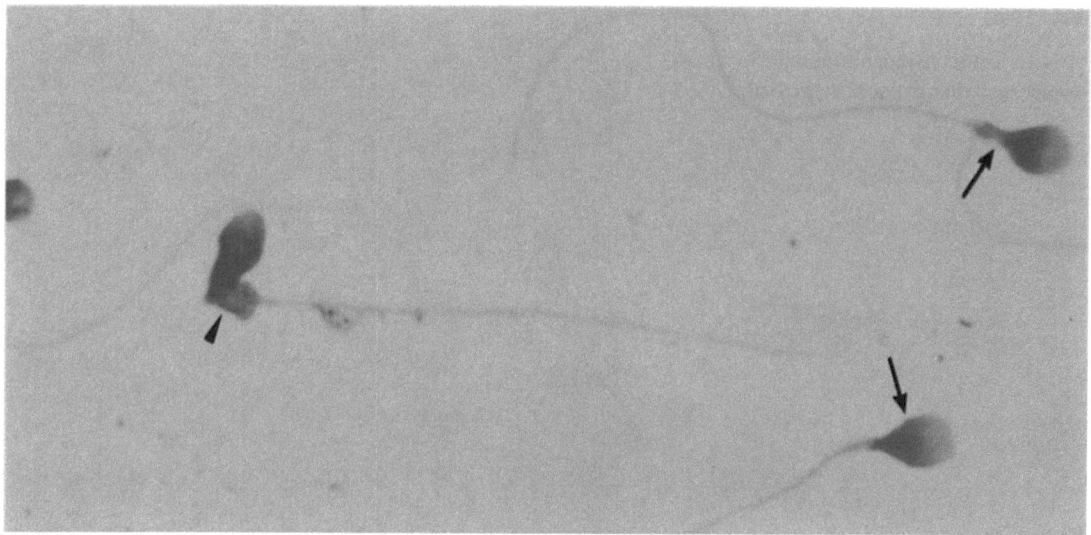

Abb. 109 e

▶   Unreifes Spermatozoon mit birnenförmigem Kopf, geknicktem Halsstück und Zytoplasmaresten im Halsbereich und an der Geißel

→   Spermatozoen mit normal geformten Köpfen und erkennbaren Zytoplasmaresten im Bereich des Halses. Papanicolaou, Vergr. 640 : 1

7.1.5
Megalozephale Spermatozoen mit amorpher Kopfform (Großkopfanomalie 1)

Es handelt sich hierbei um pathologische Entwicklungsstadien der Spermatidendifferenzierung (Abb. 110 a–f)

Abb. 110 a

Typische amorph-megalozephale Spermatozoonform. Papanicolaou, Vergr. 640:1

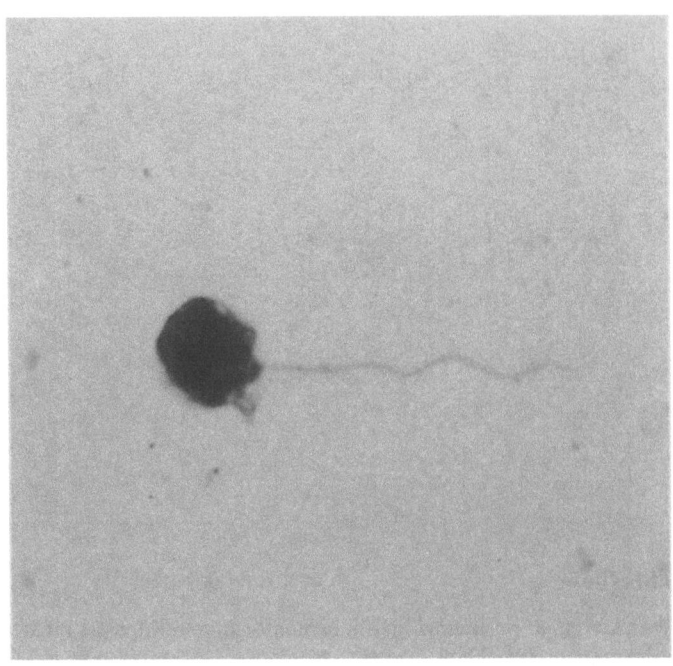

Abb. 110 b

Amorph-megalozephales Spermatozoon mit geknicktem Geißelansatz und einem Zytoplasmarest im Halsbereich. Papanicolaou, Vergr. 640:1

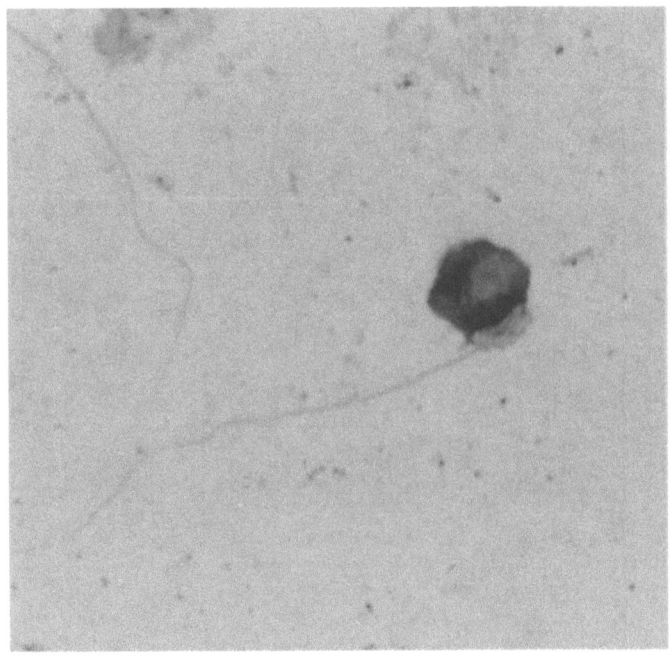

Abb. 110 c

Unreife, megalozephal-amorphe Spermatozoonform mit deutlichem Zytoplasmarest im
Bereich des Halsstücks. Papanicolaou, Vergr.
640 : 1

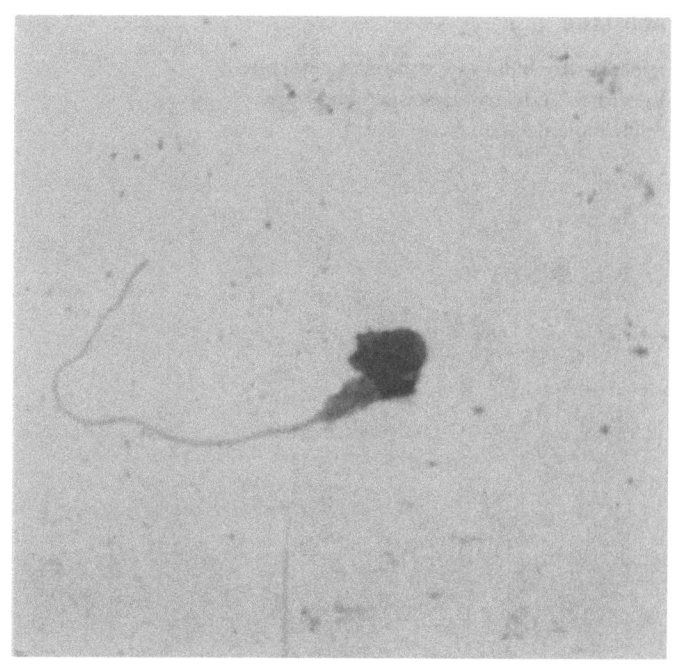

Abb. 110 d

Verwachsungen mehrerer megalozephaler
Spermatozoen zu einer amorphen „Riesen-
form". Papanicolaou, Vergr. 640 : 1

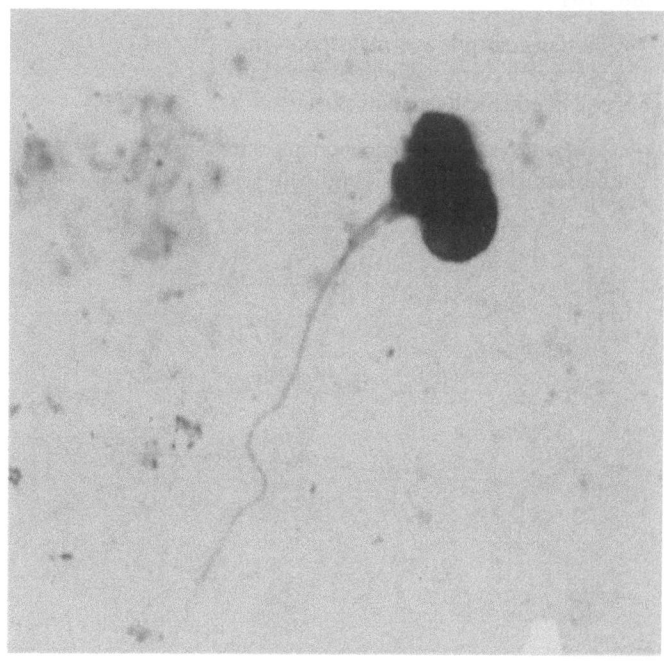

Abb. 110 e

Spermatozoen mit megalozephal-amorpher Kopfform und Verwachsungen im Kopfbereich. Papanicolaou, Vergr. 640 : 1

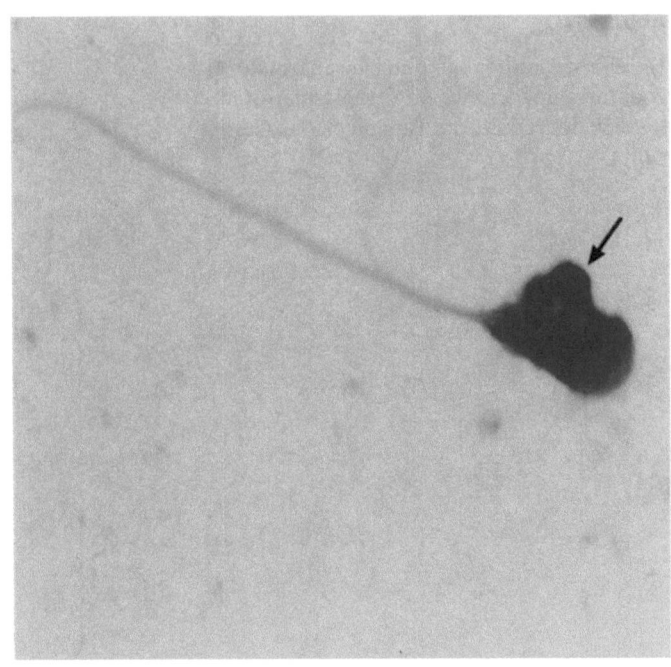

Abb. 110 f

→   Extrem amorphe Spermatozoonform mit asymmetrischem, vakuolisiertem Akrosom und deutlicher Kernanomalie

▶   Mirkozephales Spermatozoon mit spitzer Kopfform. Papanicolaou, Vergr. 640 : 1

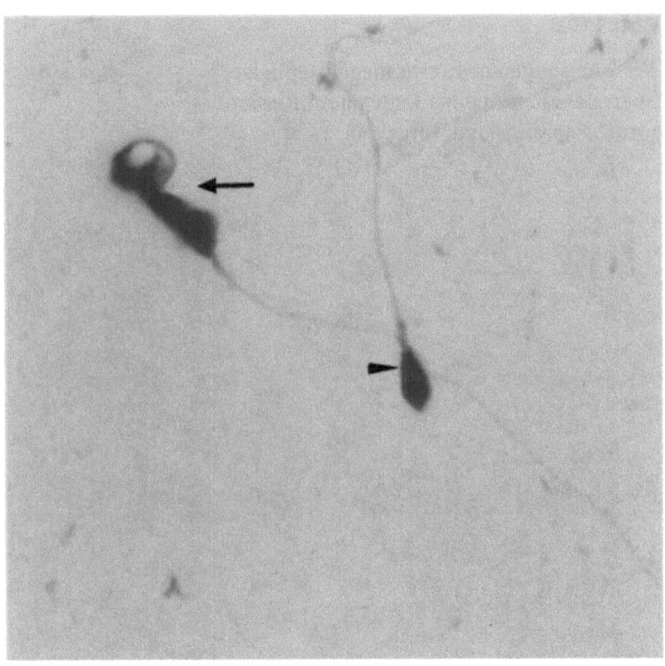

7.1.6
Megalozephale, nicht-amorphe Spermatozoenformen (Großkopfanomalie 2)
(Abb. 111 a–f)

Abb. 111 a

▶   Spermatozoon mit einem megalozephal-sphärischen (= großen runden) Kopf und geknickten Geißelansatz.

⟶   Spermatozoon mit trapezförmigem, hypochromatischem Kopf. Papanicolaou, Vergr. 640 : 1

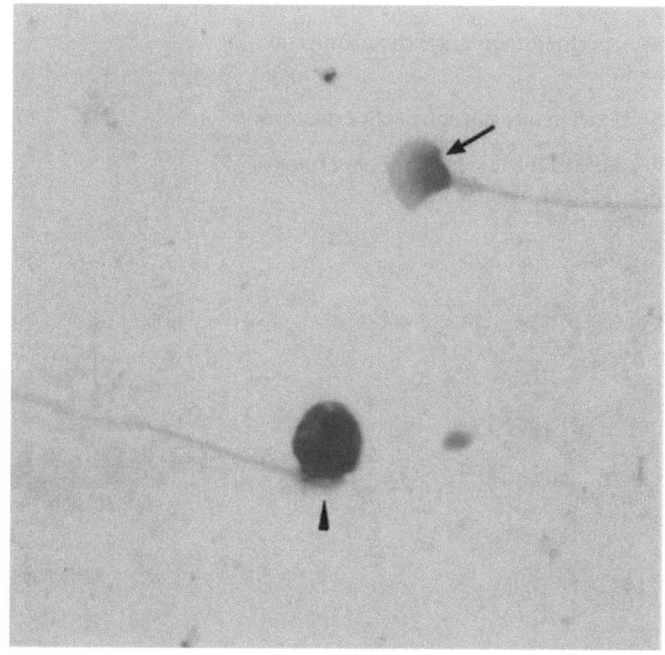

Abb. 111 b

Typische megalozephal-sphärische Spermatozoonform. Papanicolaou. Vergr. 640 : 1

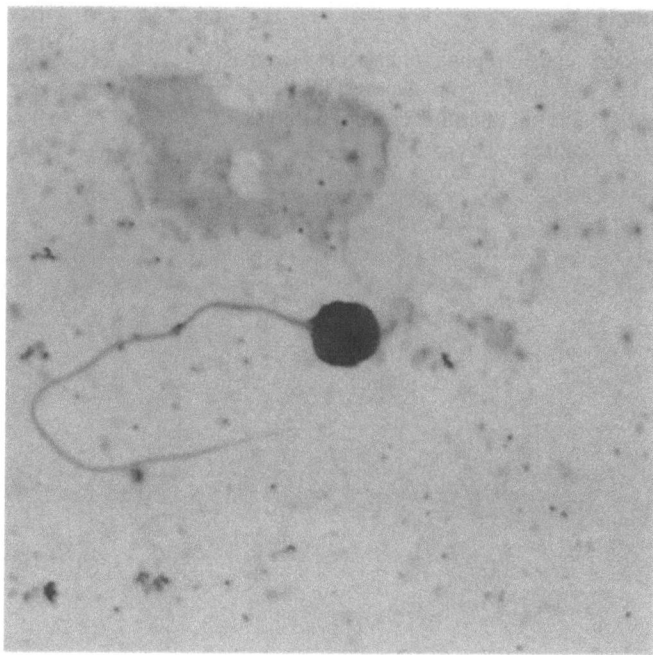

Abb. 111 c

→   Spermatozoon mit eichelförmigem Kopf

▶   Extrem megalozephales Spermatozoon

▷   Mikrozephal-sphärisches Spermatozoon. Papanicolaou, Vergr. 640 : 1

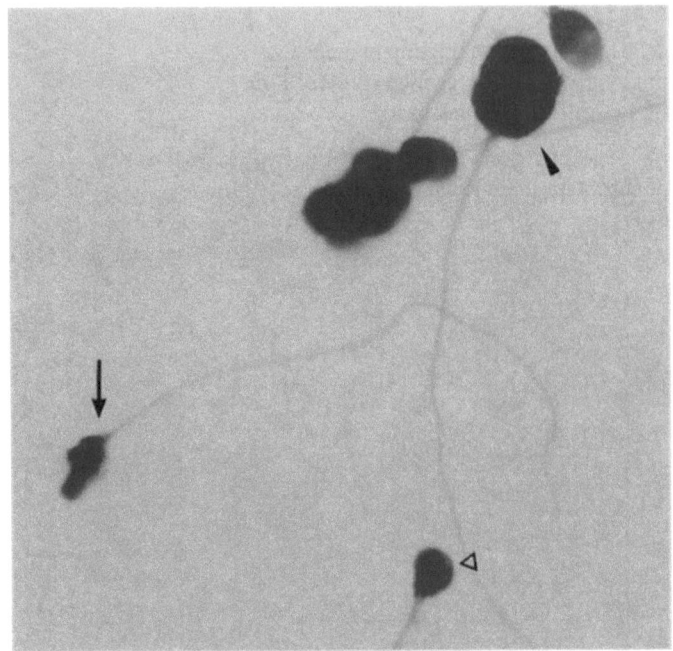

Abb. 111 d

Unreifes, megalozephal-sphärisches Spermatozoon mit einem Zytoplasmarest im Halsbereich und mit asymmetrischem Geißelansatz. Papanicolaou, Vergr. 640 : 1

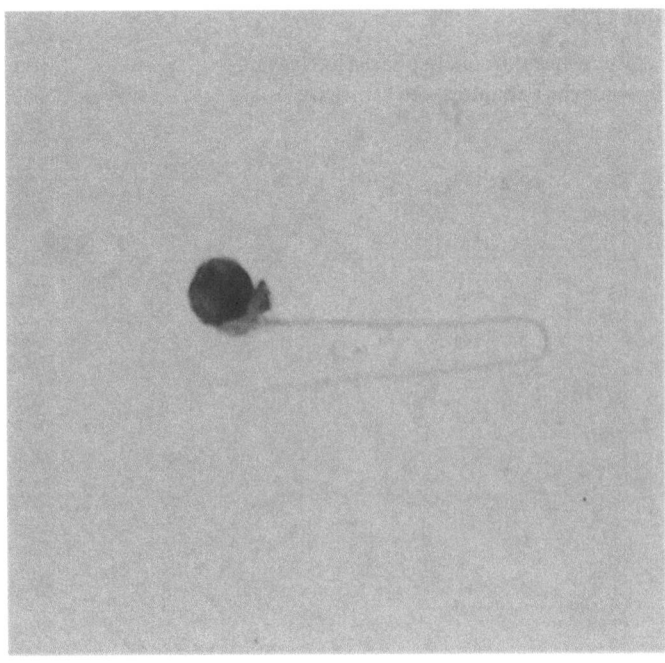

Abb. 111 e

Leicht megalozephal-sphärisches Spermatozoon mit Doppelgeißel. Papanicolaou, Vergr. 640 : 1

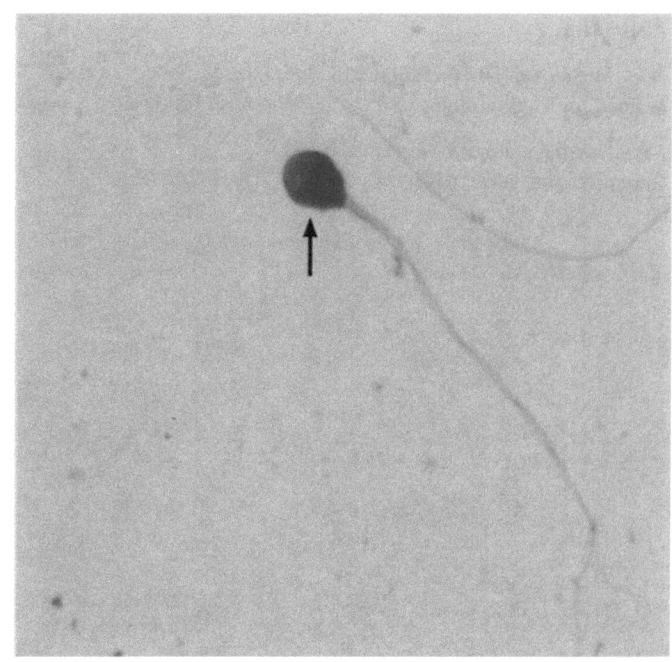

Abb. 111 f

▶   Megalozephales Spermatozoon mit Akrosomwülsten

→   Megalozephal-sphärisches Spermatozoon

▷   Megalozephales Spermatozoon mit asymmetrischem Akrosom

⇒   Normal geformte, reife Spermatozoen. Papanicolaou, Vergr. 640 : 1

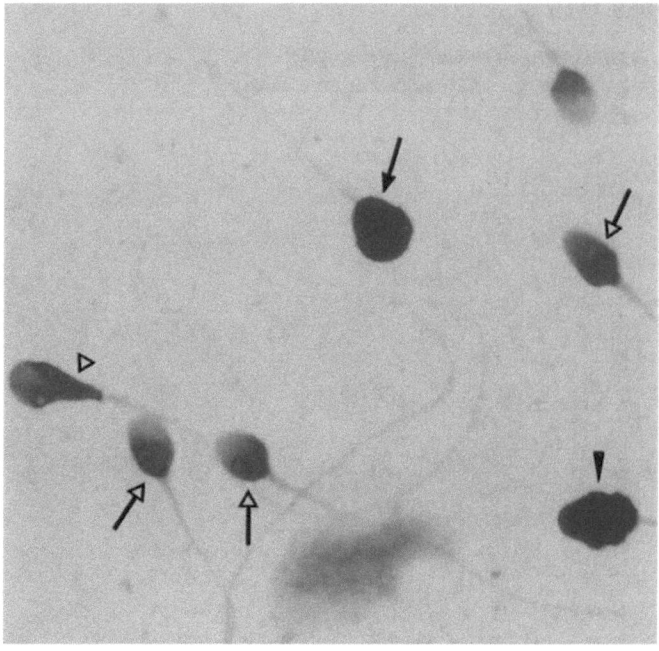

7.1.7
Pseudomegalozephale Spermatozoenformen (Großkopfanomalie 3 = vorgetäuschter Großkopf)

Es handelt sich hier um Zwillingsmißbildungen, die durch Verwachsungen im Kopfbereich einen Großkopf vortäuschen (Abb. 112 a–e).

Abb. 112 a

▶   Megalozephale Zwillinge mit Verwachsungen im Kopfbereich

→   Normal geformtes Spermatozoon. Papanicolaou, Vergr. 640 : 1

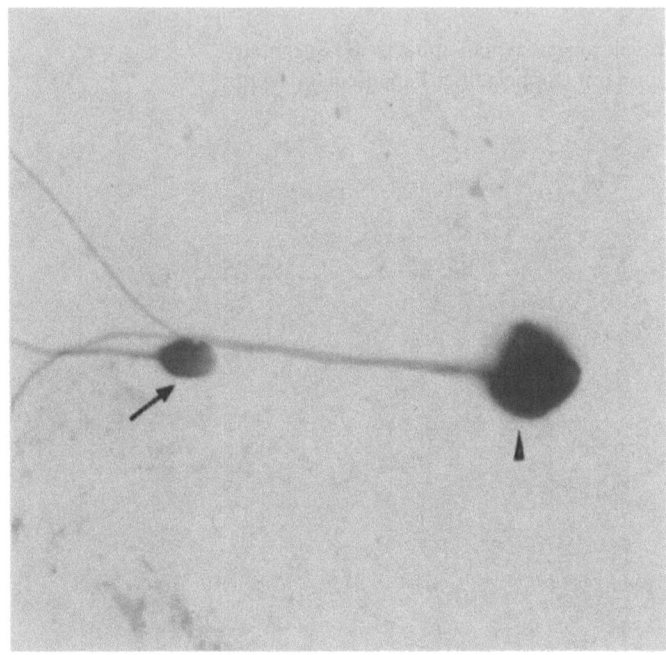

Abb. 112 b

Verwachsungen zweier megalozephalsphärischer Spermatozoen. Papanicolaou, Vergr. 640 : 1

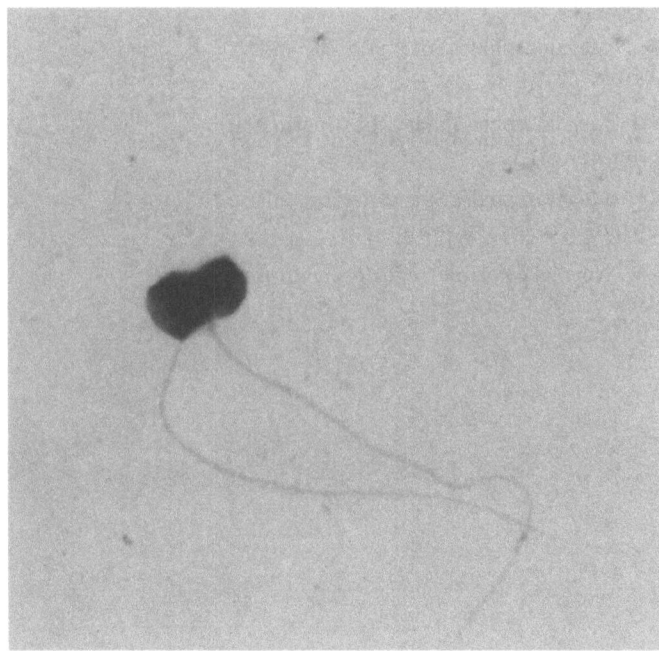

Abb. 112c

Zwillingsbildung durch Verwachsung zweier megalozephal-ovaler Spermatozoen im Bereich des Kopfes und des Halsstückes. Papanicolaou, Vergr. 640 : 1

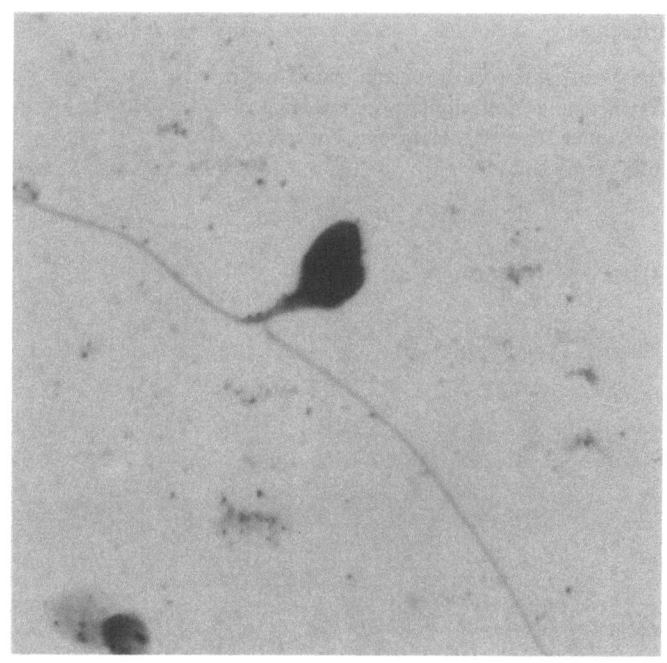

Abb. 112d

▶ Verwachsungen zweier unreifer Spermatozoen mit ovaler Kopfform

→ Normal geformte, reife Spermatozoen. Papanicolaou, Vergr. 640 : 1

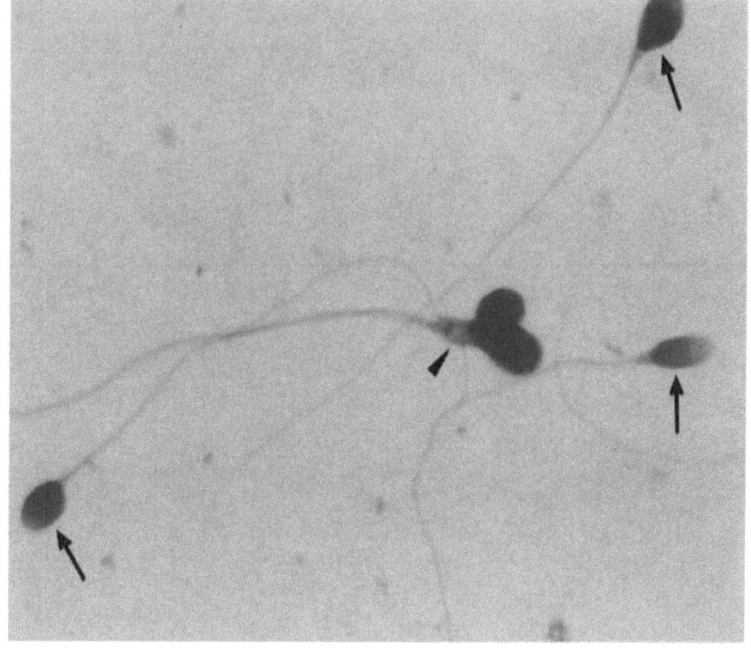

Abb. 112 e

Pseudomegalozephales Spermatozoon durch
Verwachsung (Adhäsion?) zweier normal ze-
phal-sphärischer Spermatozoen. Papanicolaou, Vergr. 640 : 1

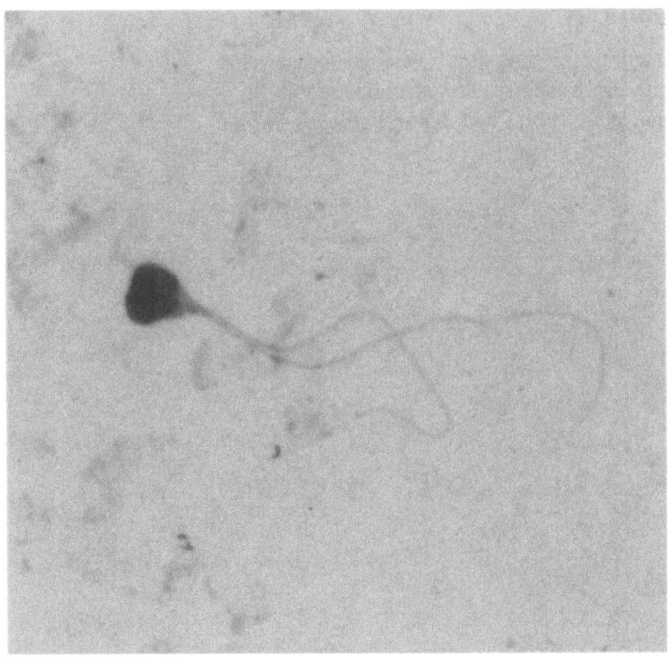

7.1.8
Mikrozephale Spermatozoen
(Kleinkopfanomalie)
(Abb. 113 a–c)

Abb. 113 a

Mikrozephales Spermatozoon mit spitzer Kopfform. Papanicolaou, Vergr. 640 : 1

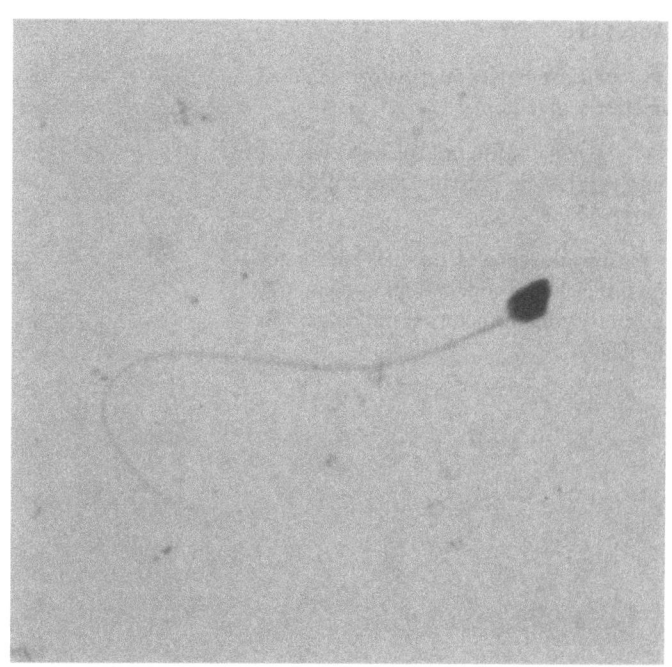

Abb. 113 b

▶   Mikrozephales Spermatozoon mit spitzer Kopfform und Zytoplasmaresten im Bereich des Mittelstückes

→   Megalozephales Spermatozoon mit Akrosomwülsten

▷   Normal geformte Spermatozoen. Papanicolaou, Vergr. 640 : 1

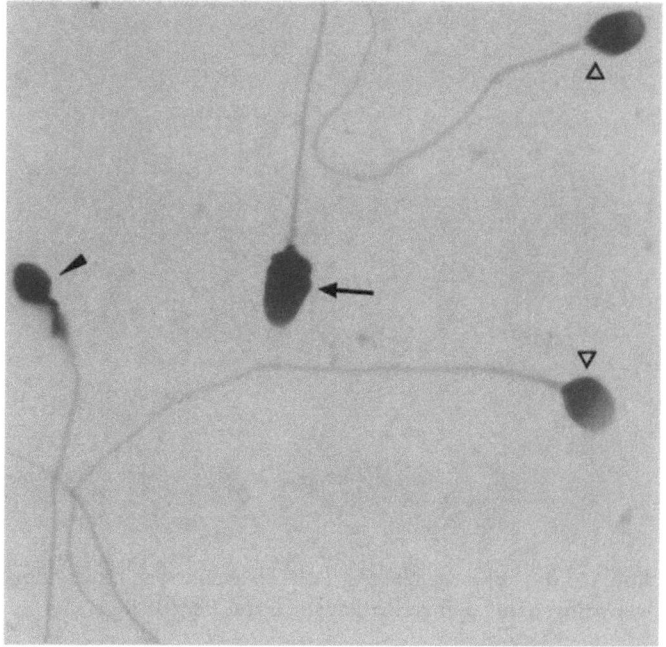

Abb. 113 c

▶   Mikrozephales Spermatozoon mit eichelförmigem Kopf

▷   Spermatozoon mit sphärischem Kopf und verdicktem Halsstück. Papanicolaou, Vergr. 640:1

➡   Megalozephales, unreifes Spermatozoon mit eichelförmigem Kopf und einem großen Zytoplasmakörper mit eingerollter Geißel

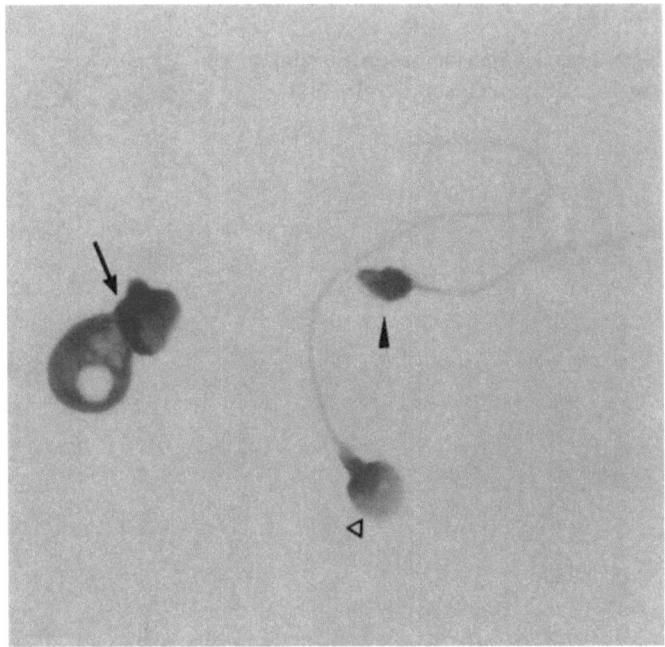

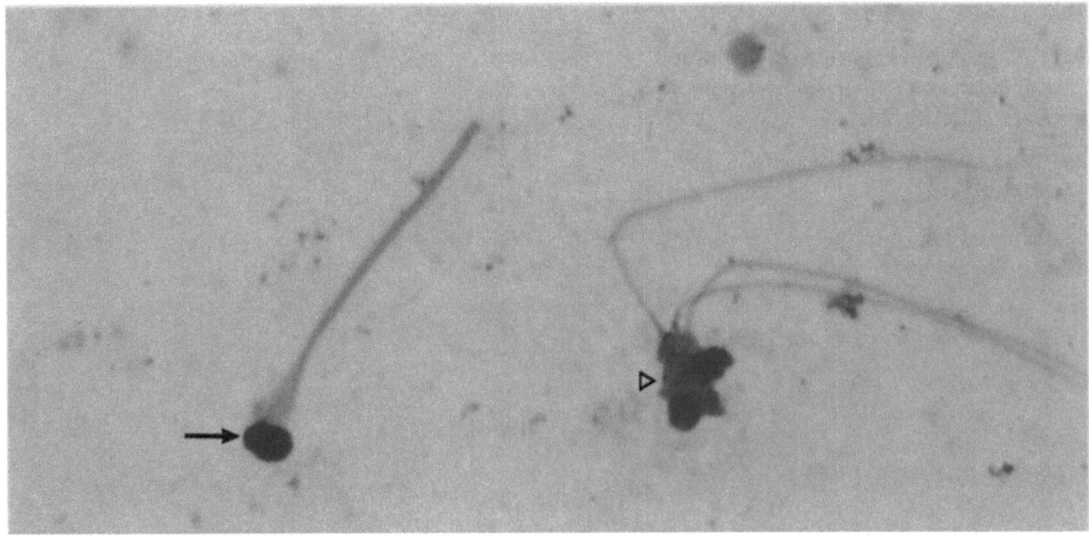

Abb. 113 d   Mikrozephal-sphärische Spermatozoen mit Zwillings- (➡) und Mehrlingsbildungen (▷) durch Verwachsungen im Kopfbereich. Papanicolaou, Vergr. 640:1

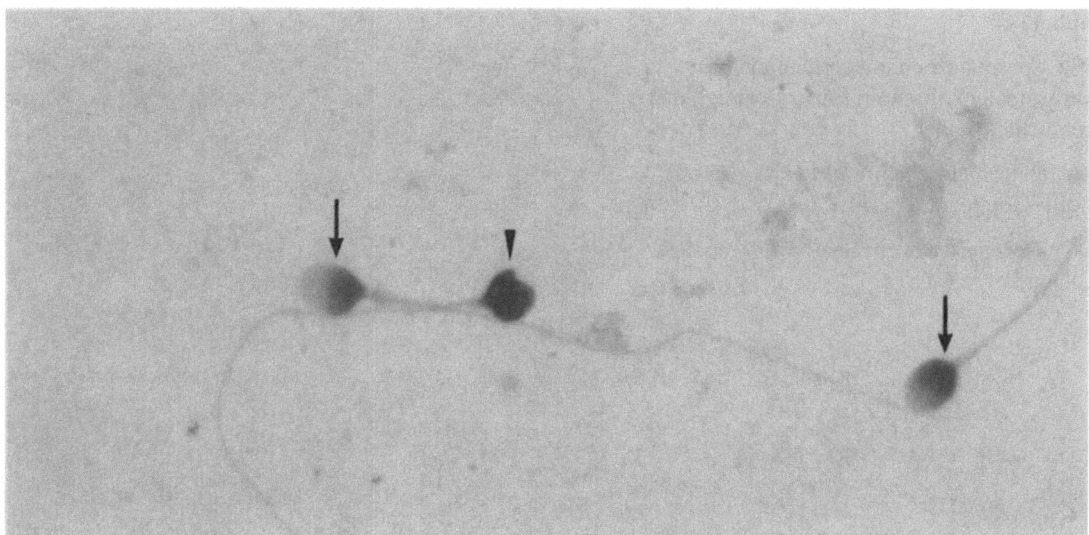

Abb. 113 e

▶   Mikrozephales Spermatozoon mit eichelförmiger Kopfanomalie

→   Normal geformte reife Spermatozoen mit ovalem Kopf. Papanicolaou, Vergr. 640 : 1

7.1.9
Atypische Kopfformen)
(Abb. 114 a–k)

Abb. 114 a

▶   Spermatozoon mit verjüngtem post-akrosomalem Abschnitt (birnenförmig) und geknickter Geißel

→   2 normal geformte Spermatozoen mit ovaler Kopfform

▷   Degeneriertes Spermatozoon. Papanicolaou, Vergr. 640 : 1

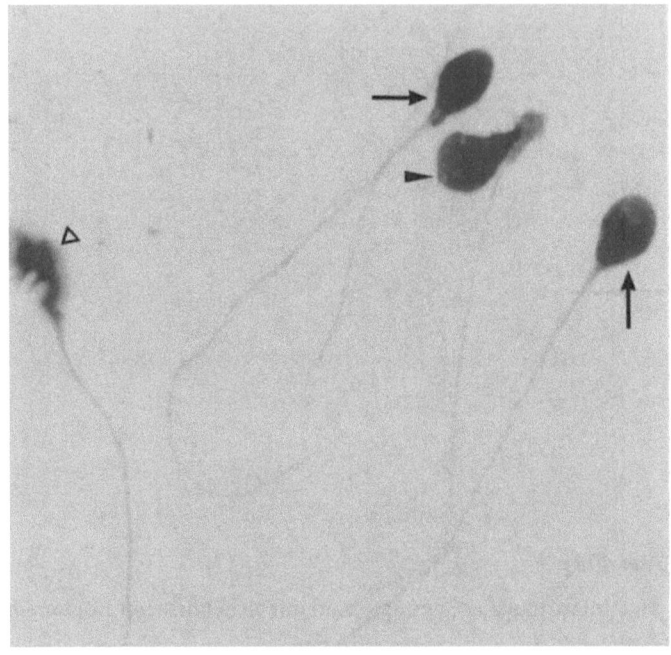

Abb. 114 b

▶   Spermatozoon mit eichelförmigem Kopf

→   Spermatozoon mit normal ovalgeformtem Kopf und supranukleären Vakuolen. Papanicolaou, Vergr. 640 : 1

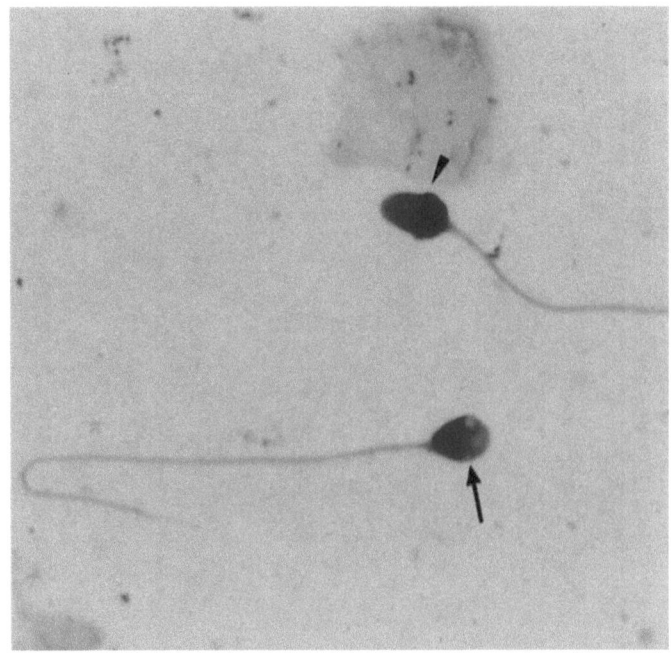

Abb. 114 c

Spermatozoon mit wulstförmigen Akro-
somanomalien (Eichelform). Papanicolaou,
Vergr. 640 : 1

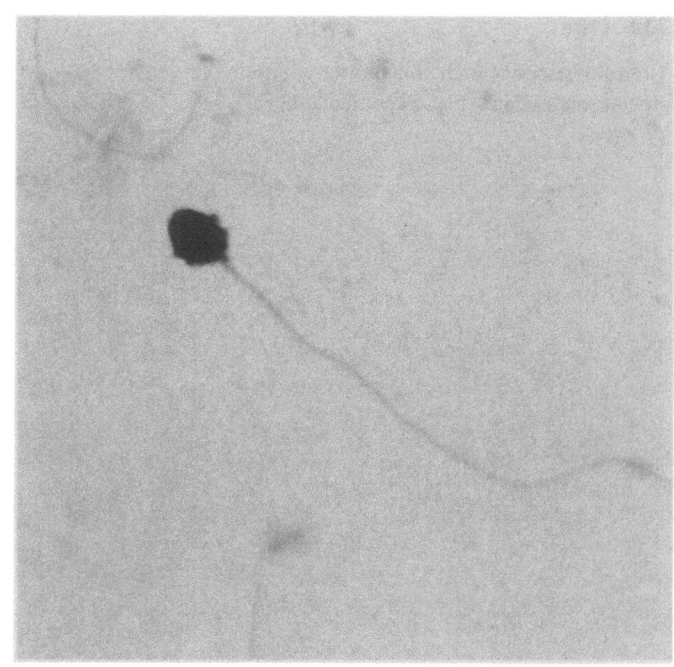

Abb. 114 d

Spermatozoon mit Kopfwülsten im postakrosomalen Abschnitt und deutlich erkennbaren Vakuolen. Papanicolaou, Vergr. 640 : 1

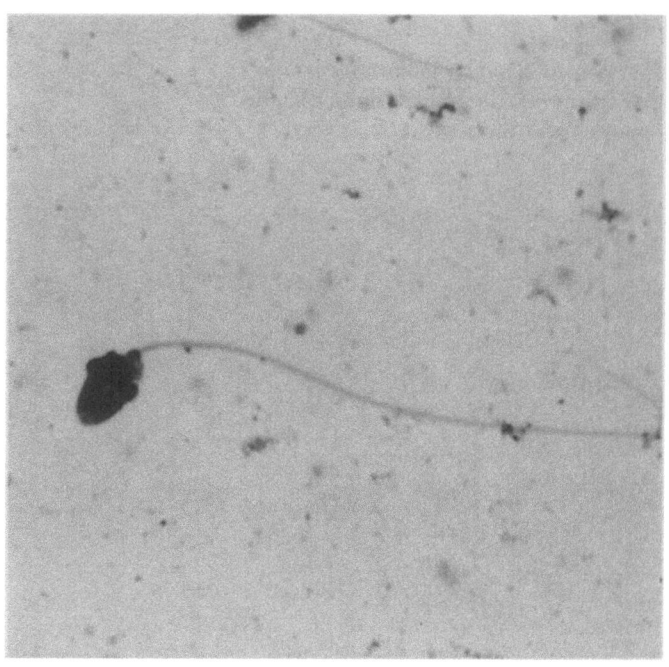

Abb. 114 e

Charakteristische Eichelform mit nur einem postakrosomalen Wulst. Papanicolaou, Vergr. 640 : 1

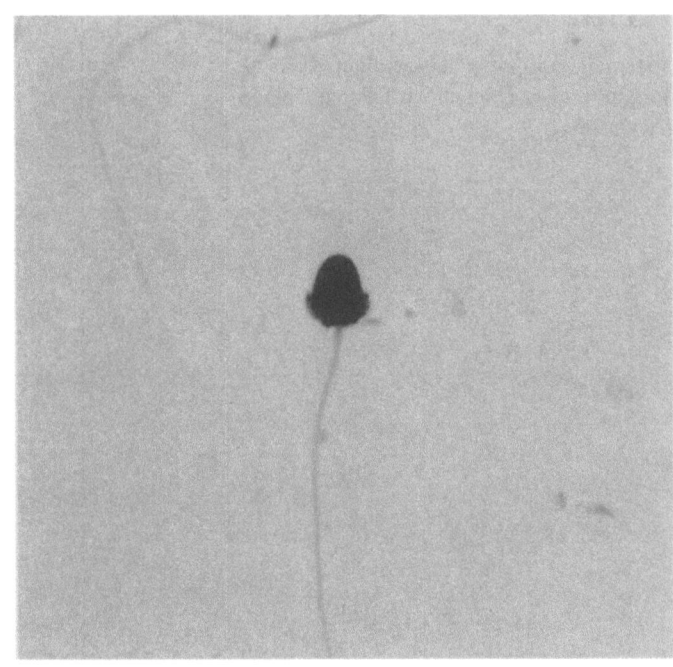

Abb. 114 f

Spermatozoon mit birnenförmigem Kopf und einer großen supranukleären Vakuole. Papanicolaou, Vergr. 640 : 1

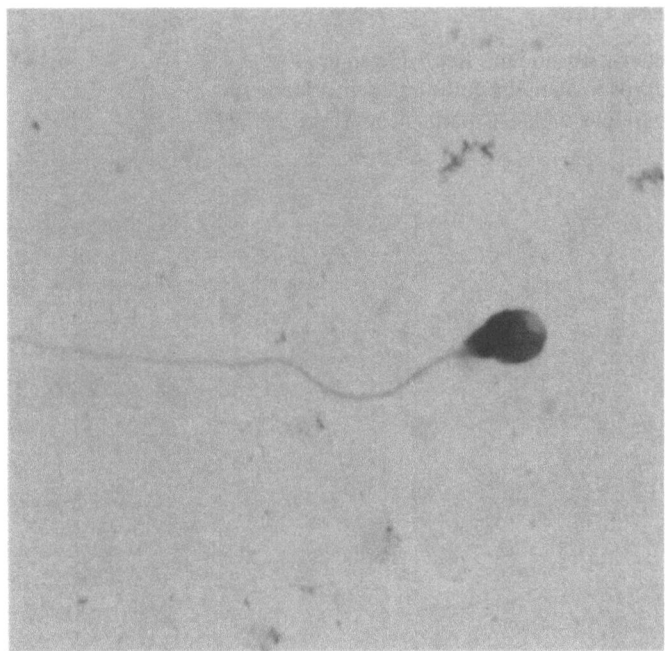

Abb. 114 g

Spermatozoon mit typisch birnenförmigem
Kopf. Papanicolaou, Vergr. 640 : 1

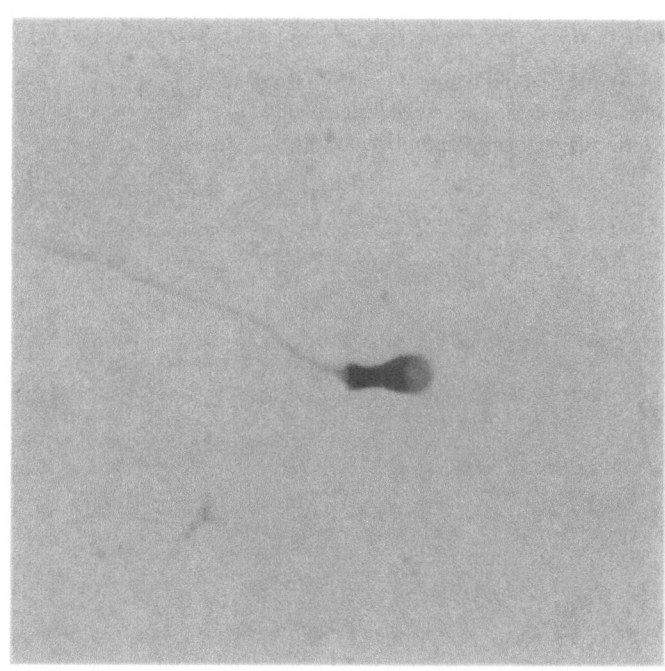

Abb. 114 h

Spermatozoon mit tropfenförmigem Kopf.
Papanicolaou, Vergr. 640 : 1

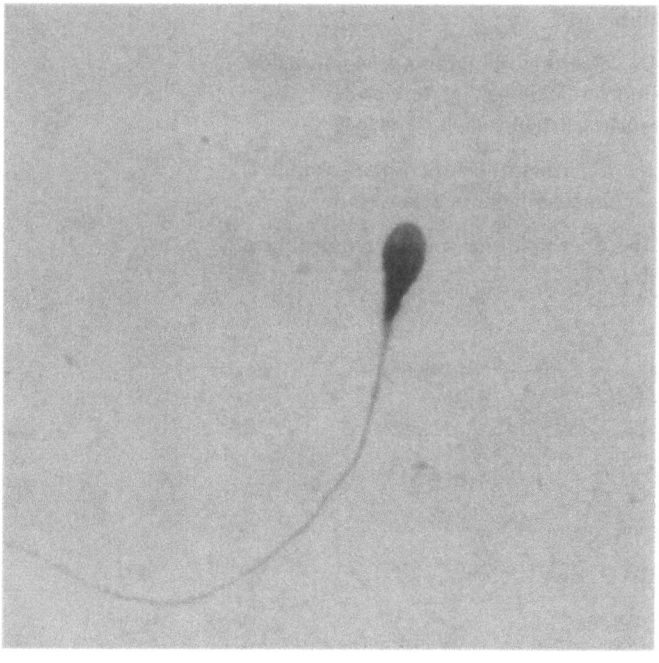

Abb. 114 i

Spermatozoon mit tropfenförmigem Kopf
und asymmetrisch ansetzender Geißel.
(Golfschlägerform) Papanicolaou, Vergr.
640 : 1

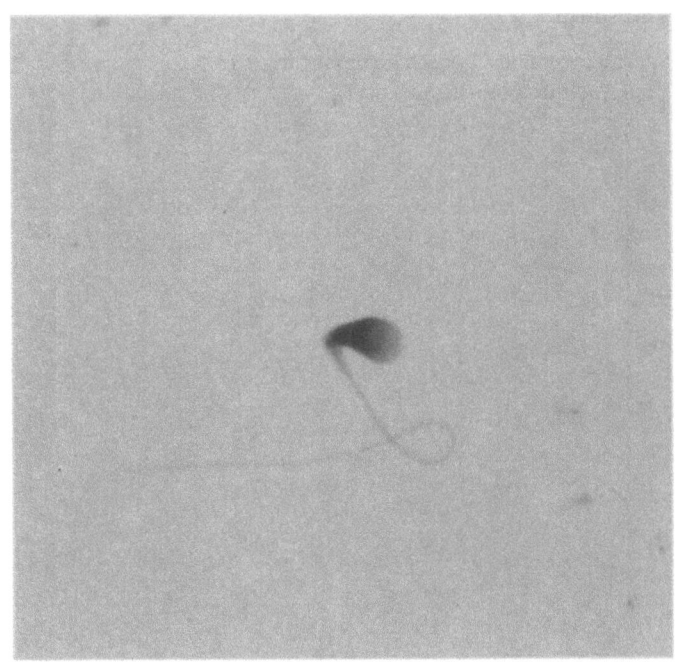

Abb. 114 k

▷   Spermatozoon mit Akrosomwülsten
und Verdickungen im Bereich des Halsstückes. Papanicolaou, Vergr. 640 : 1

▶   Spermatozoon mit ovalem Kopf und
asymmetrischem Geißelansatz

→   Spermatozoon mit tropfenförmigem
Kopf

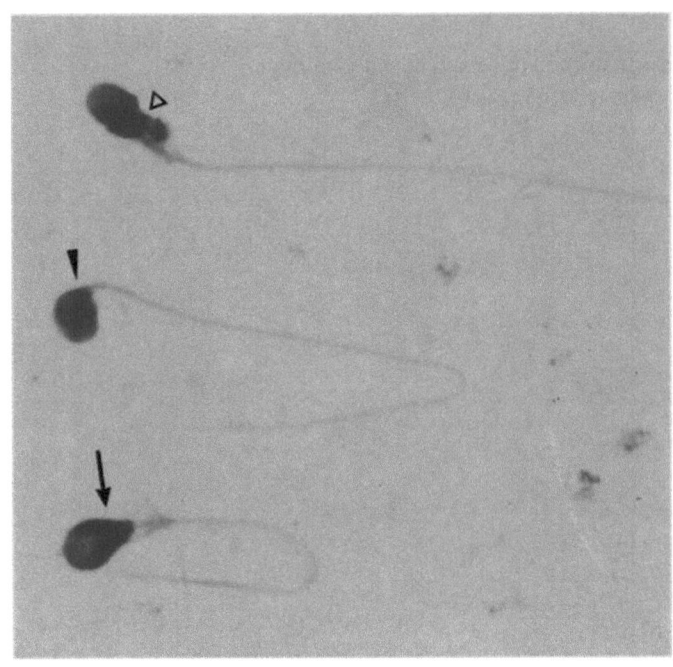

7.1.10
Kernanomalien und akrosomale Mißbildungen

Es handelt sich hierbei um Störungen der Spermatidendifferenzierung, die entweder den hals-

nahen, dunkler gefärbten Kernanteil des Spermatozoons oder das polständige, heller gefärbte, in der Seitenansicht verjüngte Akrosom betreffen.

Derartige Spermatozoen sind mit Sicherheit nicht penetrationsfähig (Abb. 115 a–d).

Abb. 115 a

Mikrozephales Spermatozoon mit Kernrudiment und atypischer Akrosomform. Papanicolaou, Vergr. 640 : 1

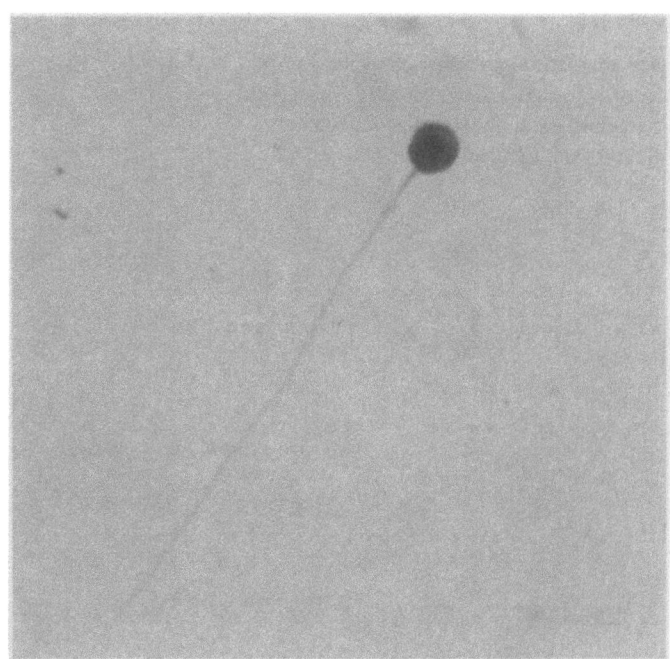

Abb. 115 b

Spermatozoon mit asymmetrischem Akrosom und verdicktem Halsstück. Papanicolaou, Vergr. 640 : 1

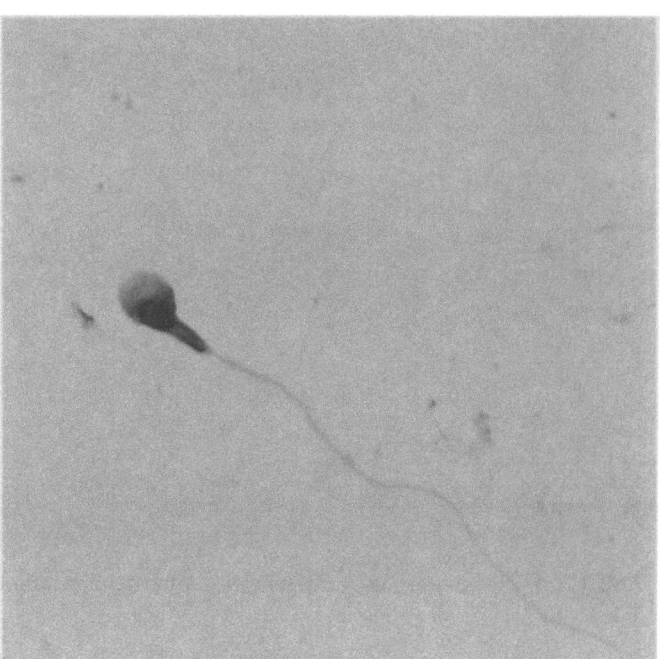

Abb. 115 c

Spermatozoon mit atypisch ovaler Kopfform, Anomalien im Kern- und Akrosombe-
reich und einer endständig eingerollten
Geißel. Papanicolaou, Vergr. 640 : 1

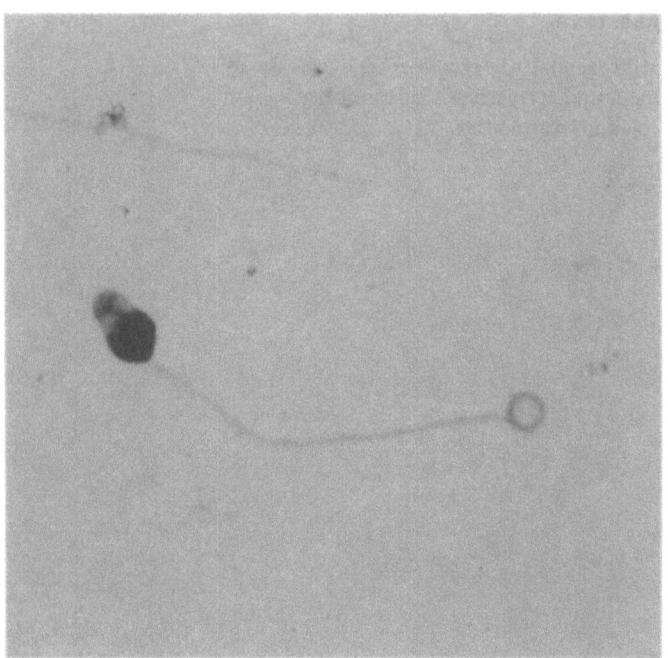

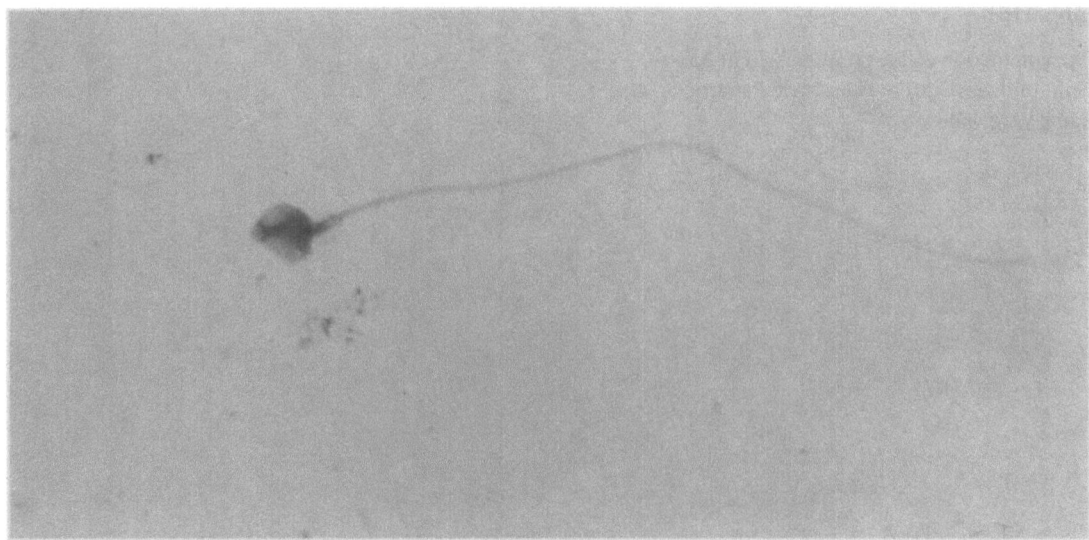

Abb. 115 d Spermatozoon mit trigonaler Kopfform und rudimentärem, säulenförmigem Kern. Papanicolaou,
Vergr. 640 : 1

7.1.11
Spermatozoen mit Mißbildungen im Bereich des Schwanzes (der Geißel)
(Abb. 116 a–f)

Abb. 116 a

Spermatozoon mit spitzem, vakuolisiertem Kopf und 2 Geißeln mit knotenförmigen Auflagerungen. Papanicolaou, Vergr. 640 : 1

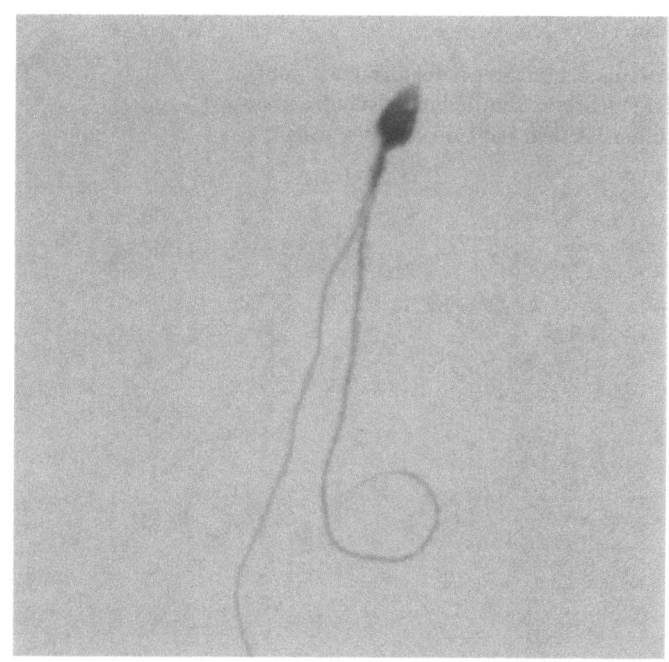

Abb. 116 b

Spermatozoon mit normal geformtem Kopf, Zytoplasmaresten im Bereich des Mittelstückes und doppelter Geißelanlage. Papanicolaou, Vergr. 640 : 1

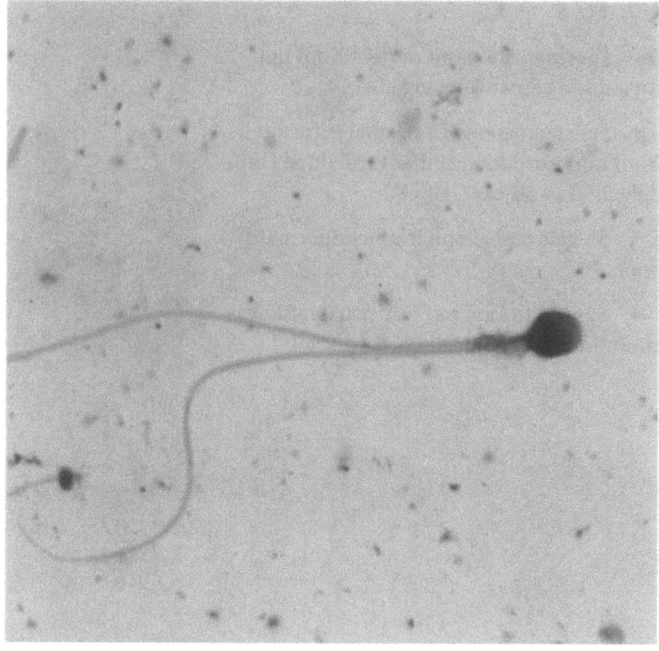

Abb. 116 c

Spermatozoon mit tropfenförmigem Kopf
und mehreren zum Teil mittelständig eingerollten Geißeln. Papanicolaou, Vergr. 640 : 1

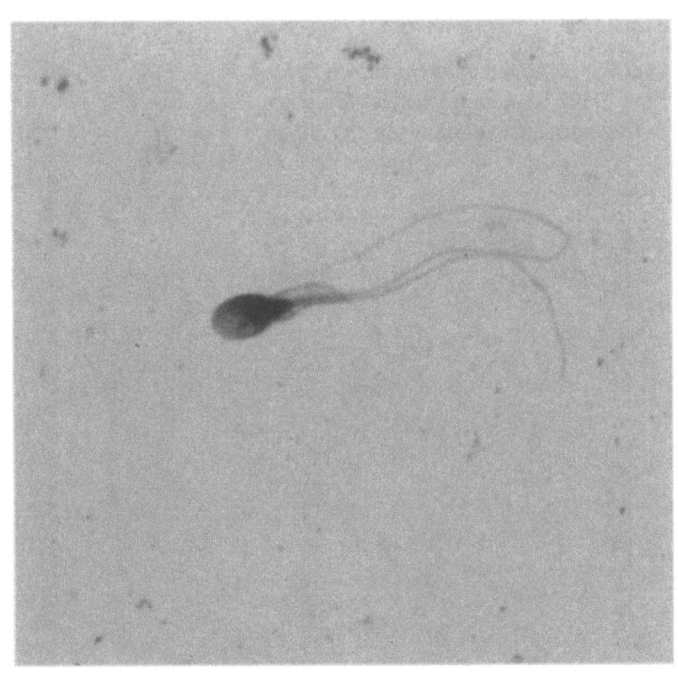

Abb. 116 d

▶   Spermatozoon mit ovalem Kopf und
Ausbildung einer Doppelgeißel

➔   Spermatozoon mit normal geformtem
Kopf und Ausbildung einer verdrillten Doppelgeißel (= „dicke Geißel")

▷   Megalozephal-sphärisches Spermatozoon

➔   Spermatozoon mit trapezartiger Kopfmißbildung. Papanicolaou, Vergr. 640 : 1

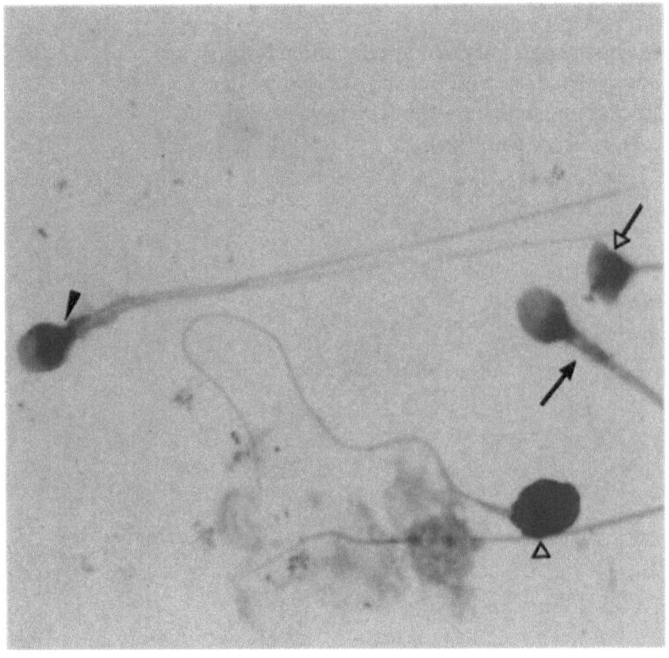

Abb. 116 e

▶   Spermatozoon mit unterschiedlich dichtem Kernchromatin („Kernflecken") und mehreren, verwachsenen Geißelrudimenten

➔   Spermatozoon mit hypochromatischem, trapezförmigem Kopf und mit zwei teilweise verwachsenen Geißeln. Papanicolaou, Vergr. 640 : 1

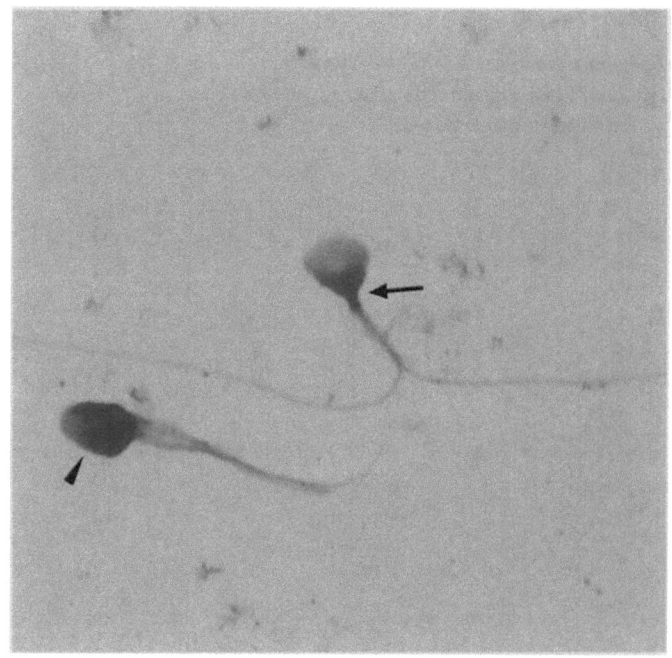

Abb. 116 f

▷   Normal geformte Spermatozoen

▶   Spermatozoon mit tropfenförmigem Kopf und einer endständig eingerollten Geißel

➔   Spermatozoon mit wulstförmiger Kopfmißbildung, geknicktem Geißelansatz und einer mittelständig aufgerollten Geißel

⇾▷   Spermatozoon mit eben angedeutetem Akrosomwulst, Verdickung des Mittelstücks und geknicktem Geißelabgang. Papanicolaou, Vergr. 640 : 1

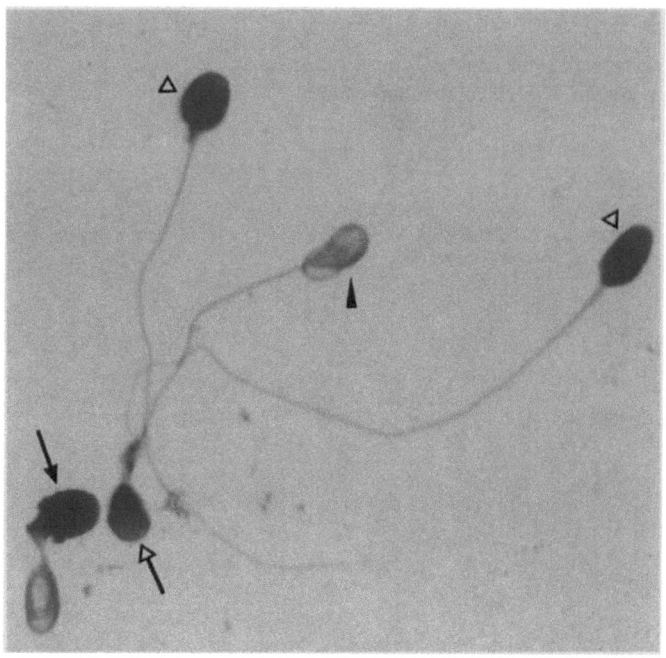

7.2
Zellen aus dem Germinalepithel des Hodentubulus

7.2.1
Spermatogonien
(Abb. 117 a und b)

Abb. 117 a

Spermatogonie des Ad-Typus (Typus A, d = dark) mit charakteristischer Kernvakuole. Papanicolaou, Vergr. 640 : 1

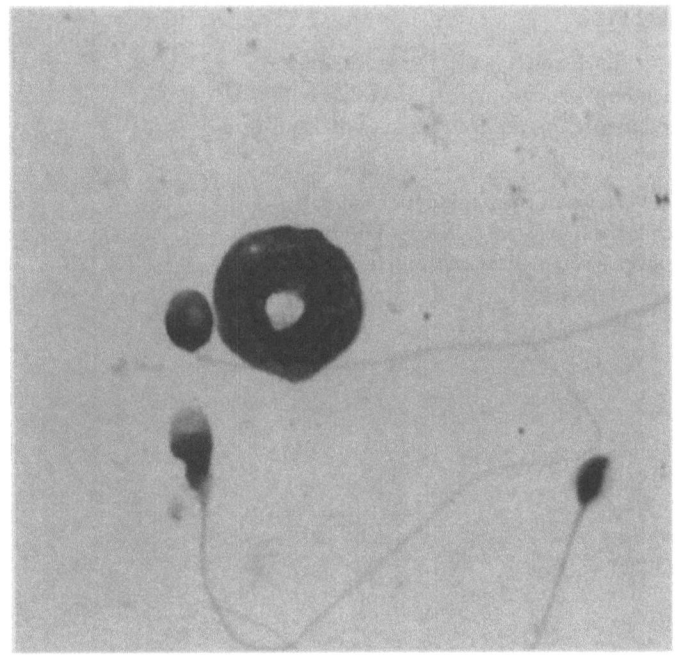

Abb. 117 b

Spermatogonie des Ap-Typus (Typus A, p = pale). Papanicolaou, Vergr. 640 : 1

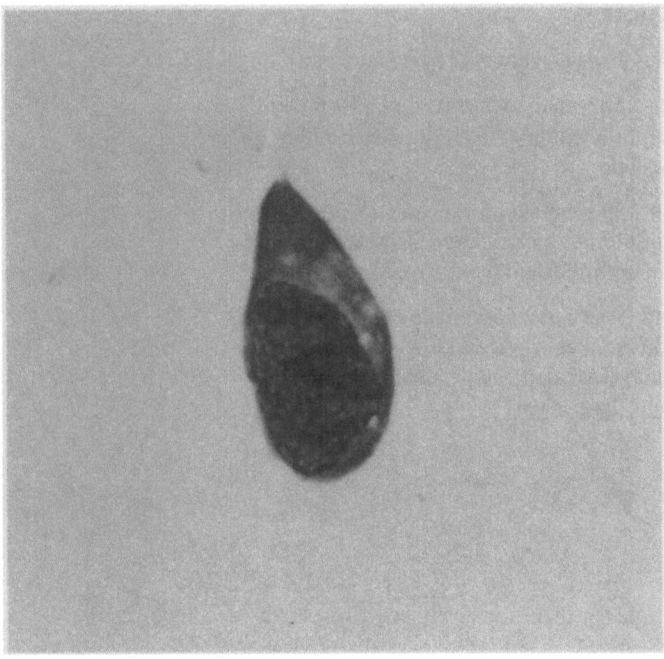

7.2.2
Spermatozyten
(Abb. 118 a–l)

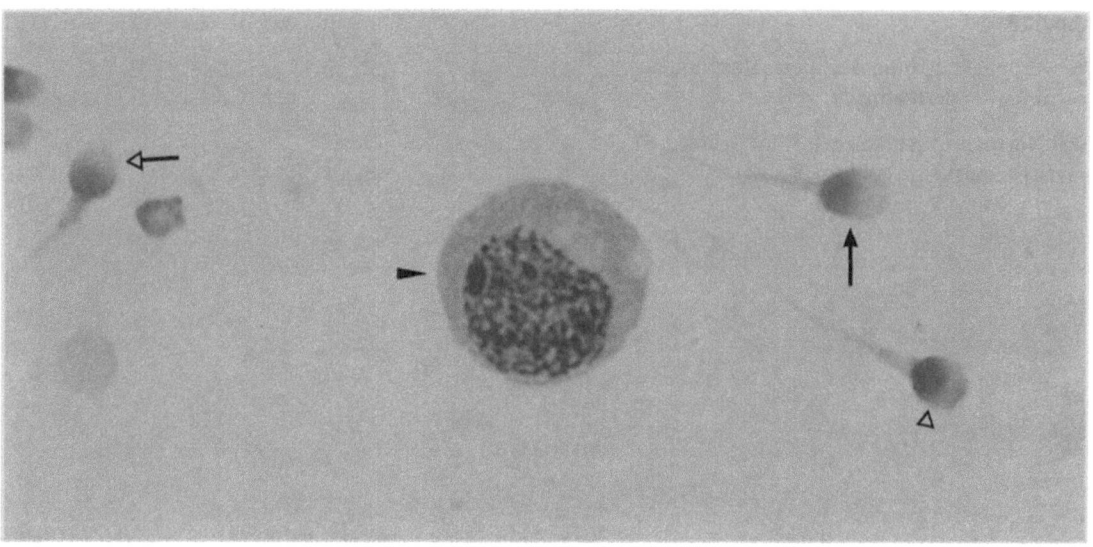

Abb. 118 a

▶   Frühes Prophasestadium des Spermatozyten (= primärer Spermatozyt)

⟶   Normales Spermatozoon

▷   Angedeutete und ⟶▷ voll ausgebildete sphärische Kopfform (Akrosomdefekt wahrscheinlich). May-Grün-wald-Giemsa, Vergr. 640 : 1

Abb. 118 b

▶   Prophasestadium des Spermatozyten I
(= primärer Spermatozyt)

→   Normale Spermatozoen. May-Grünwald-Giemsa, Vergr. 640 : 1

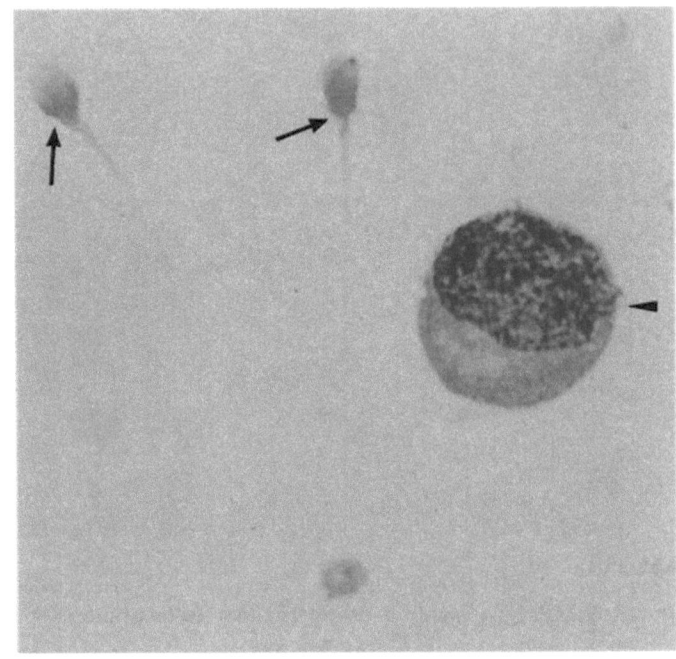

Abb. 118 c

Pachytärer Spermatozyt mit rundem Kern.
May-Grünwald-Giemsa, Vergr. 640 : 1

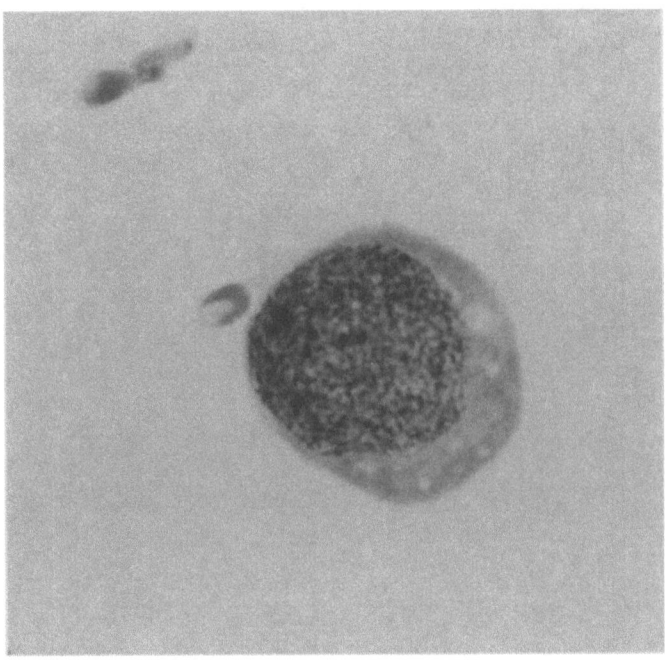

Abb. 118 d

Pachytärer Spermatozyt (→) mit atypisch
halbmondförmigem Kern. May-Grünwald-
Giemsa, Vergr. 640 : 1

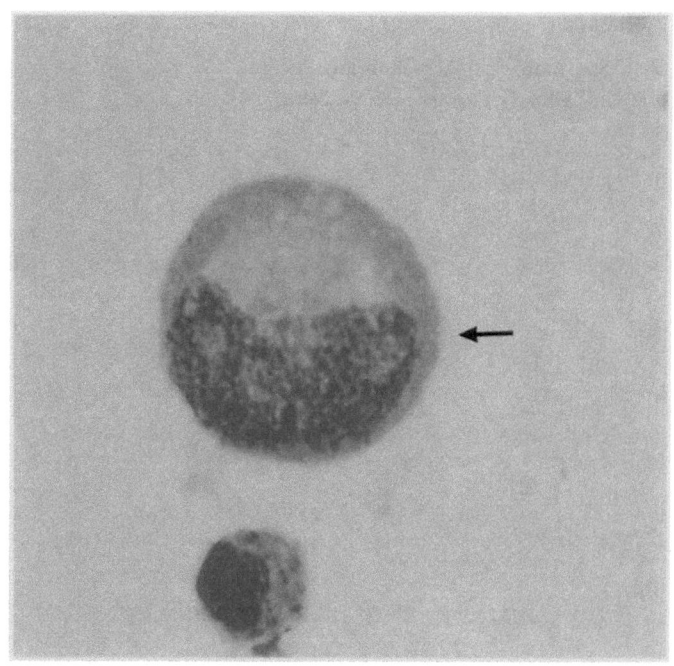

Abb. 118 e

▶   Degenerierender pachytärer Spermatozyt. May-Grünwald-Giemsa, Vergr. 640 : 1

→   Segmentierter Leukozyt

▷   Dreikernige Spermatide

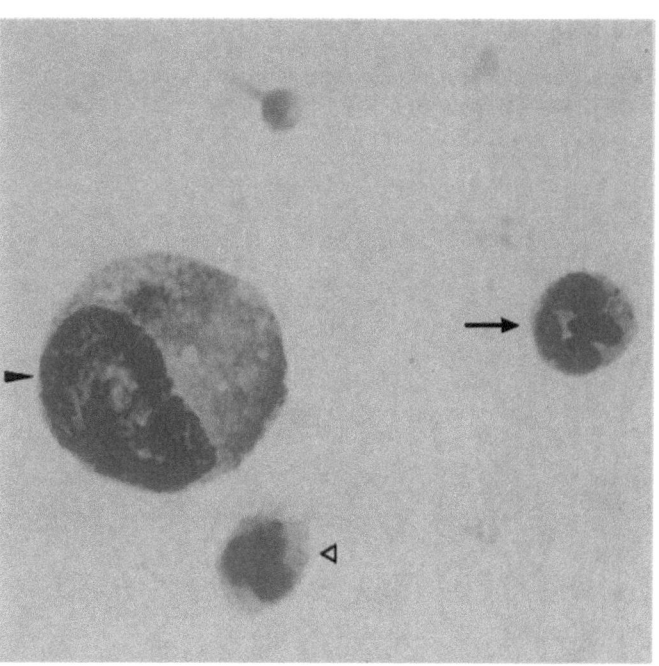

Abb. 118 f

▶   Spermatozyten II (sekundäre Spermatozyten). May-Grünwald-Giemsa, Vergr. 640 : 1

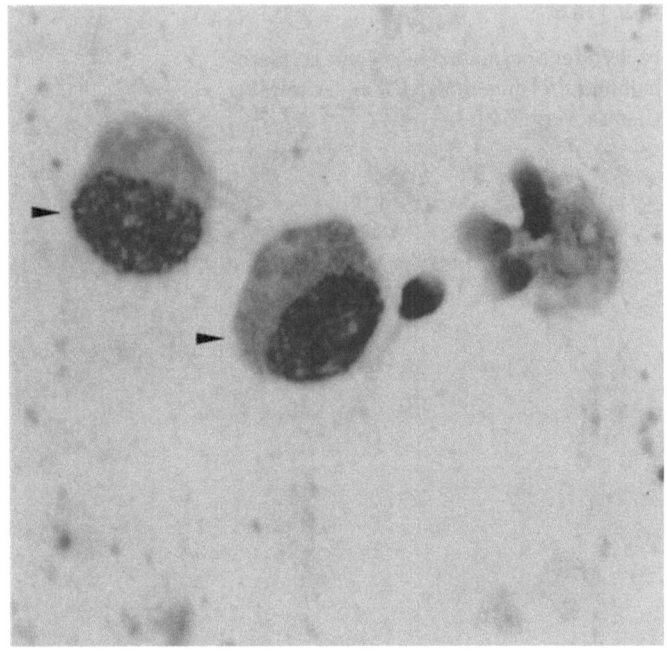

Abb. 118 g

Degenerierender Spermatozyt. May-Grünwald-Giemsa, Vergr. 640 : 1

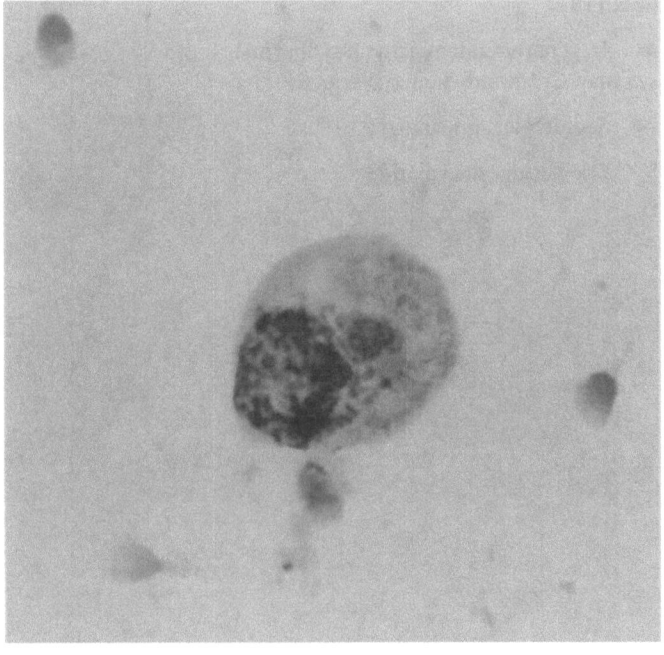

Abb. 118 h

Degenerierender Spermatozyt mit beginnender Kernpyknosis und Vakuolisierung des Zytoplasmas. May-Grünwald-Giemsa, Vergr. 640 : 1

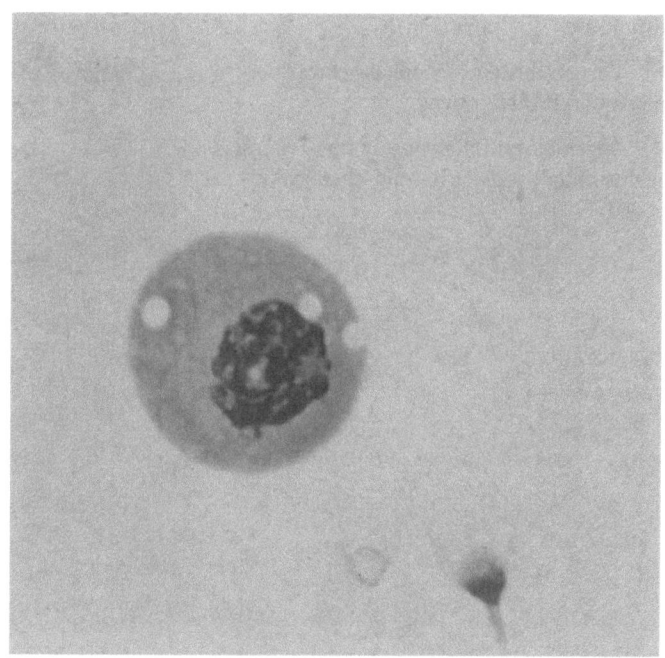

Abb. 118 i

▶   Spermatozyt II in Teilung
(= Telophase I)

→   Normales Spermatozoon

▷   Normales Spermatozoon und Kernvakuole

⇨   Spermatozoon mit „Fallschirm-Kopf".
May-Grünwald-Giemsa, Vergr. 640 : 1

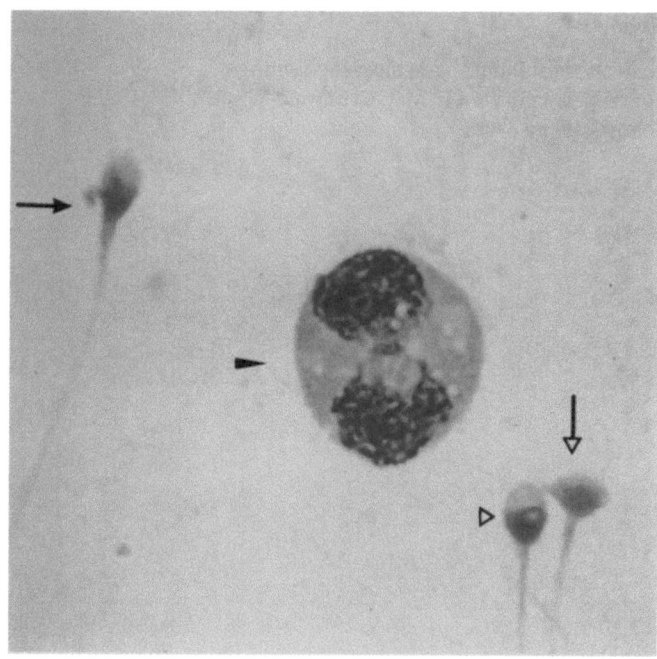

Abb. 118 k

▶ Fortgeschrittene Telophase eines Spermatozyten II (links oben)

⟶ Spermatozyt II, unvollständige Teilung (rechts unten). May-Grünwald-Giemsa, Vergr. 640 : 1

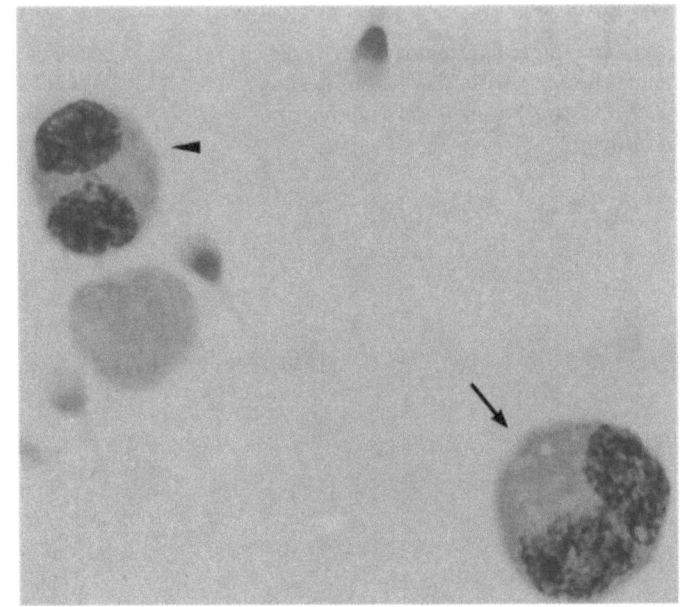

Abb. 118 l

Nahezu vollständig abgeschlossene Teilung eines Spermatozyten II. May-Grünwald-Giemsa, Vergr. 640 : 1

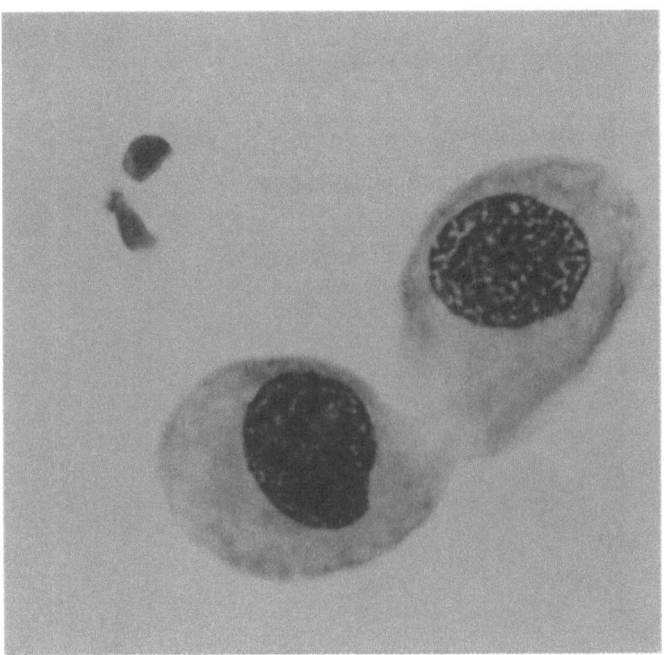

7.2.3
Spermatiden
(Abb. 119 a–c)

Abb. 119 a

▷   Megalozephales Spermatozoon mit verdicktem Halsstück

→   Spermatozoon mit sphärischer Kopfform

▶   Frühes Spermatidenstadium

⇢   Normales Spermatozoon. Papanicolaou, Vergr. 640 : 1

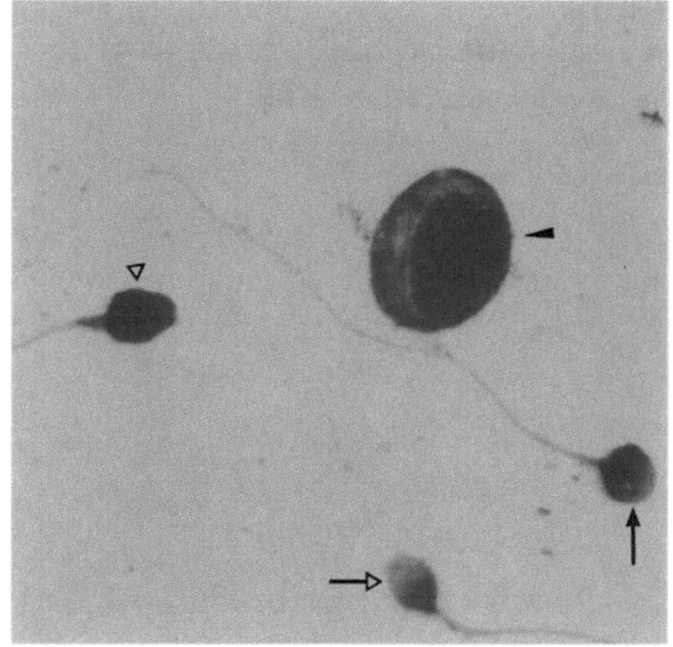

Abb. 119 b

Degenerierende, frühe Spermatide mit pyknotischem Kern. May-Grünwald-Giemsa,
Vergr. 640 : 1

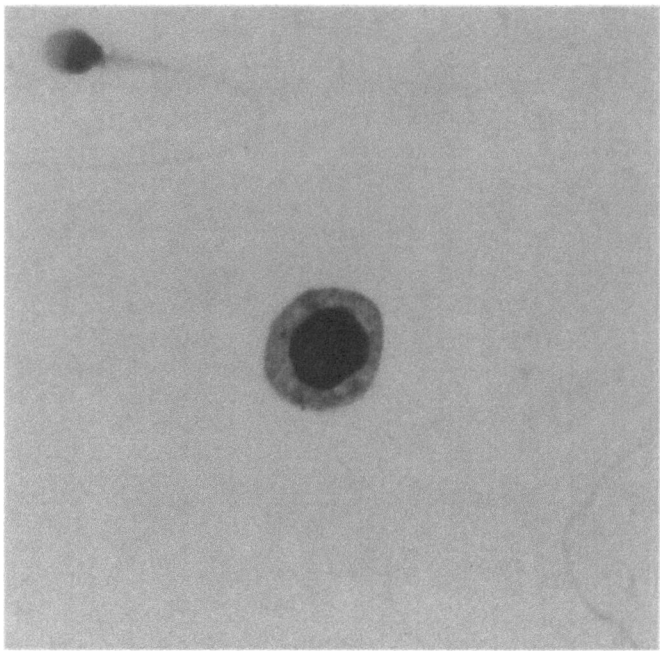

Abb. 119 c

▶   Frühes Spermatidenstadium

→   Spermatozoon mit längsovalem Kopf

▷   Spermatozoon mit abgerundetem Kopf.
Papanicolaou, Vergr. 640 : 1

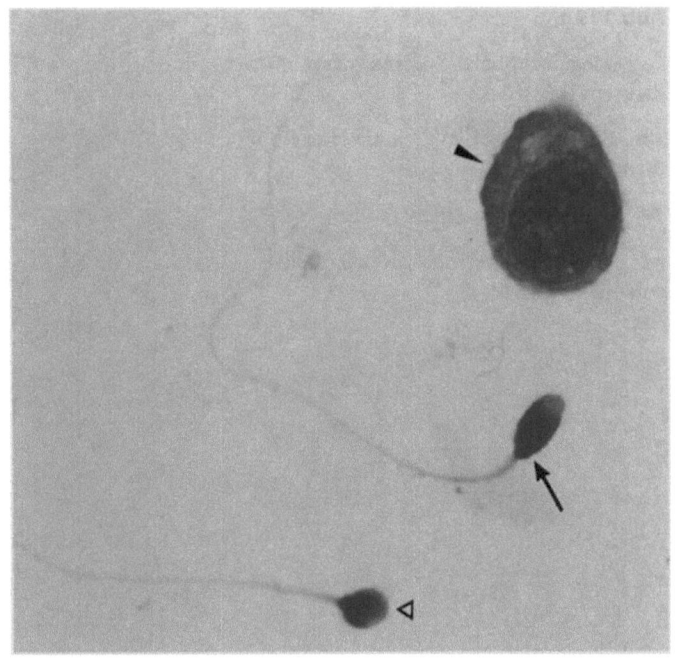

7.2.4
Pathologisch veränderte Zellformen des Germinalepithels
(Abb. 120 a–f)

Abb. 120 a

Pathologische Riesenzellform (▶) einer Spermatide. May-Grünwald-Giemsa, Vergr. 640:1

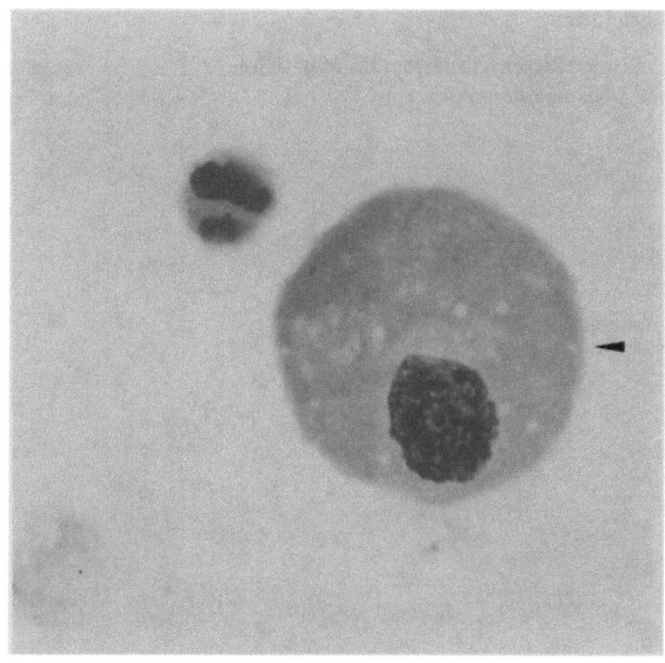

Abb. 120 b

Doppelkernige Riesenzellform einer Spermatide mit zahlreichen Vakuolen. May-Grünwald-Giemsa, Vergr. 640:1

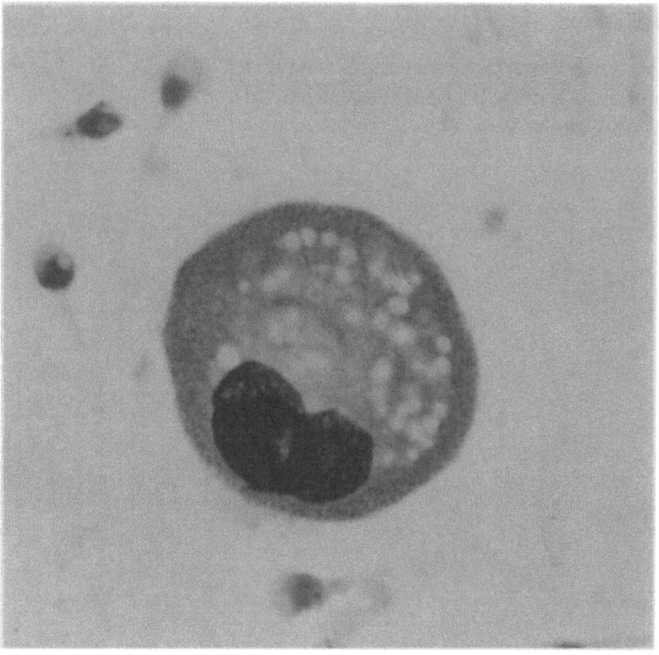

Abb. 120 c

3-kernige Riesenzellspermatide. May-Grünwald-Giemsa, Vergr. 640 : 1

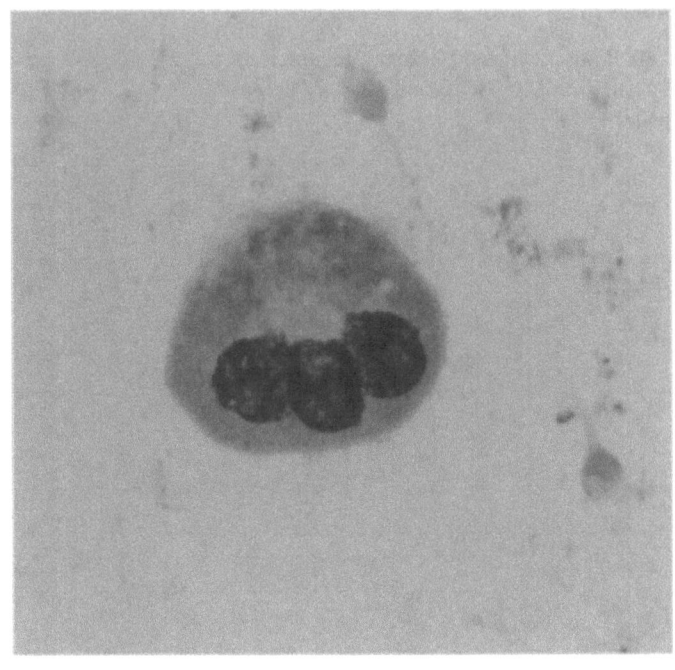

Abb. 120 d

3-kerniges Spermatidenstadium mit typisch
polarer Kernlage (Riesenzelle). May-Grünwald-Giemsa, Vergr. 640 : 1

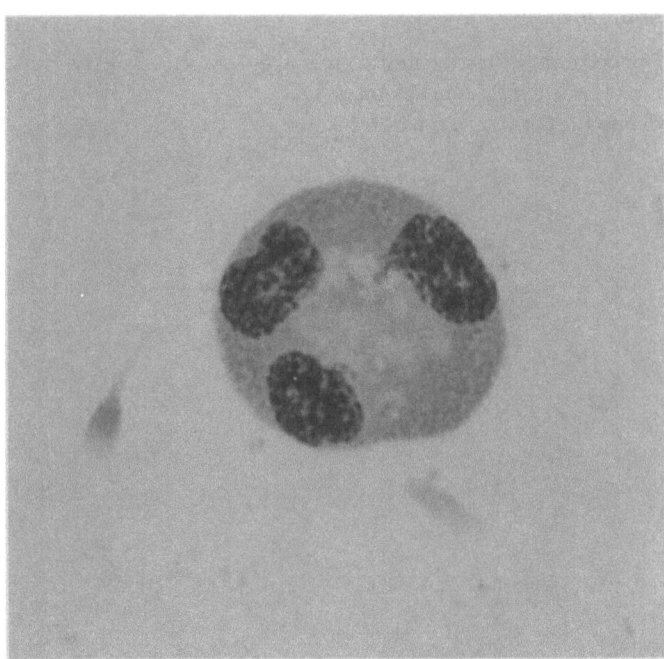

Abb. 120 e

4-kerniges Spermatidenstadium mit polarer Kernlage (Riesenzelle). May-Grünwald-Giemsa, Vergr. 640 : 1

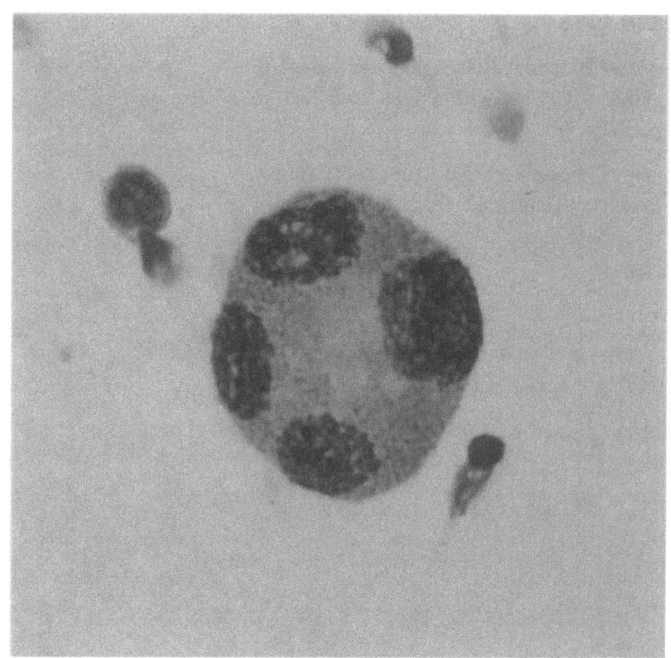

Abb. 120 f

Vielkernige Riesenzelle (Spermatidenstadium). May-Grünwald-Giemsa, Vergr. 640 : 1

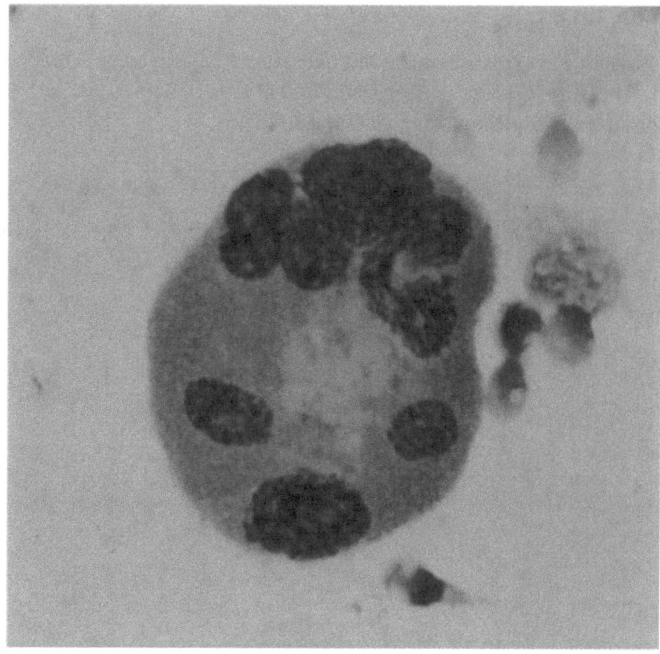

7.2.5
Degenerierende Riesenzellformen
mit fortschreitender Kernausstoßung
(Abb. 121 a–g)

Abb. 121 a

▶   Einkernige Riesenzelle mit polar lie-
gendem, pyknotischem Kern und stark vakuolisiertem Zytoplasma

→   Segmentkerniger Leukozyt (Granulo-
zyt). May-Grünwald-Giemsa, Vergr. 640:1

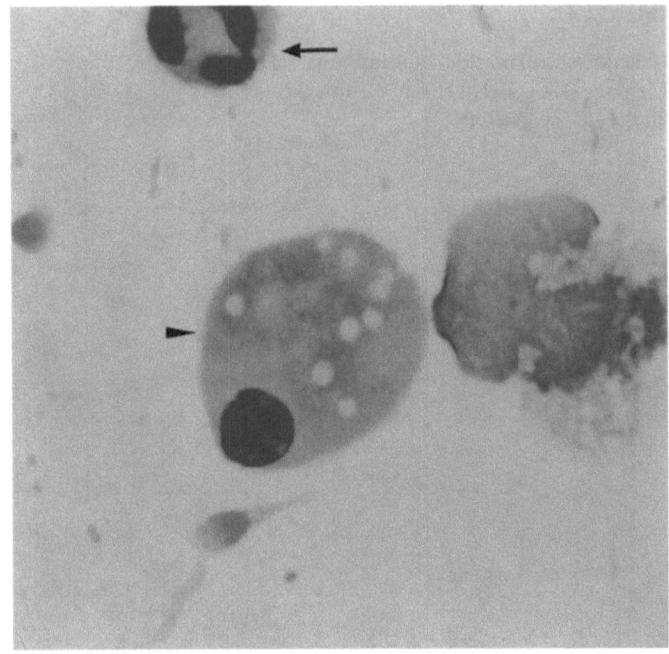

Abb. 121 b

3-kernige Spermatidenform mit extremer
Kernpyknosis (sehr kleine Kerne) und gra-
nulärem Zytoplasma. May-Grünwald-Giemsa, Vergr. 640:1

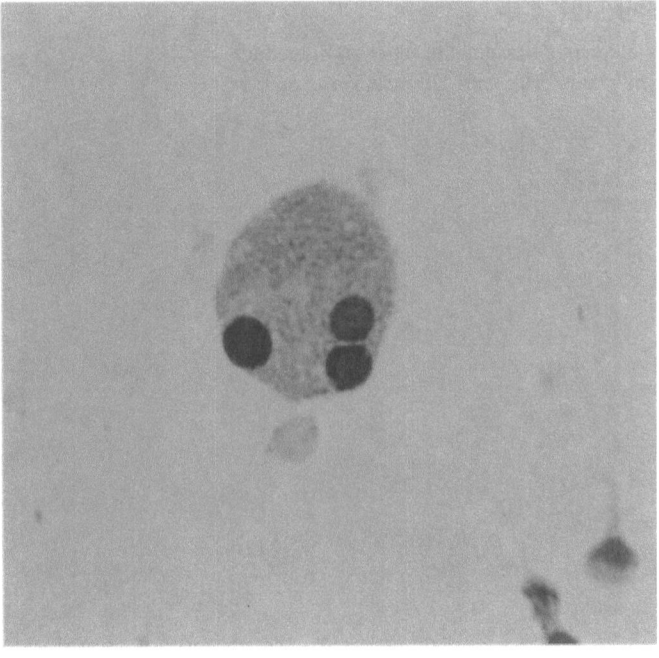

Abb. 121 c

2-kernige Spermatidenform mit pyknotischen Kernen und Kernvakuolen, beginnende Kernausstoßung. May-Grünwald-Giemsa, Vergr. 640 : 1

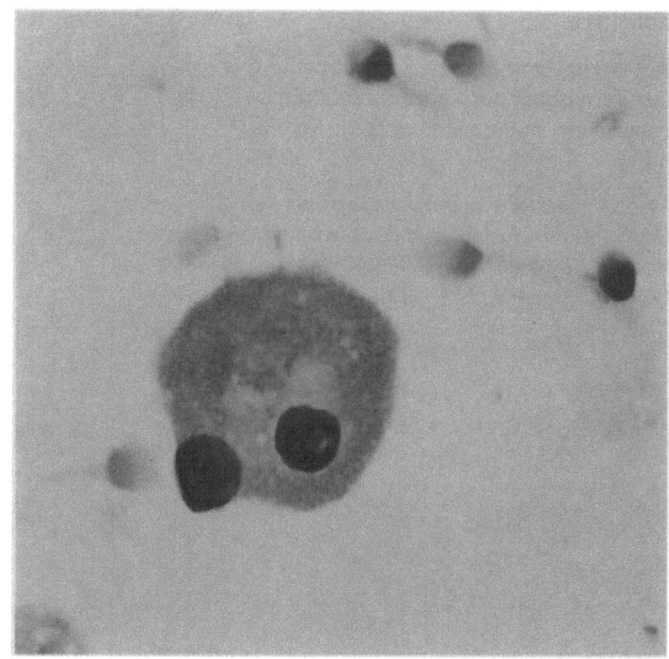

Abb. 121 d

Fortgeschrittene Kernausstoßung. May-Grünwald-Giemsa, Vergr. 640 : 1

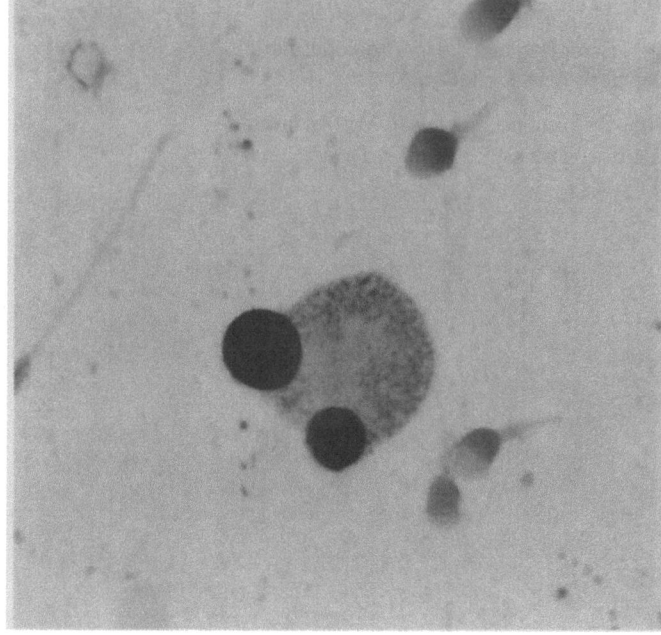

Abb. 121 e

▶ Weitgehend erfolgte Kernausstoßung. Der Kern ist nur noch über dünne Zytoplasmaausläufer mit der Mutterzelle in Verbindung

⟶ Degenerierte Riesenzelle unklaren Usprungs mit Nucleolus und zahlreichen Vakuolen (Residualkörper?). May-Grünwald-Giemsa, Vergr. 640:1

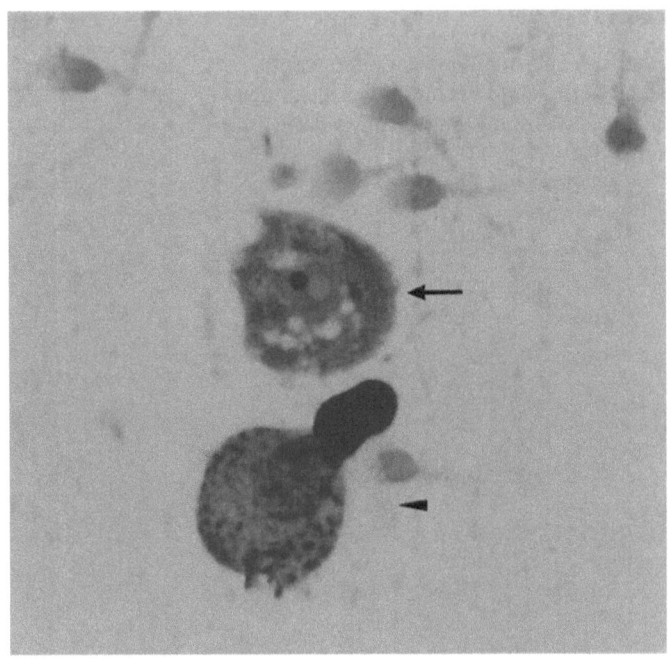

Abb. 121 f

▶ Zytoplasmarestkörper von Spermatiden nach Kernausstoßung

⟶ Zellreste nach Zytolyse. May-Grünwald-Giemsa, Vergr. 640:1

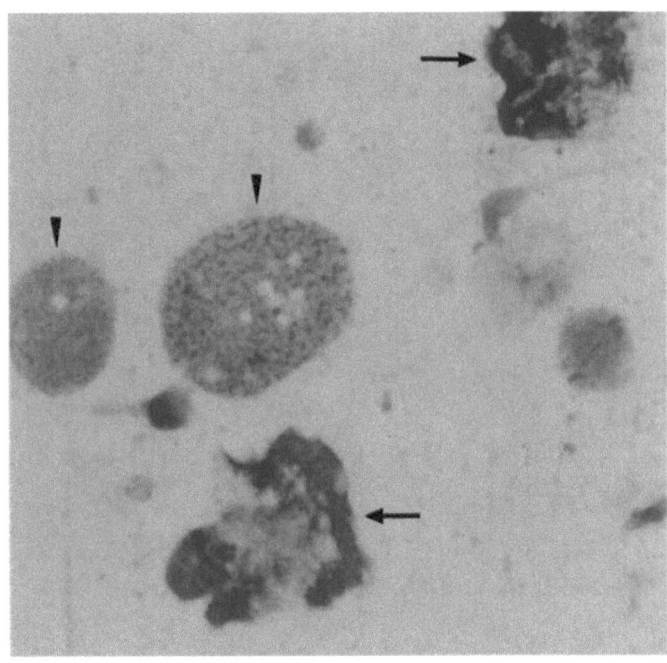

Abb. 121 g

▶   Fortgeschrittene Degeneration einer
Spermatidenriesenform mit unterschiedlich
großen, stark pyknotischen Kernen

➔   Normales Spermatozoon mit großer
Kopfvakuole

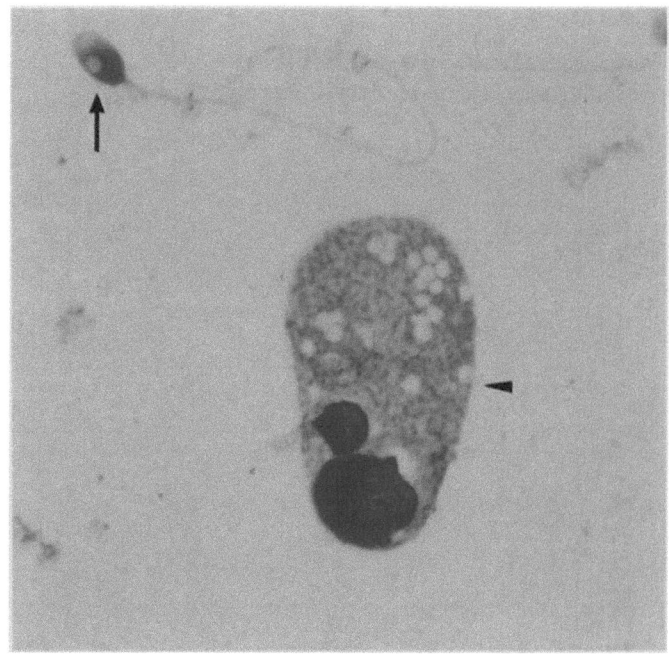

7.3
Leukozyten und Makrophagen
(Abb. 122 a–l)

Abb. 122 a–g

Verschiedene Erscheinungsformen poly-
morphkerniger Leukozyten. May-Grünwald-
Giemsa, Vergr. 640 : 1

Abb. 122 a

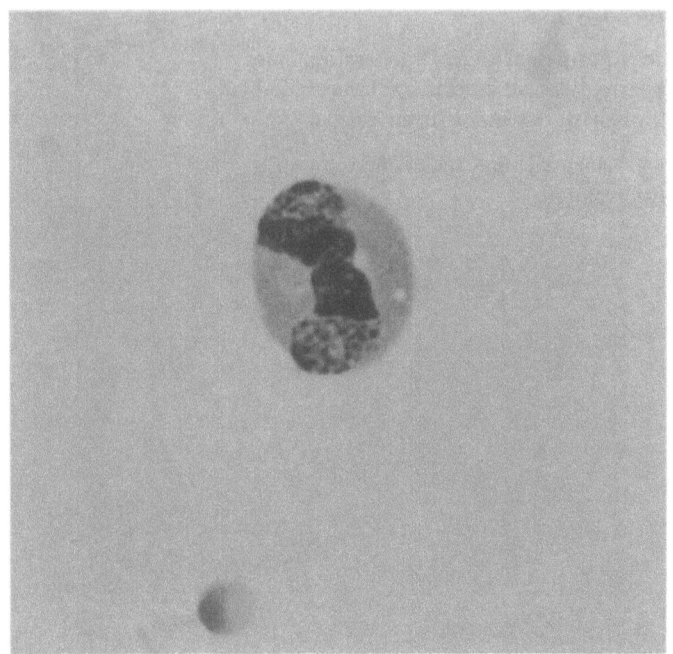

Abb. 122 b

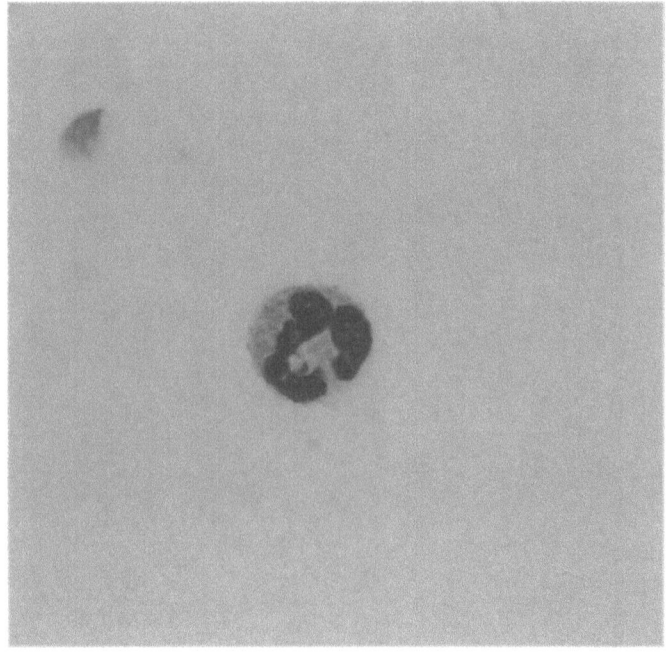

Abb. 122 c

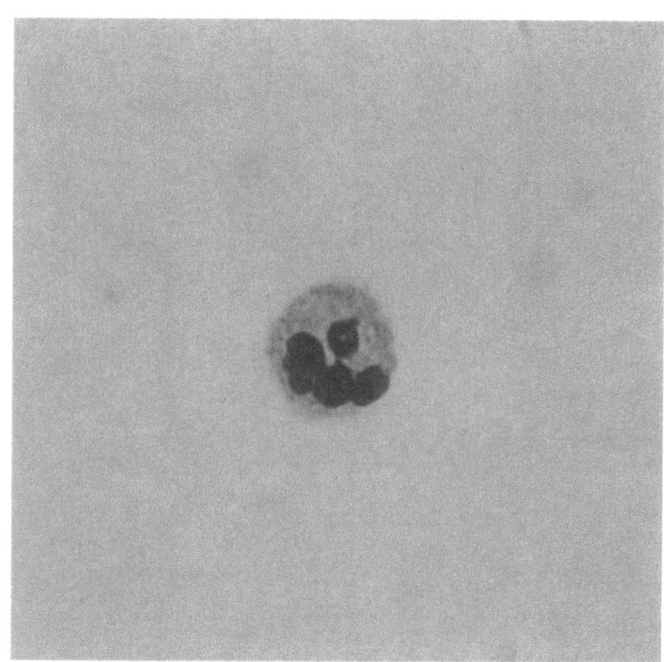

Abb. 122 d

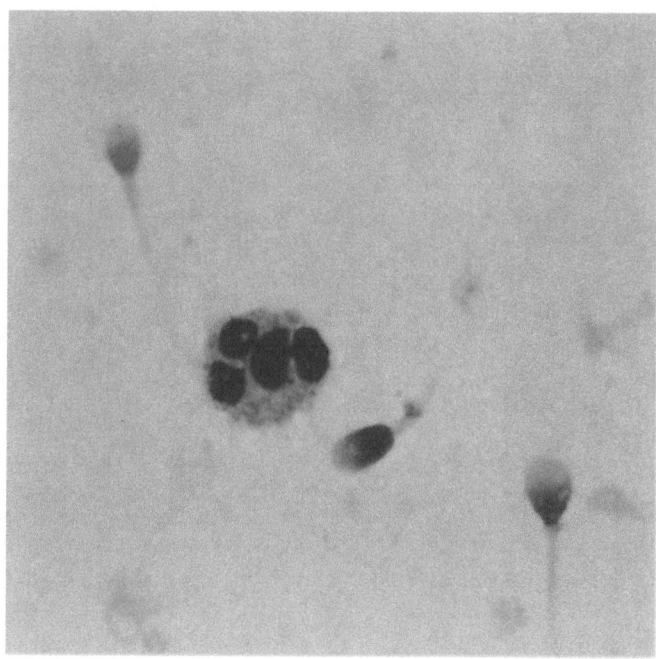

Abb. 122 e

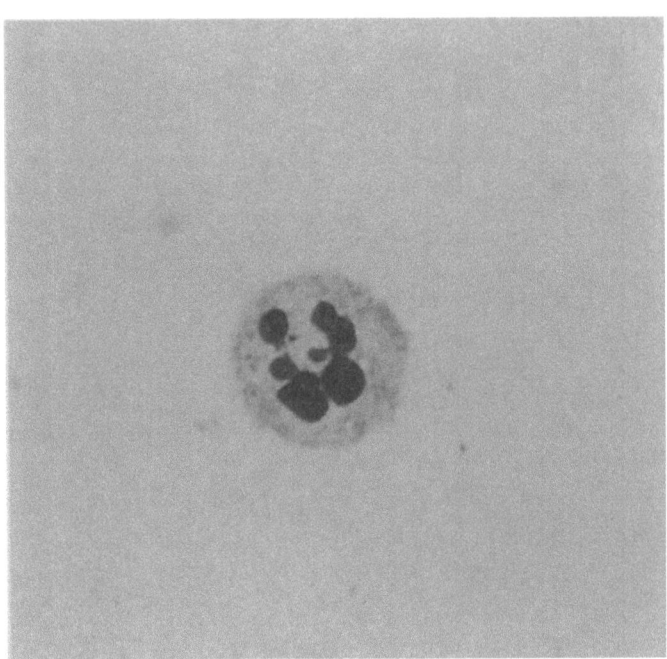

Abb. 122 f

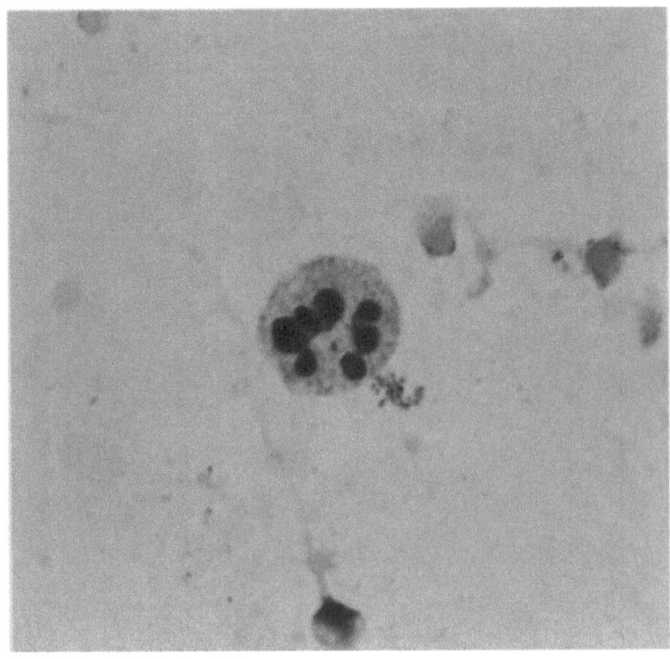

Abb. 122 g

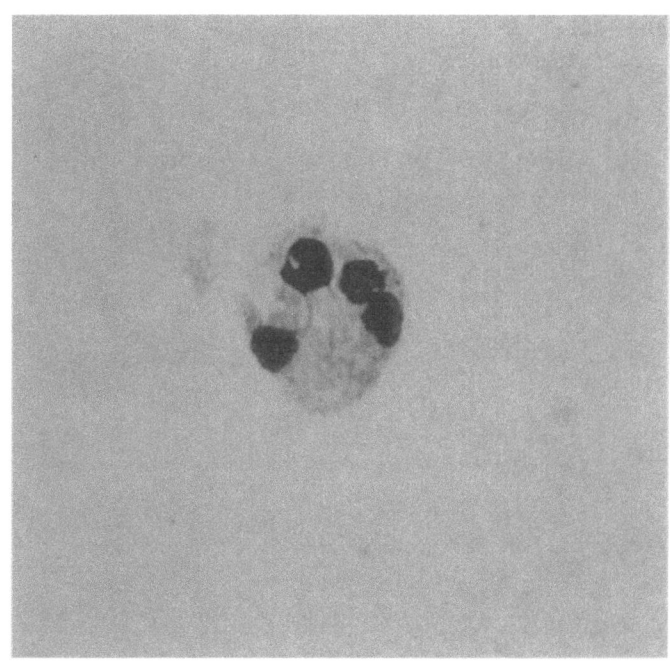

Abb. 122 h–k

Degenerierte polymorphkernige Leukozyten. May-Grünwald-Giemsa, Vergr. 640 : 1

Abb. 122 h

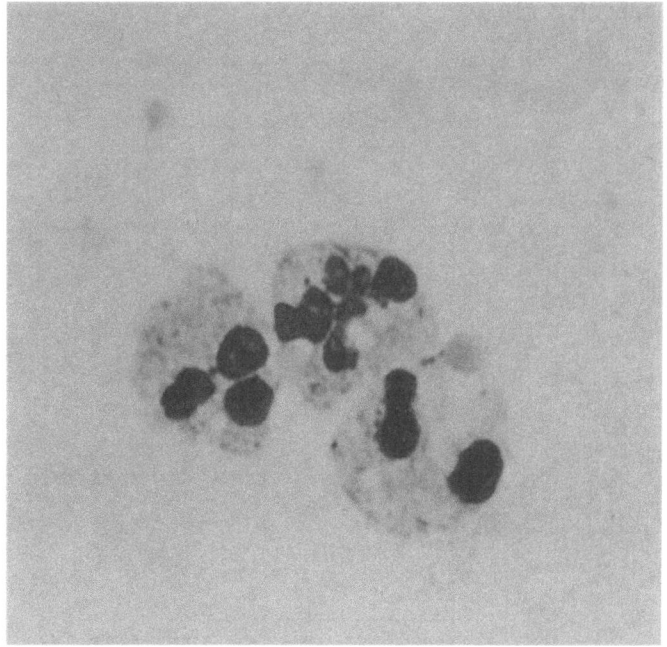

Abb. 122 i

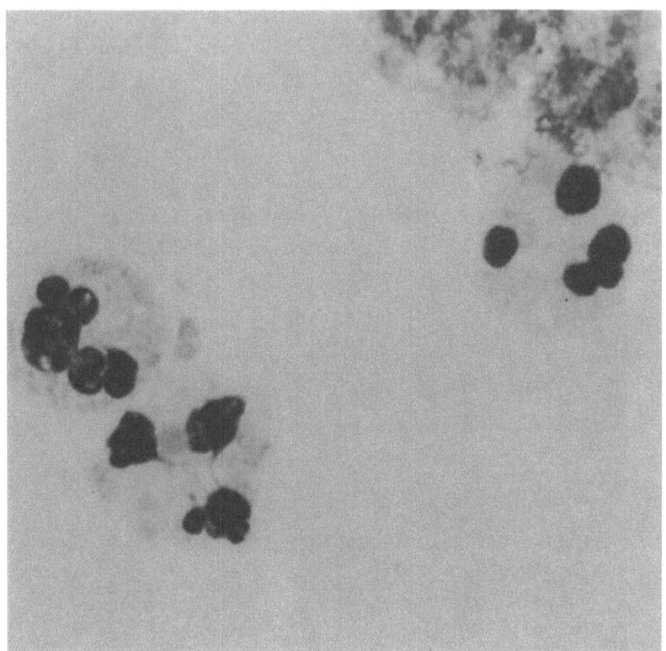

Abb. 122 k

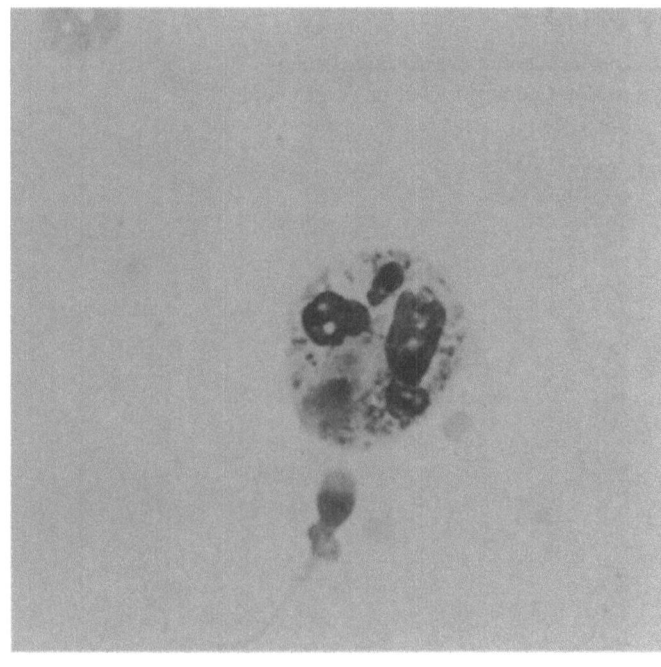

Abb. 122 l

Makrophage (Monozyt). May-Grünwald-
Giemsa, Vergr. 640 : 1

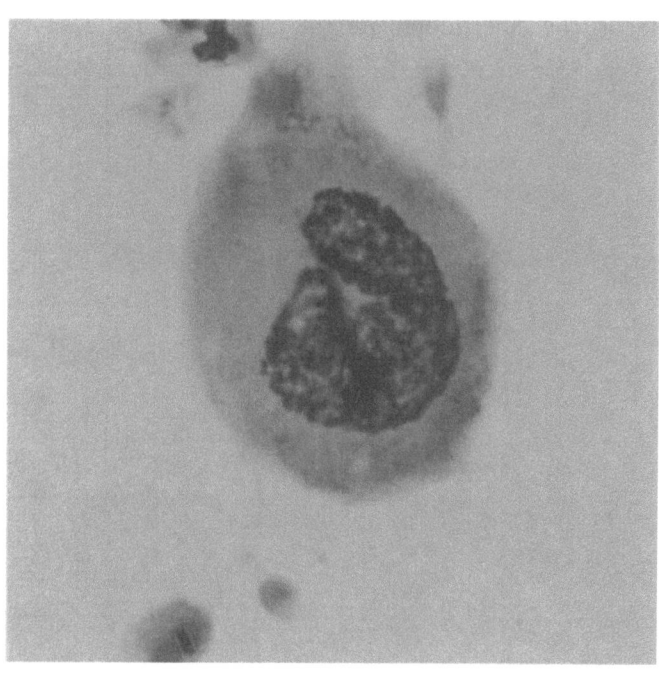

7.4
Phagozytose von Spermatozoen durch Makrophagen (Spermatophagie)

Entsprechend der Nomenklaturänderung von „Spermien" zu „Spermatozoen" empfehlen wir auch eine Änderung des noch gebräuchlichen Ausdrucks „Spermiophagie" in „Spermatopha-gie". Als Spermatophagie wird damit die Phagozytose von Spermatozoen bezeichnet. Zellen, die Spermatozoen phagozytieren (in ihren Zelleib aufnehmen, sie „aufessen") können, heißen Spermatophagen. Es sind meist große Zellen (Makrophagen), wie z. B. die Monozyten (Abb. 123 a–f).

Abb. 123 a

Makrophage mit inkorporiertem Spermatozoonkopf. Papanicolaou, Vergr. 640 : 1

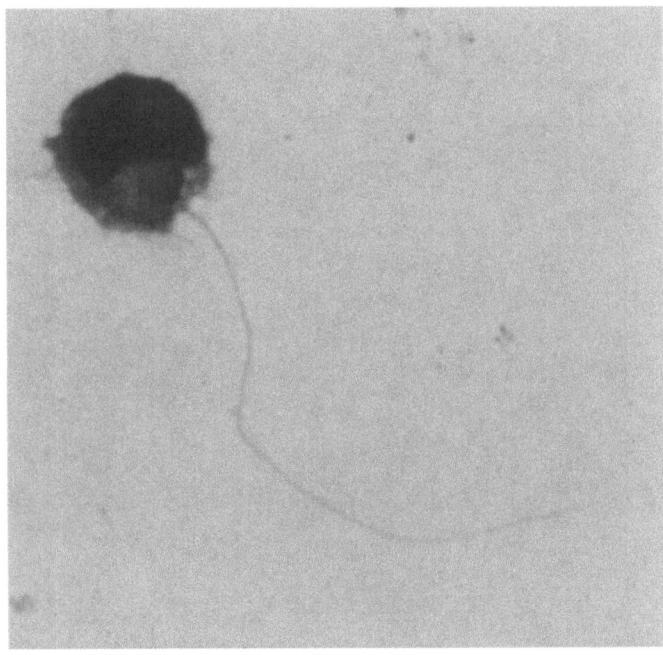

Abb. 123 b

→ Spermatozoon mit dreieckiger Kopfform

▶ Makrophage mit Spermatozoen

▷ Unreifes Spermatozoon mit Zytoplasmaresten im Bereich des Mittelstücks

⇒ Spermatozoon mit ovalem Kopf und geringen zytoplasmatischen Resten im Bereich
des Halsstücks. May-Grünwald-Giemsa, Vergr. 640 : 1

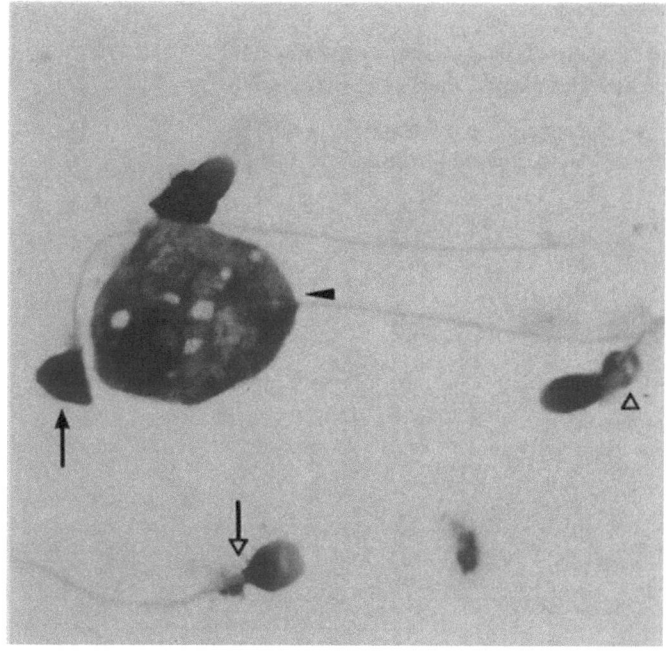

Abb. 123 c

▶ Makrophage mit phagozytiertem
Geißelmittelstück

→ Sphärisch-megalozephales Spermatozoon. May-Grünwald-Giemsa, Vergr. 640 : 1

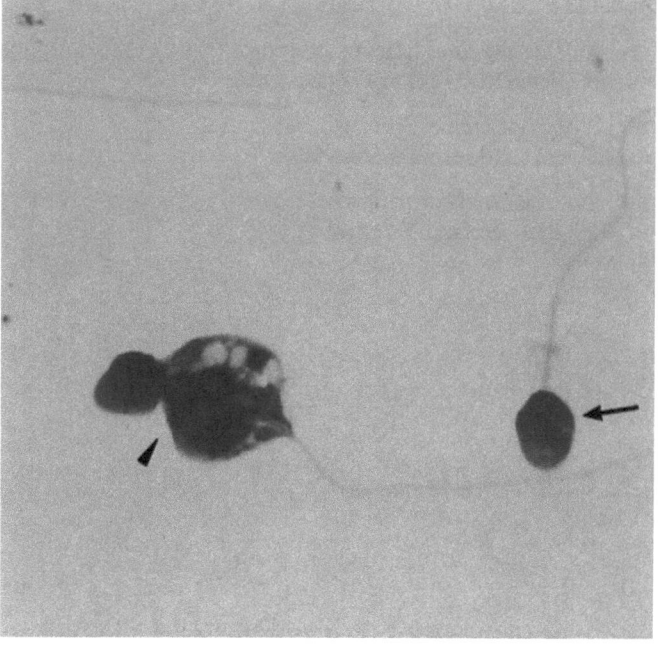

Abb. 123 d

▶   Spermatophagie eines weitgehend denaturierten megalozephalen Spermatozoons

➔   Spermatozoon mit längsovaler Kopfform. May-Grünwald-Giemsa, Vergr. 640:1

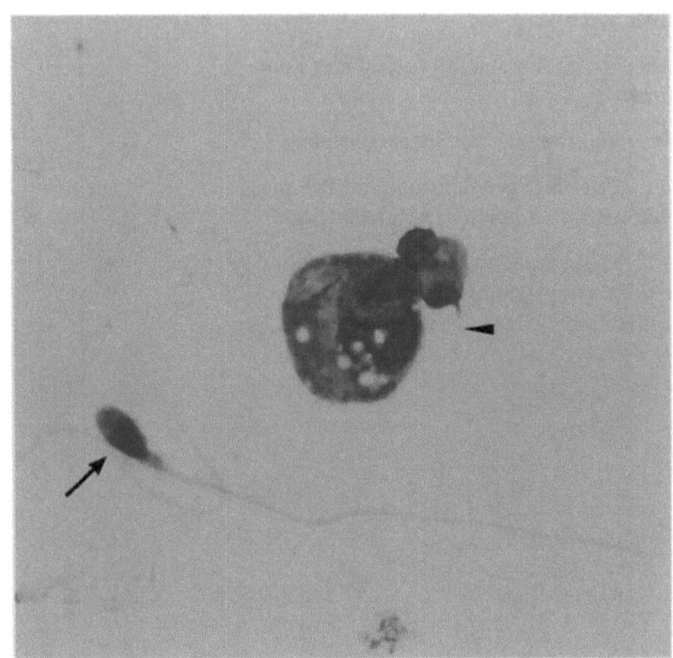

Abb. 123 e

➔   Ausstoßung eines trompetenförmig mißgebildeten Kerns aus einer Spermatide

▶   Phagozytose eines Spermatozoons mit wulstförmigen Akrosommißbildungen

▷   Zytoplasmarestkörper nach Kernausstoßung. Papanicolaou, Vergr. 640:1

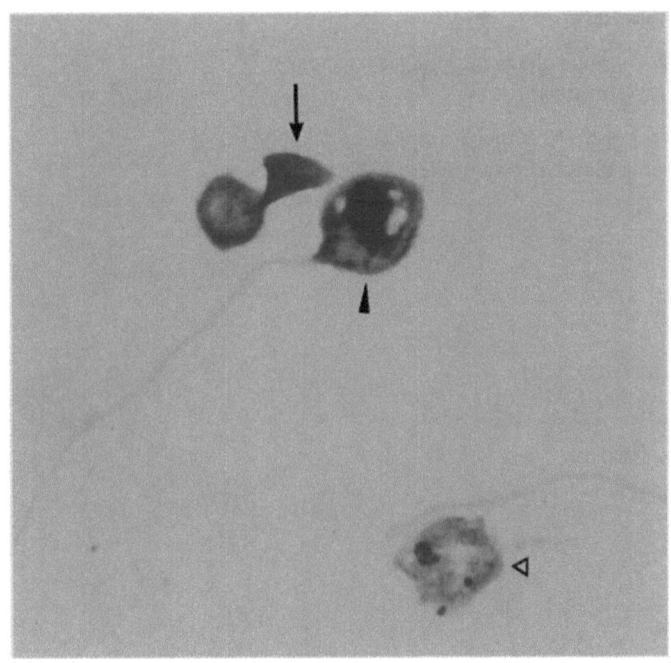

Abb. 123 f

Phagozytose mehrerer Spermatozoen durch
einen Makrophagen. Papanicolaou, Vergr.
640 : 1

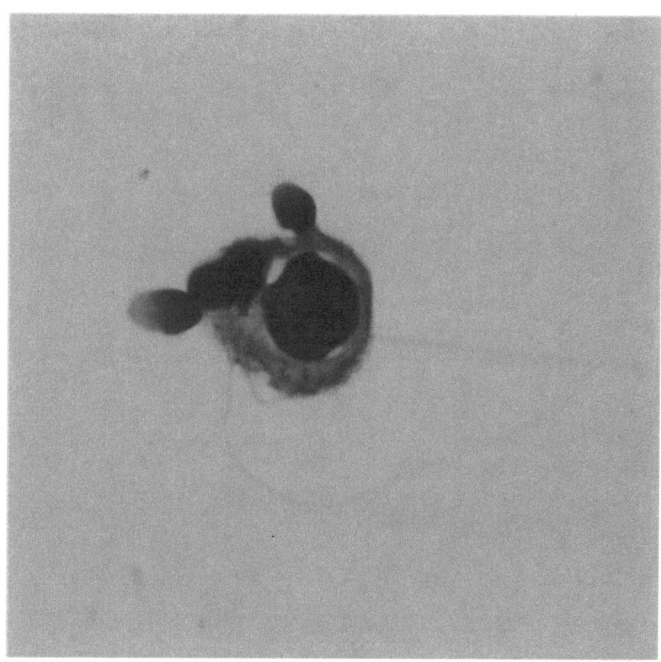

7.5
Peroxidasereaktion der peroxidasepositiven polymorphzelligen Leukozyten

Leukozyten zeigen im Gegensatz zu den Germinalzellen eine positive Peroxidase-Reaktion, d. h. sie färben sich tiefbraun. So gelingt eine Unterscheidung der im Nativausstrich (S. 18–21) manchmal selbst mit den üblichen Färbungen nicht sicher differenzierbaren Leukozyten von anderen „Rundzellen" (Abb. 124 a–c).

Abb. 124 a

Positive Peroxidasereaktion (Braunfärbung) der polymorphkernigen Leukozyten: normaler Anteil in einem nicht pathologischen Ejakulat. Nebenbefund: zahlreiche Kristalle. Papanicolaou, Vergr. 160 : 1

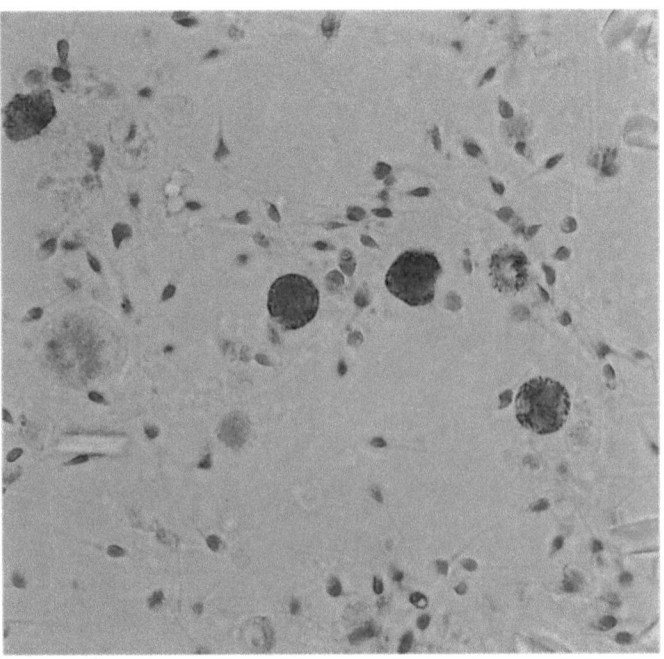

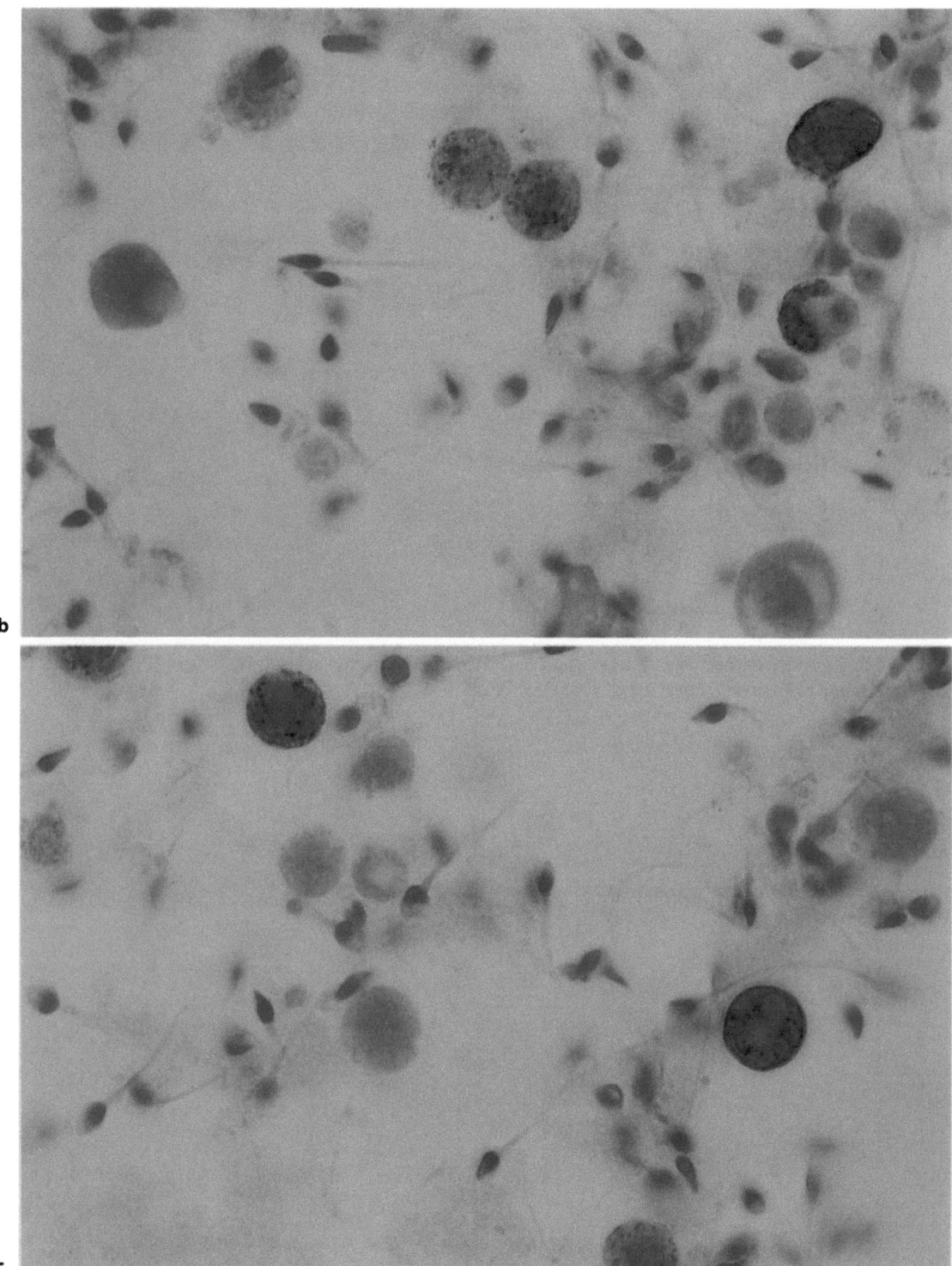

Abb. 124 b, c

Tiefbraune positive Peroxidase-Reaktion der polymorphkernigen Leukozyten. Germinalzellen reagieren peroxidasenegativ und zeigen nur die Grundfärbung mit Cyanosin. Vergr. 400 : 1

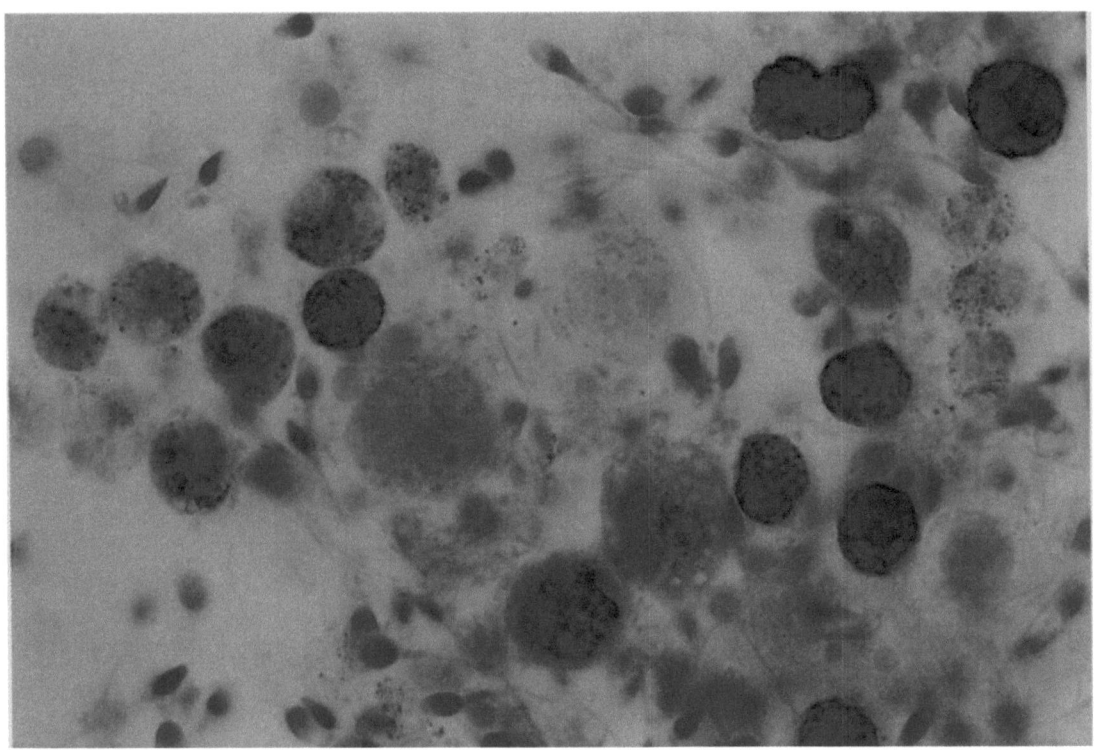

Abb. 124 d   Vermehrtes Auftreten von peroxidase-positiven Leukozyten bei Entzündungen (Pyospermie). Die Germinalzellen bleiben ungefärbt. Vergr. 400 : 1

Abb. 124 e

Peroxidasepositives Leukozytenaggregat bei Pyospermie. Vergr. 400 : 1

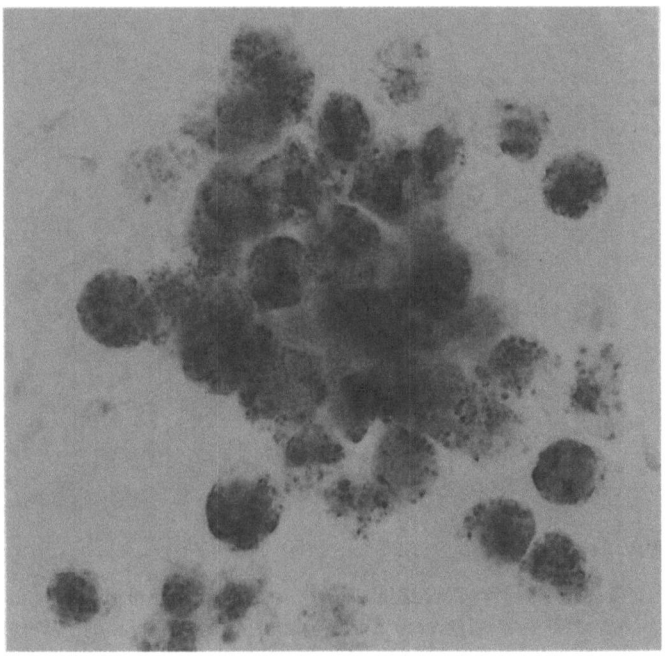

7.6
Verschiedene Zellformen der harnableitenden Wege

Auch Deckzellen aus dem Übergangsepithel von Niere, Harnleiter, Blase und hinterer Harnröhre sowie Plattenepithelzellen aus der vorderen Harnröhre werden zuweilen im Ejakulatausstrich gefunden (Abb. 125 a–g).

Abb. 125 a

Degenerierte Deckzelle aus dem Übergangsepithel der harnableitenden Wege. May-Grünwald-Giemsa, Vergr. 640 : 1

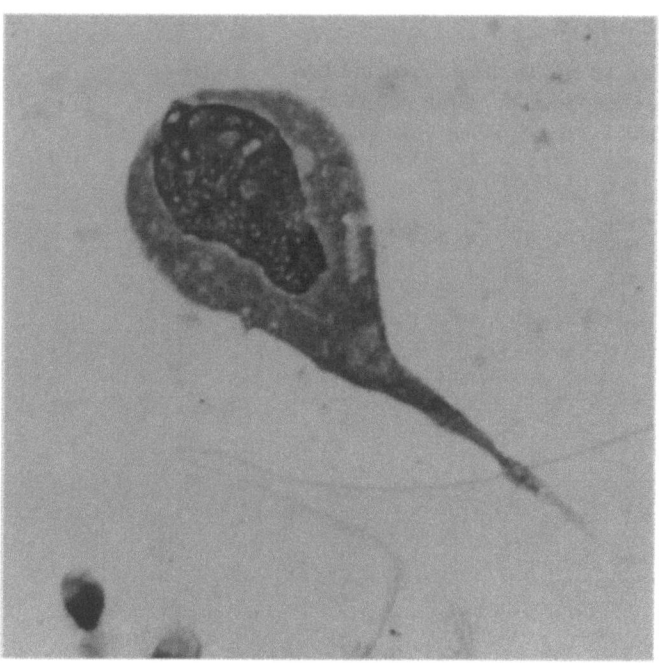

Abb. 125 b

Mehrkernige Deckzelle aus dem Übergangsepithel. May-Grünwald-Giemsa, Vergr. 640 : 1

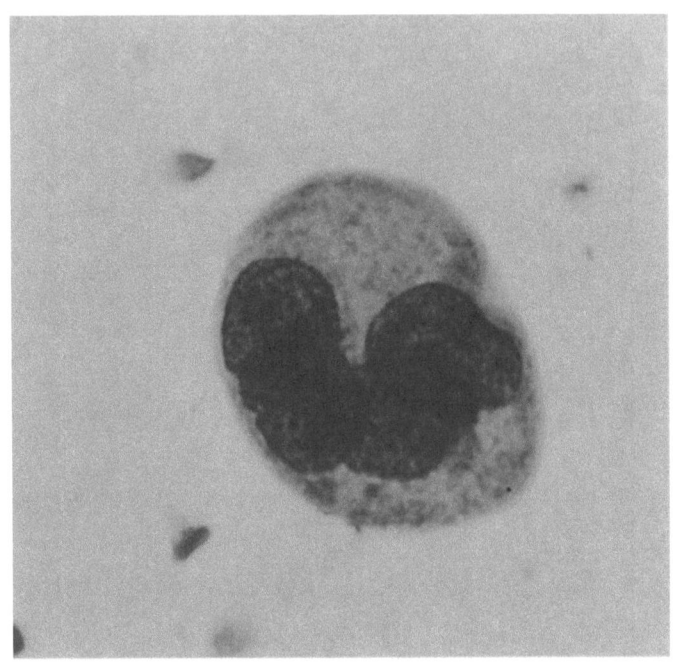

Abb. 125 c

Dreikernige Deckzelle aus dem Übergangsepithel. May-Grünwald-Giemsa, Vergr. 640 : 1

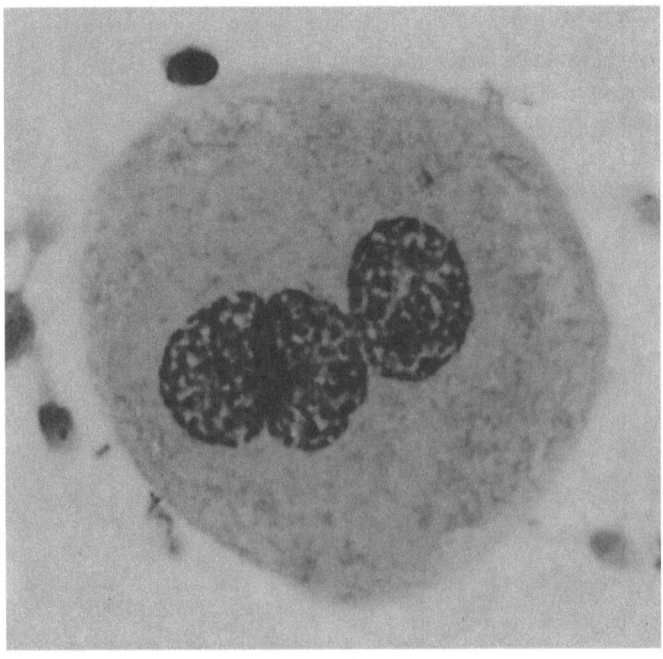

Abb. 125 d

Zellverband von zum Teil mehrkernigen Deckzellen aus dem Übergangsepithel. May-Grünwald-Giemsa, Vergr. 640 : 1

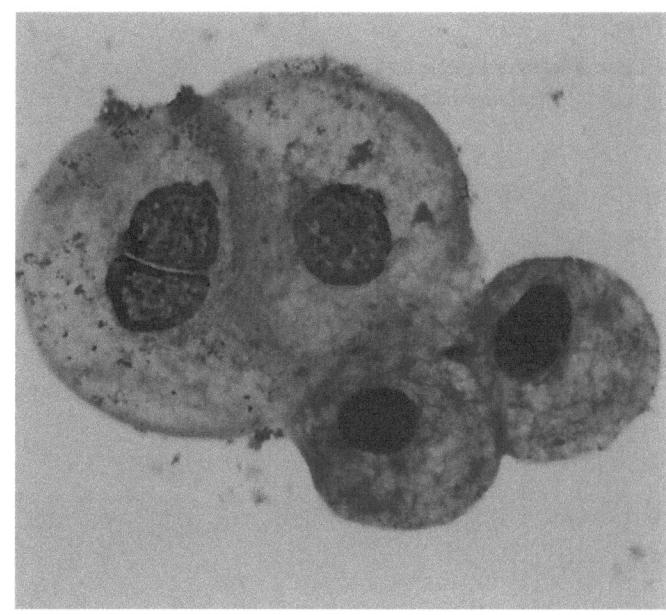

Abb. 125 e

Zellverband von „Segeltuchzellen" aus dem Übergangsepithel. May-Grünwald-Giemsa, Vergr. 640 : 1

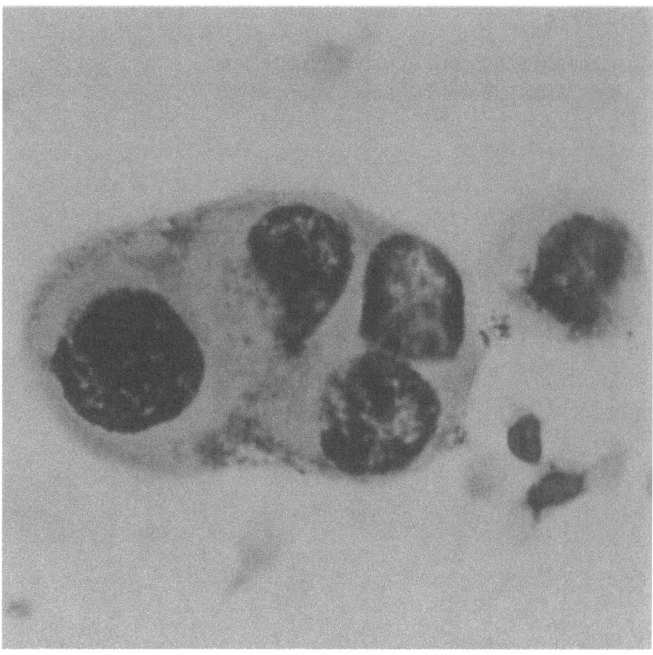

Abb. 125 f

Isolierte, zweikernige Deckzelle des Über-
gangsepithels. May-Grünwald-Giemsa, Vergr.
640:1

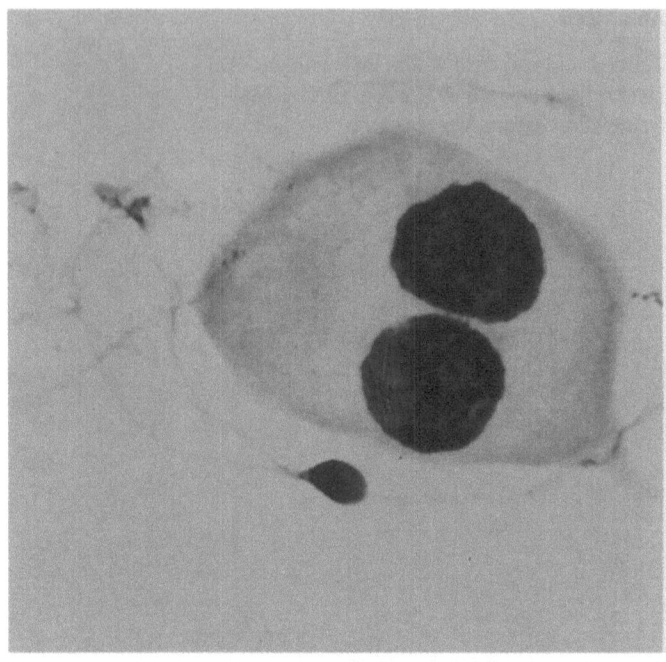

Abb. 125 g

Plattenepithelzelle mit massivem Bakterien-
besatz. May-Grünwald-Giemsa, Vergr. 640:1

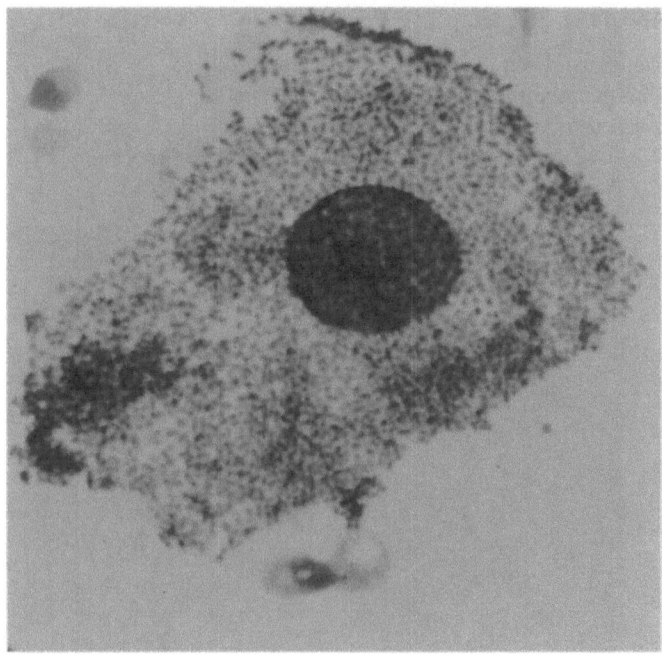

7.7
Ausstrichfärbung mit Testsimplets

Nicht ganz so brillant und haltbar wie die nach Papanicolaou oder May-Grünwald-Giemsa gefärbten Präparate, jedoch schnell und für die Praxis durchaus genügend, gelingt die morphologische Differenzierung der verschiedenen zellulären Gebilde des Ejakulats mit vorgefertigten, farbstoffbeschichteten Objektträgern wie den Testsimplets der Firma Boehringer, Mannheim (Abb. 126 a und b).

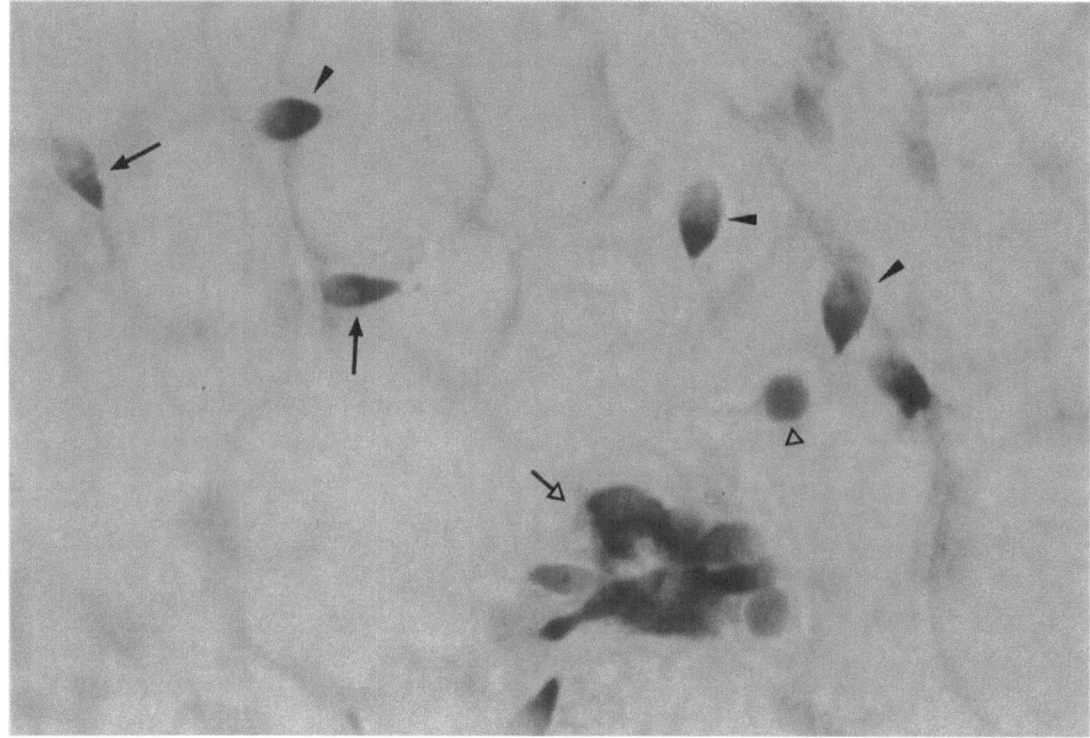

Abb. 126 a

▶ Normalgeformte Spermatozoen mit ovalen Köpfen

→ Spermatozoen mit tropfenförmigen Köpfen

▷ Spermatozoon mit sphärischer Kopfform

⇢ Agglutinat von Spermatozoen. Vergr. 640 : 1

Abb. 126 b

▶   Frühes Spermatidenstadium mit vakuolisiertem Zytoplasma

→   Ausgezogener Spermatozoen-Kopf
(sog. „taperingform" nach MacLeod) mit in
großem Zytoplasmarest des Mittelstücks
aufgeknäultem Schwanz. Vergr. 640 : 1

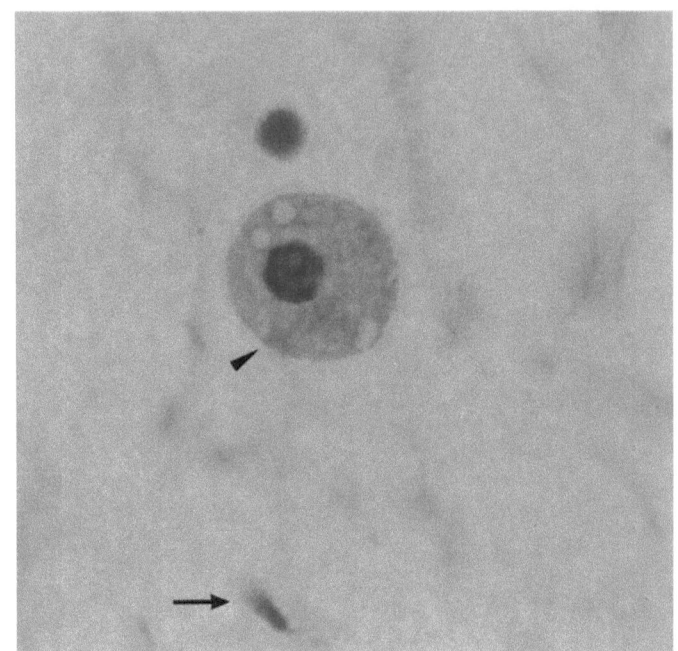

7.8
Ausstrichfärbung mit Hämafix

Auch mit dem Hämafix-Schnellfärbeverfahren der Firma Biomed, München, ist eine schnelle und praktikable Möglichkeit zur morphologischen Beurteilung der Ejakulatbestandteile gegeben (Abb. 127). Die Aussagekraft entspricht ungefähr der der Testsimplets (Abschnitt G).

Abb. 127

Unreifes Spermatozoon mit Zytoplasmarest im Bereich des Hals- und Mittelstücks. Hämafix, Vergr. 640:1

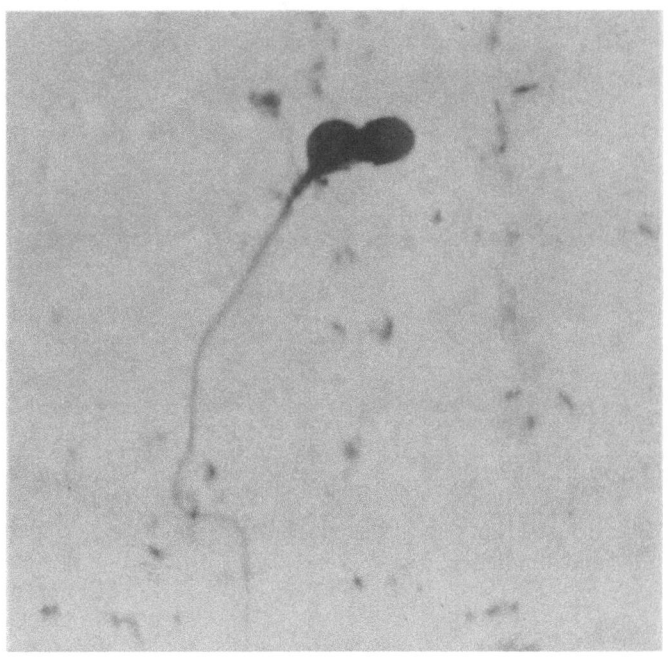

7.9
Rasterelektronenmikroskopische Aufnahmen verschiedener Spermatozoenformen

Nur das rasterelektronenmikroskopische Bild vermittelt in brillanter Abstufung verschiedener Grautöne eine plastische Darstellung der Sper-

matozoenmorphologie. Erst hierdurch gewinnen wir einen Einblick in die räumlichen Strukturen der einzelnen zellulären Gebilde. Die ästhetische Klarheit der Bilder spricht für sich selbst (Abb. 128–139).

Abb. 129   ▷

Detailbild aus einem nichtpathologischen Ejakulat

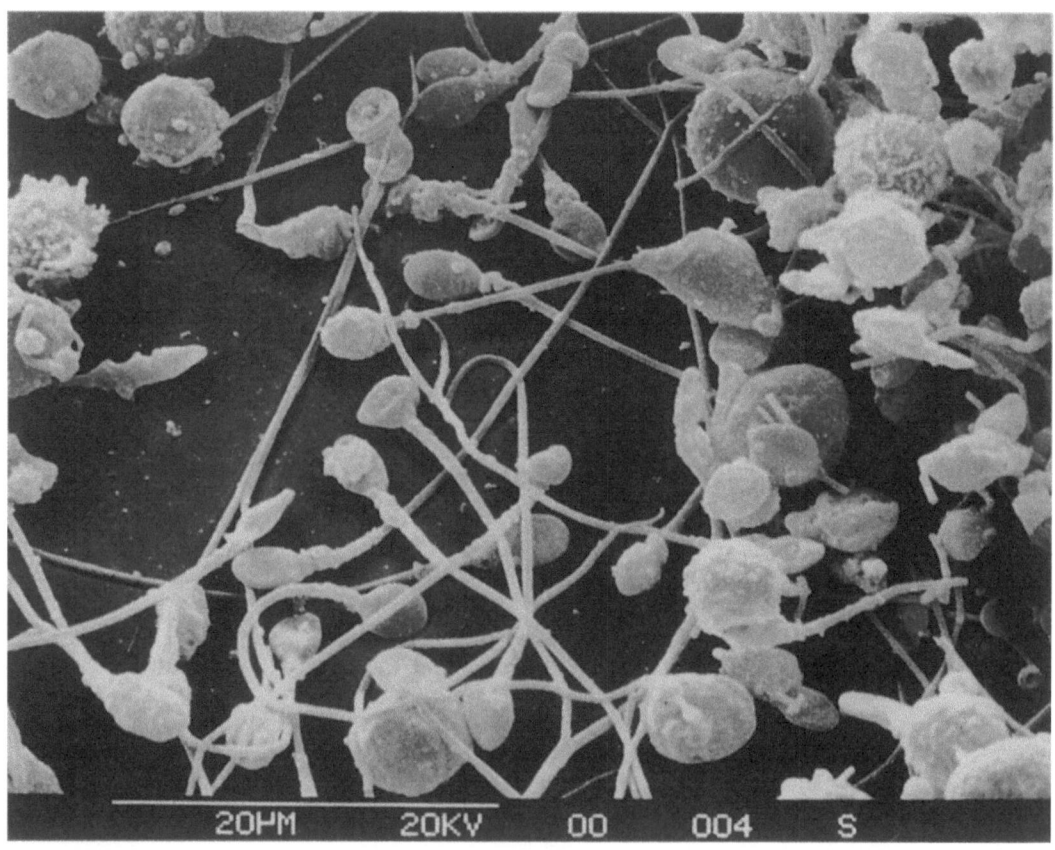

128

Abb. 128   △

Übersichtsbild mit verschiedenen Spermatozoenformen und Rundzellen

Abb. 130   ▷

a Spermatozoon in Seitenansicht mit Zytoplasmakörper (⇒) im Bereich des Halsstücks. *b* Spermatozoon mit rundem Kopf, verdicktem Halstück (⇒) und geknickter Geißel (⇒). *c* Spermatozoon mit spitzer Kopfform und geringen Zytoplasmaresten am Halsstück

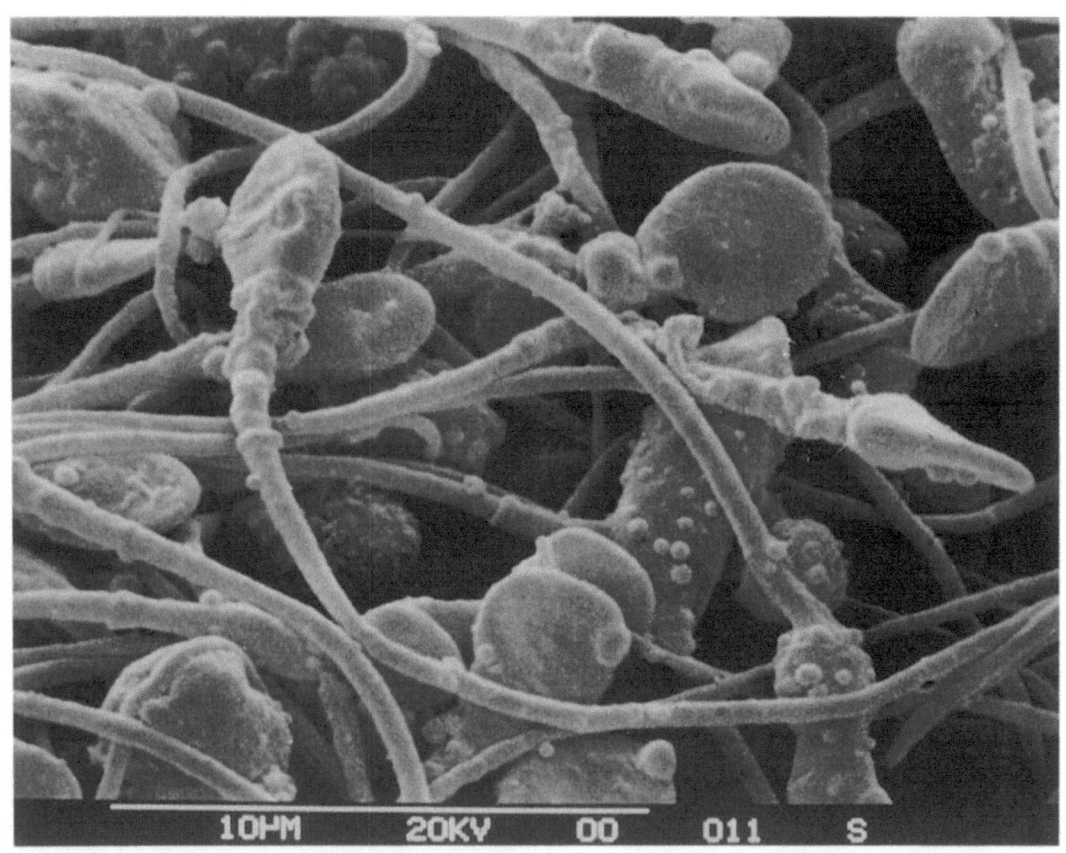

129

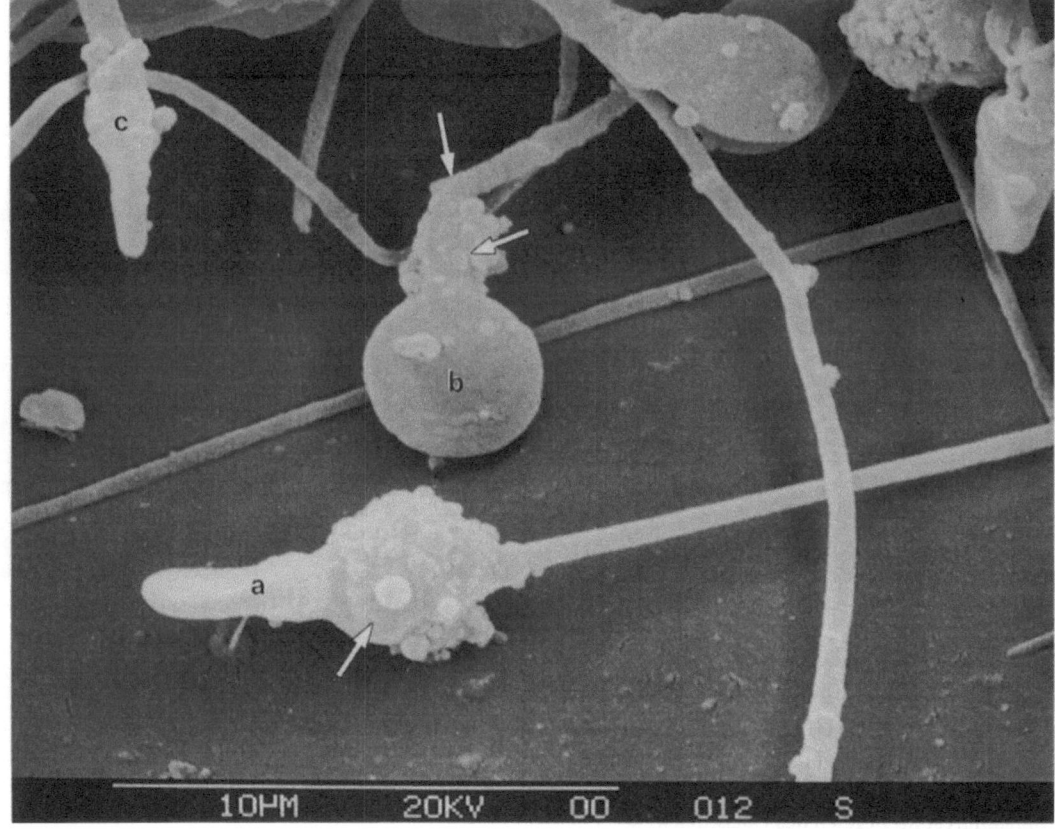

130

Abb. 132 ▷

Spermatozoon mit spitzer Kopfform

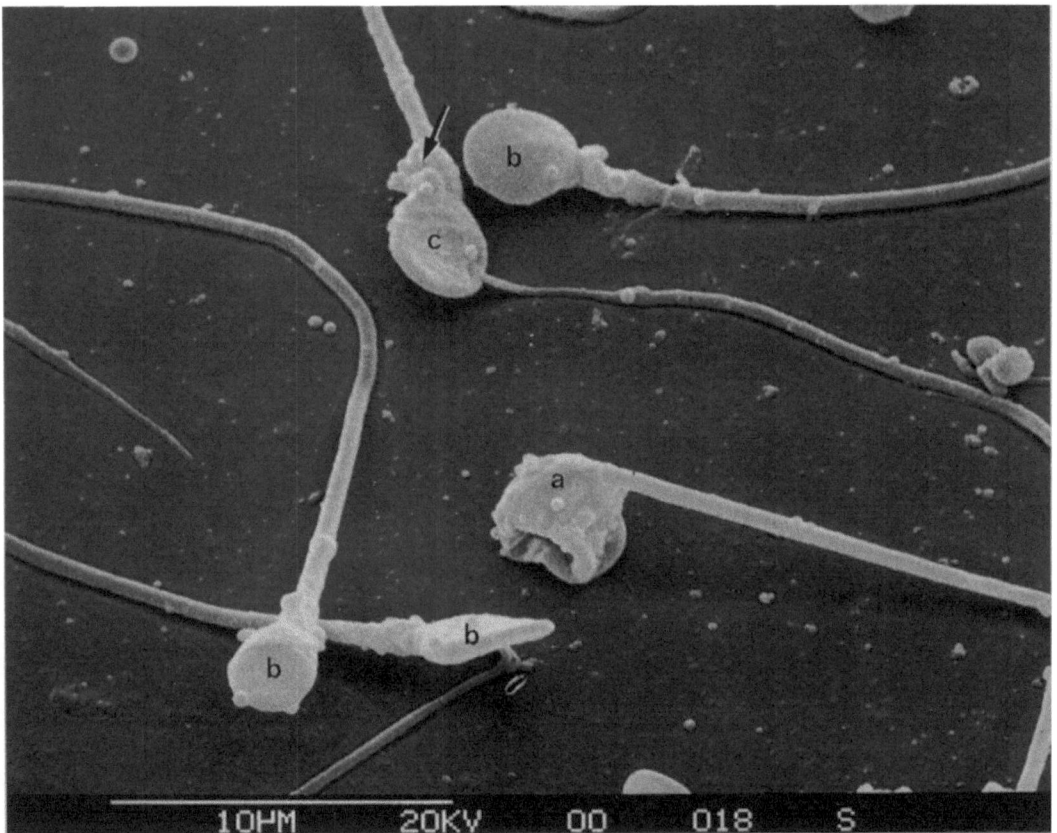

131

Abb. 131 △

a Spermatozoon mit amorphem Kopf und asymmetrisch ansetzender Geißel (Pfeifenform). *b* Normalgeformte Spermatozoen in verschiedenen Ansichten.
c Spermatozoon mit oval geformtem Kopf und einem
Zytoplasmarest im Bereich des Halsstücks, →

Abb. 133 ▷

Spermatozoon mit rundem Kopf

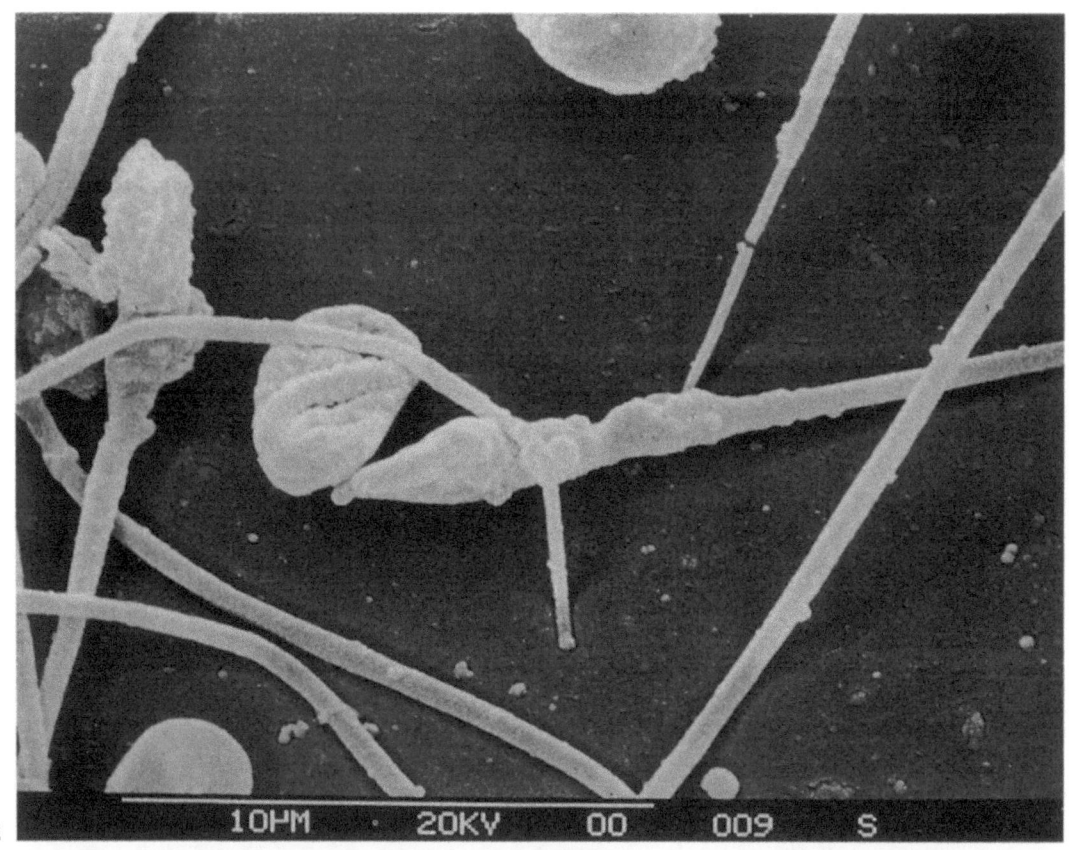

132

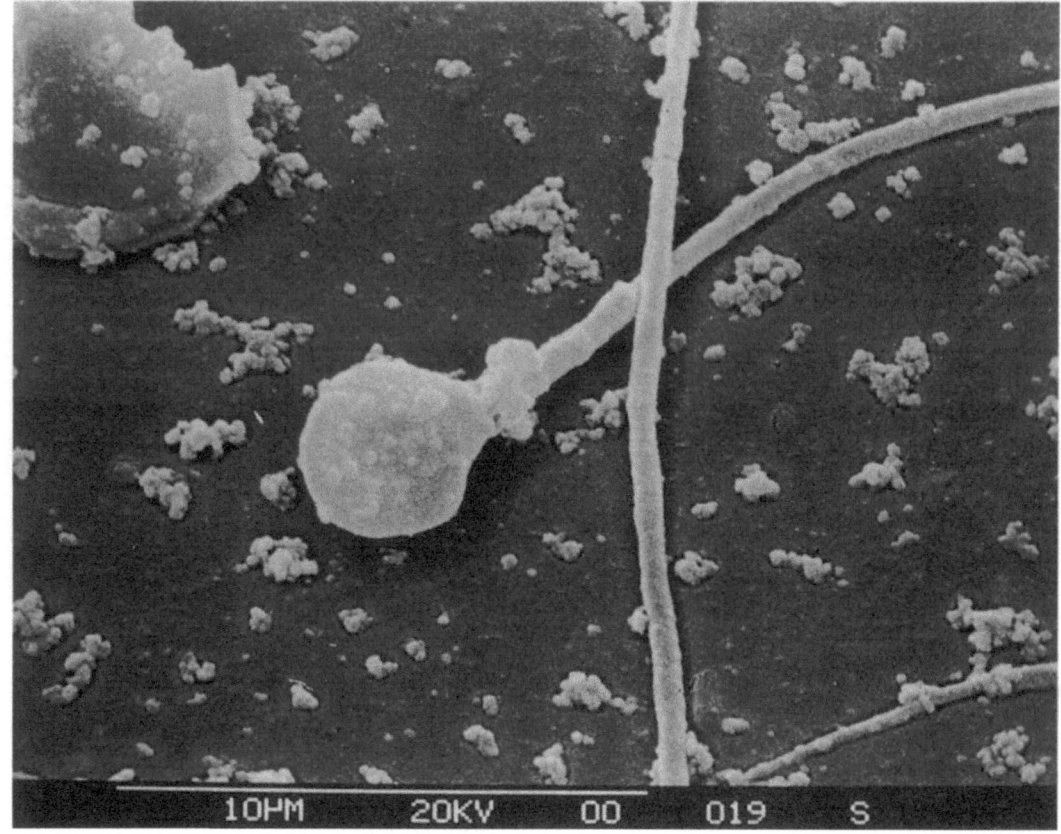

133

Abb. 135   ▷

Spermatozoon mit pilzförmigem Kopf, dessen Spitze kugelig ist und einem ebenfalls deutlichen kugeligen Zytoplasmakörper im Halsbereich, so daß Kopf und Hals zusammen Hantelform bekommen

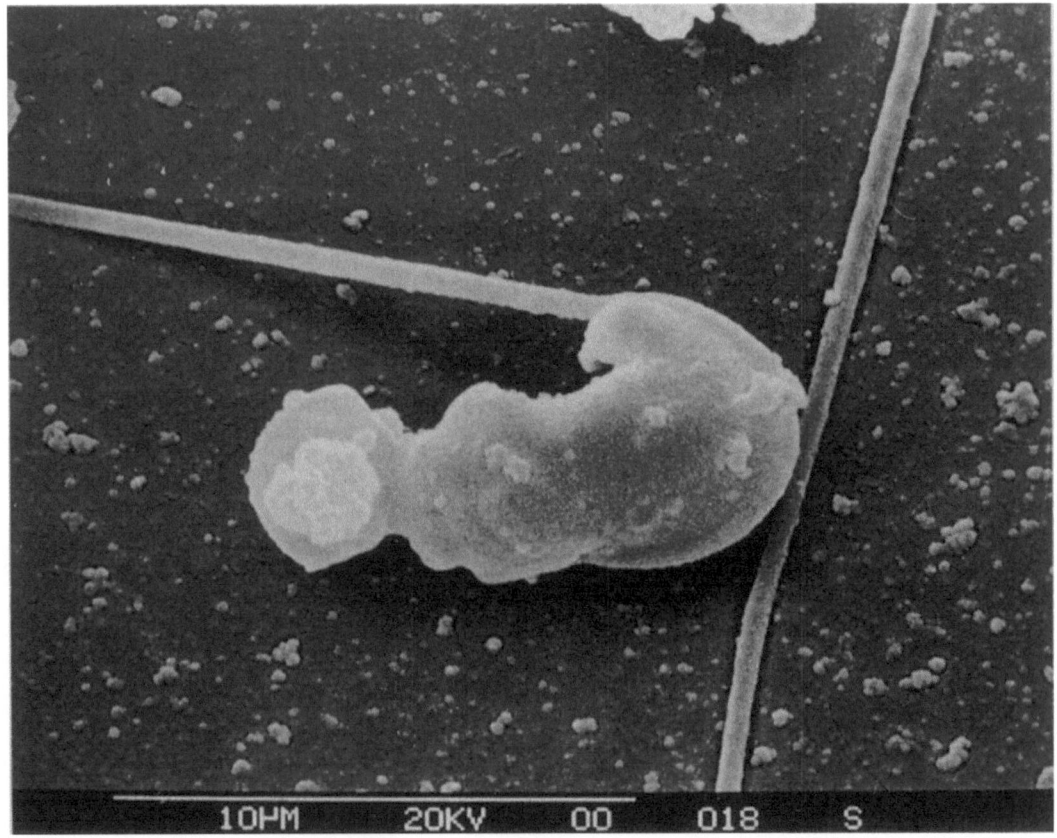

134

Abb. 134   △

Spermatozoon mit extrem abnorm geformtem Kopf und asymmetrischem Geißelansatz

Abb. 136   ▷

a Spermatozoon mit ovalem Kopf, verdicktem Halsteil und endständig aufgeknäueltem Schwanz. b Zytoplasmatröpfchen auf dem Kopf und vereinzelt entlang der Geißel (→)

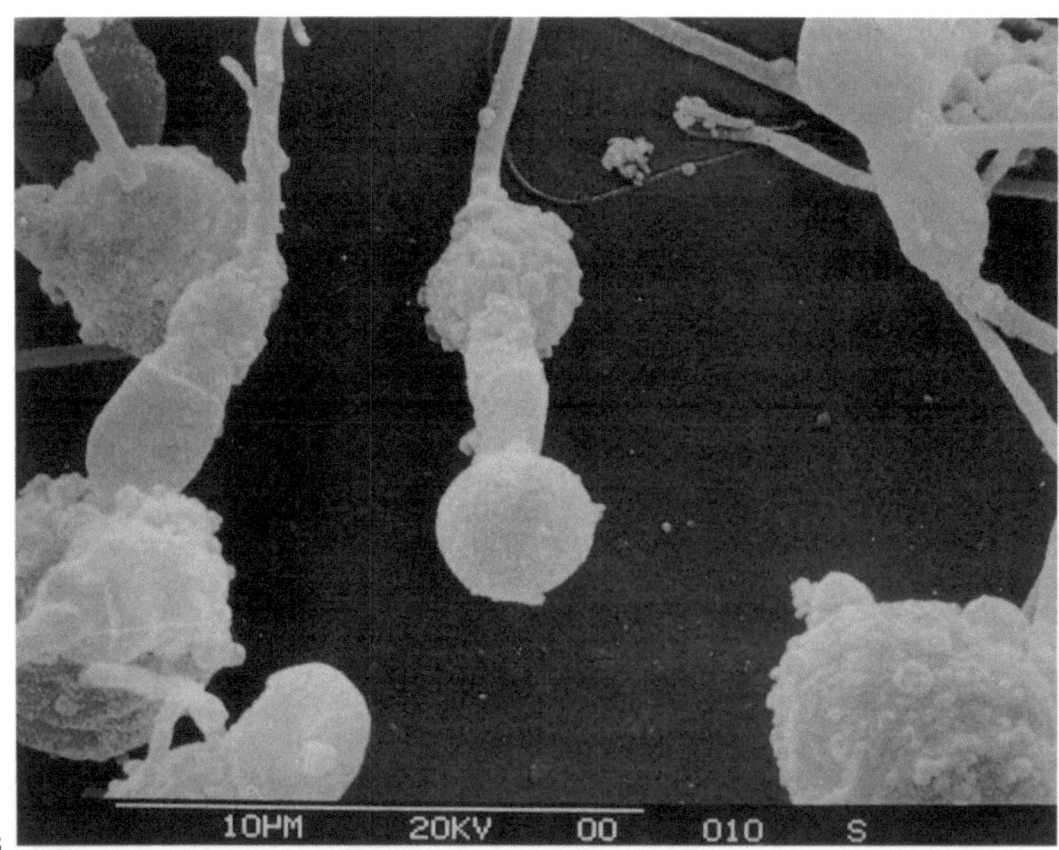

135

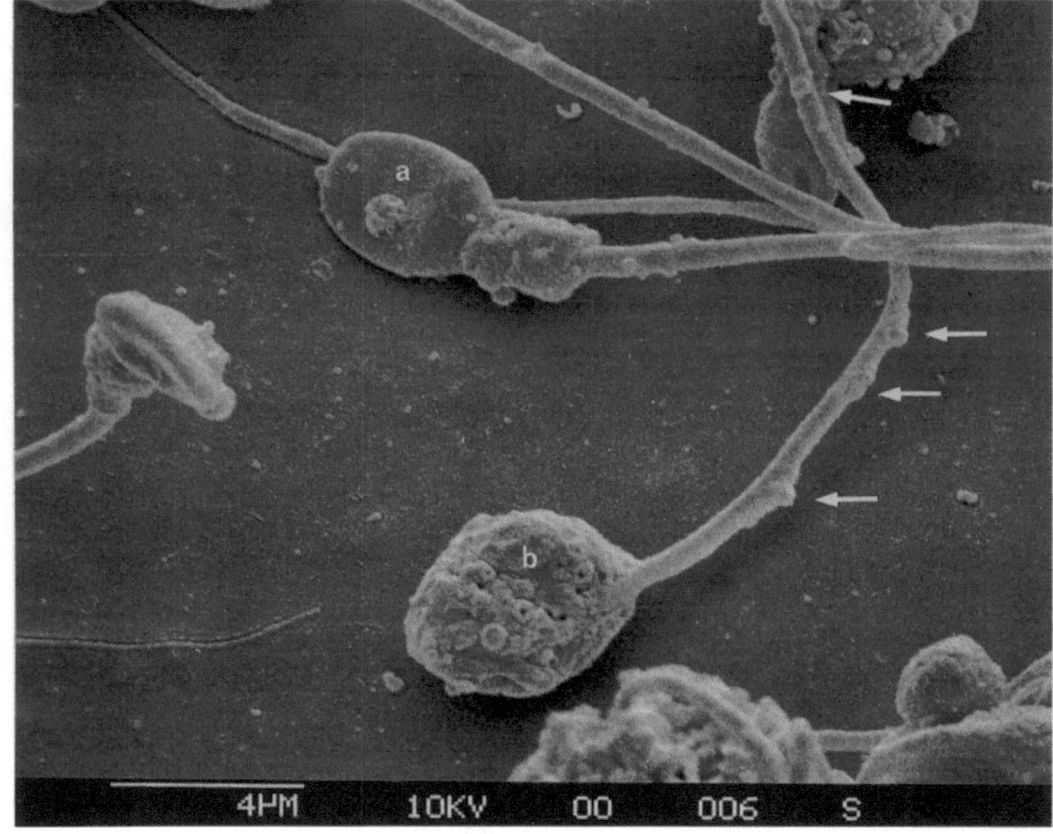

136

Abb. 138 ▷

Spermatozoon mit doppelter Geißelanlage, ▷

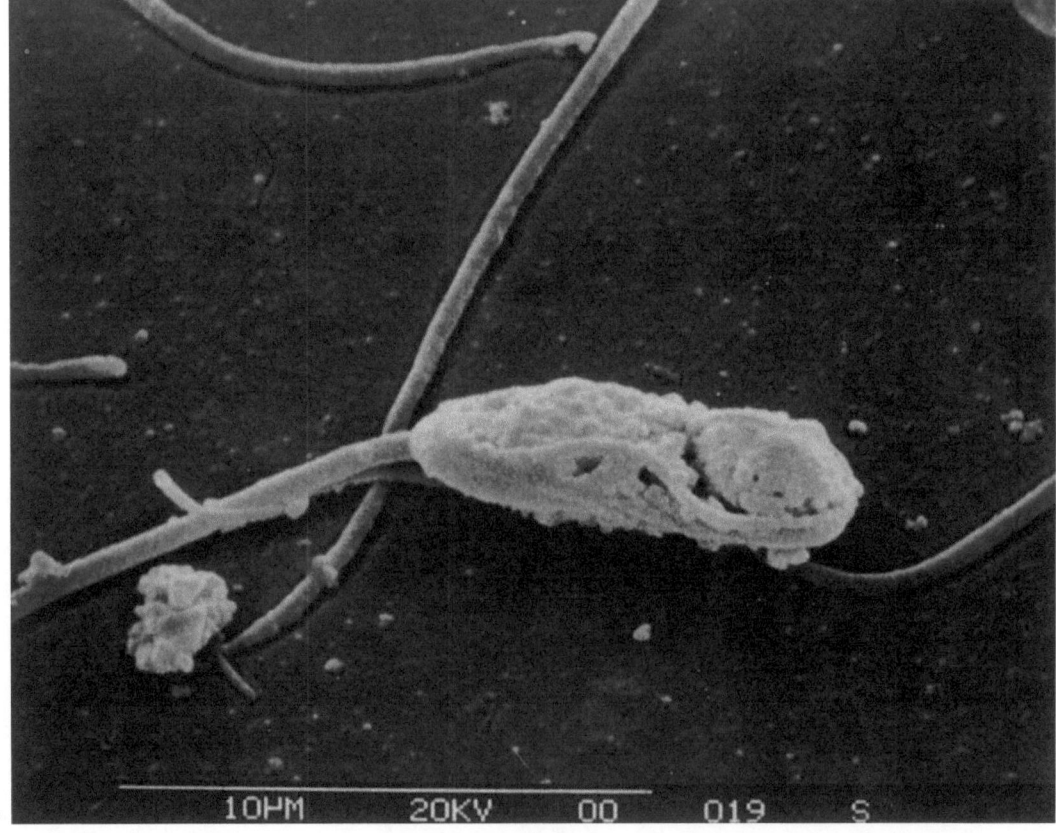

137

Abb. 137 △

Zytoplasmakörper

Abb. 139

Verschiedene Oberflächenstrukturen von ▷ Rundzellen

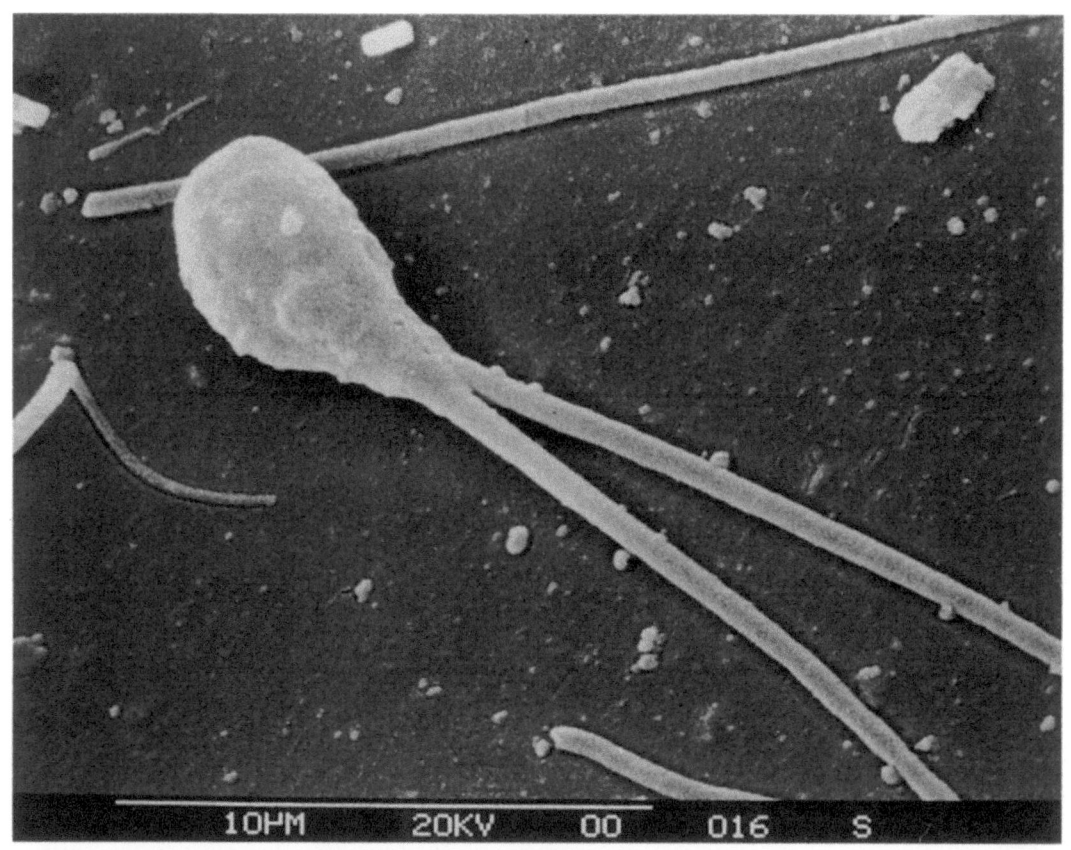

138

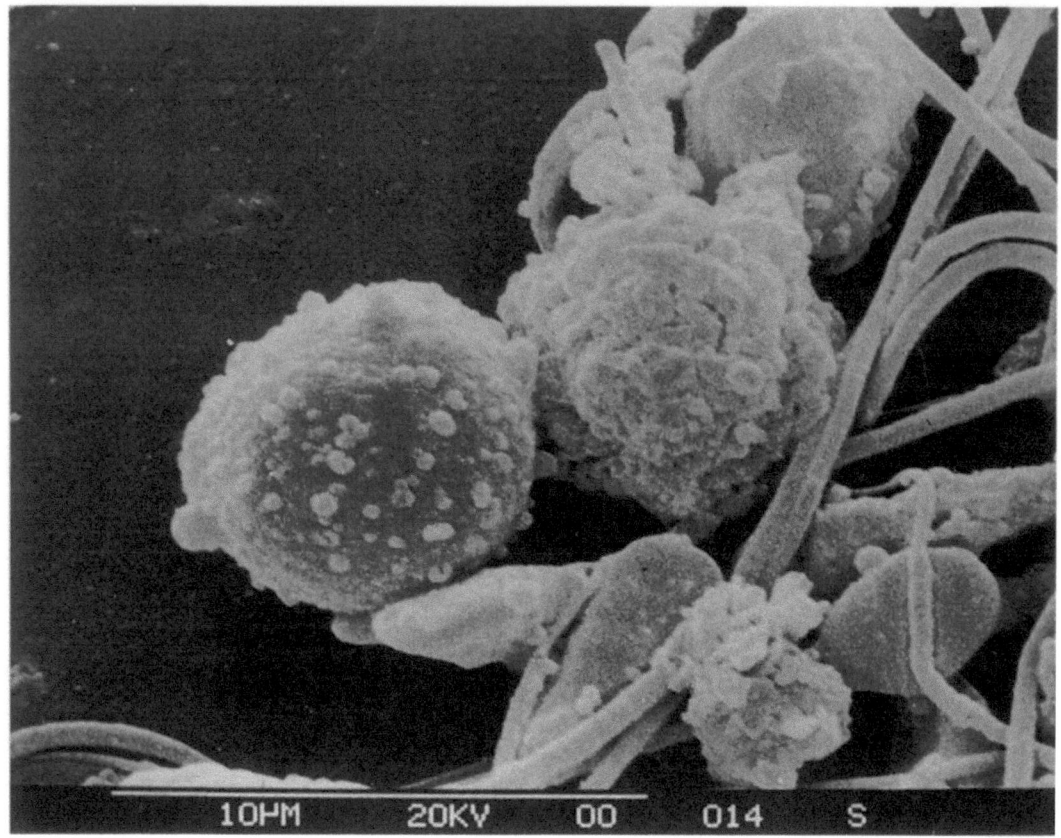

139

Schlußwort

Das Spermiogramm berücksichtigt nur einen Teil der den Mann betreffenden Aspekte einer möglichen Fertilitätsstörung. Trotzdem bleibt es eine einfache und damit praktikable Untersuchungsmethode in der Basisabklärung der männlichen Zeugungsfähigkeit. Wenn die Ejakulatanalyse auch keine endgültige Aussage über die Fertilitätschance eines Mannes machen kann und ihr Prädikationswert hinsichtlich einer Schwangerschaft eingeschränkt ist, wird sie doch als wichtigster Parameter für die Spermaqualität ihre zentrale Stellung in der Abklärung einer ungewollten Kinderlosigkeit behalten.

Die Bestimmung zusätzlicher Ejakulatparameter wie die akrosomale Reaktion und die Prüfung auf immunologische Faktoren sowie erweiterte spermatologische Funktionstests ha-

ben zur Optimierung der Fertilitätsdiagnostik beigetragen.

Die revolutionären Erfolge der neuen Techniken in der assistierten Reproduktion eröffnen nun auch in der Sterilitätstherapie bislang unerreichte Horizonte. In diesem Kontext wird die Kryokonservierung des Spermas sicher eine – wenn auch in der Indikation veränderte – Renaissance erleben.

Die in diesem Buch dargestellten und bewußt pragmatisch geordneten Techniken der „Spermatologie" ermöglichen es heute jedem interessierten Arzt in Klinik und Praxis eine ungewollt kinderlose Partnerschaft diagnostisch umfassend abzuklären und die therapeutischen Konsequenzen zu ziehen.

Literatur

Aafjes JH, Blijenberg BG, Wolffensperger-Van Oort HJ, Schenk PE (1985) Enzyme activity of human ejaculates, relation with abnormal liquefaction. Andrologia 17: 87

Ackerman S, Wortham JWE, Swanson RJ (1981) An indirect enzyme-linked immunosorbent assay (ElISA) for the detection and quantification of antisperm antibodies. Am J Reprod Immunol 1: 199

Adeghe AJG (1986) Poster 217: Washing and sperm surface antibodies. Hum Reprod [Suppl 2] 1: 64

Adoni A, Palti Z (1979) Better postcoital test for oligospermic patients using split ejaculate artificial insemination. Fertil Steril 31: 587

Aitken RJ (1983) Clinical assessment of human sperm function. J Obstet Gynecol [Suppl 2] 3: 48

Aitken RJ (1994) New methods for the diagnosis of defective human sperm function and implications for treatment. In: Hargreave TB (ed) Male infertility, 2. edn. Springer, New York Berlin Heidelberg, p 75

Aitken RJ, Best FSM, Richardson DW, Djahanbakch O, Templeton A, Lees MM (1982) An analysis of semen quality and sperm function in cases of oligozoosperma. Fertil Steril 38: 705

Aitken RJ, Buckingham DW, Fang HG (1993) Analysis of the responses of human spermatozoa to A 23187 employing a novel technique for assessing the acrosome reaction. J Androl 14: 132

Albert M, Bailly MA, Roussel C (1986) Influence of the concentration of motile sperm inseminated on the ovum penetration essay results: towards a standardized method. Andrologia 18: 161

Alexander NJ (1981) Evaluation of male infertility with in vitro cervical mucus penetration test. Fertil Steril 36: 201

Alexander NJ (1984) Antibodies to human spermatozoa impede sperm penetration of cervical mucus or hamster egg. Fertil Steril 41: 433

Alexander NJ, Bearwood D (1984) An immunosorption assay for antibodies to spermatozoa: comparison with agglutination and immobilization tests. Fertil Steril 41: 270

Al-Hasani S, Diedrich K, Küpker W, Bauer O, Diedrich C, Germer U, Sturm R (1994) Preliminary results of using „Mini-swim-up" technique in intracytoplasmic sperm injection (ICSI) for severe male factor infertility. Fertil Steril [Suppl] (50th AFS-Meeting, San Antonio Nov. 1994) O-168, p 82

Alvarez GT, Storey BT (1992) Evidence for increased lipid peroxidative demage and loss of superoxide dismutase activity as a mode of sublethal cryodemage tu human sperm during cryopreservation. J Androl 13: 232

Alvarez GT, Storey BT (1993) Evidence that membrane stress contributes more than lipid peroxidation to sublethal cryodemage in cryopreserved human sperm: glycerol and polyols as sole cryoprotectant. J Androl 14: 199

Amelar RD (1962) Coagulation, liquefaction and viscosity of human semen. J Urol 87: 187

Amelar RD, Dubin L (1977) Semen analysis. In: Amelar RD, Dubin L, Walsh P (eds) Male infertility. Saunders, Philadelphia, p 105

Amelar RD, Hotchkiss RS (1985) The split ejaculate. Fertil Steril 16: 46

Amelar RD, Dubin L, Schoenfeld C (1973) Semen analysis, Urology 2: 605

American Fertility Society (1993) Guidelines for gamete donation: 1993. Fertil Steril 59 [1 Suppl]: 1S–4S

Anderson RA, Feathergill KA, Drisdel RC, Rawlins RG, Mack SR, Zaneveld LJD (1994) Atrial natriuretic Peptide (ANP) as a stimulus of the human acrosome reaction and a component of ovarian follicular fluid: correlation of follicular ANP content with in vitro fertilization outcome. J Androl 15: 61–70

Andolz P, Bielsa MA, Genesca A, Benet J, Egozcue J (1986) Improvement of sperm quality in abnormal semen after Swim-up procedure, abstr 216. Human Reproduction (Suppl 1) 1: 64

Annibalo R (1979) An excessive ratio of tapering forms of spermatozoa as a distinctive feature in the presence of varicocele. Fertil Steril 32: 704

Ayodeji O, Baker HWG (1986) Is there a specific abnormality of sperm morphology in men with varicoceles? Fertil Steril 45: 839

Bachmann L, Schmitt WW, Plattner H (1974) Improved cryofixation demonstrated on freeze etched solutions, cell fractions and unicullular organisms 5th European Congr. Electtron Microscopy, Manchester, UK, 244

Baker HWG, Burger HG, de Kretser DM, Lording DW, McGowan P, Rennie GC (1981) Factors affecting the variability of semen analysis results in infertile men. Int J Androl 4: 609

Bandhauer K, Kövesdi S (1970) Der Fertilitätsstatus des Mannes. Urologe (A) 9: 192

Bandoh R, Yamano S, Kamada M, Daitoh T, Aono T (1992) Effect of sperm immobilizing antibodies on the acrosome reaction of human spermatozoa. Fertil Steril 59: 387–392

Barrath CLR, Osborn J, Harrison PE, Monks N, Dunphy B, Cooke ID (1989) Hypoosmotic sperm swelling test as a sperm function test. Fertil Steril 51: 365

Barros C (1974) Capacitation of mammalian sperm. In Physiology and Genetics of Reproduction, Part BE. In: Coutinho, Fuchs F (eds) Plenum, New York, pp 13–24

Bauer KM (1993) Über die Hämospermie. Urologe 2: 271

Bergmann A, Amit A, David MP, Homonnai ZT, Paz GF (1981) Penetration of human ejaculated spermatozoa into human and bovine cervical mucus. Fertil Steril 36: 363

Beyer H (1992) Die molekulare Biologie der Befruchtungskaskade und der beginnenden Embryonalentwicklung. Ann Anat 174: 491–508

Bielefeld P, Anderson RA, Mack SR, De Jonge JC, Zaneveld LJD (1994a) Are capacitation or calcium ion influx required for the human sperm acrosome reation? Fertil Steril 62: 1255–1261

Bielefeld P, Faridi A, Zaneveld LJD, De Jonge CJ (1994b) The zona pellucida induced acrosome reation is mediated by protein kinases. Fertil Steril 61: 536–541

Biljan MM, Taylor CT, Manasse PR, Joughin EC, Kingsland CR, Lewis-Jones DI (1994) Evaluation of different sperm function tests as screening methods for male fertilization potential – the value of the sperm migration test. Fertil Steril 62: 591

Blackwell JM, Zanefeld LJD (1992) Effect if abstinence on sperm acrosin, hypoosmotic swelling, and other semen variables. Fertil Steril 58: 798

Blasco L (1984) Clinical tests of sperm fertilizing ability. Fertil Steril 41: 477

Bostofte E, Serup J, Rebbe H (1984) Relation between number of immobile spermatozoa and pregnancies obtained during a twenty-year follow-up period immobile spermatozoa and fertility. Andrologia 16: 136

Broer KG, Freund J (1992) In-vitro-Fertilisation und Spermatozoen-Mukus-Interaktion. Fertilität 8: 9

Brotherton J (1973) Estimation of number, mean size and size distribution of human spermatozoa using a coulter counter. J Reprod Fertil 35: 626

Bruckert E (1991) How frequent is unintentional childlessness in Germany? Andrology 23: 245

Bujan L, Mieusset R, Mondinat CH, Mansat A, Pontonnier F (1988) Spermaphology in fertile man and its age related variation. Andrologia 20: 121

Bustos-Obregón E, Leiva S (1983) Chromatin packing in normal and teratozoospermic human ejaculated spermatozoa. Andrologia 15: 468

Bustos-Obregón E, Courot M, Fléchon JE, Hocheraú-de-Riviers MT, Holstein AF (1975) Morphological appraisal of gametogenesis. Spermatogenic process in mammals with particular reference to man. Andrologia 7: 141

Butler M (1979) The role of surgery in subfertility. Ir J Med Sci [Suppl] 148: 17

Calamara JC (1978) Spermatozoa motility and fructolysis – comparative study of samples obtained by masturbation and with plastic collectors. Andrologia 10: 169

Calamara JC, Vilar O (1979) Comparative study of sperm morphology with different staining procedures. Andrologia 4: 255

Calamara JC, Brugo S, Vilar O (1982) Relation between motility and adenosinotriphosphate (ATP) in human spermatozoa. Andrologia 14: 239

Calamara JC, Sanchez I, Quiros MC, Nicholson RF, Brugo S (1989) Different sperm velocity distributions in normozoospermic samples. Andrologia 22: 331

Callomon FT, Wilson JF (1956) The nonveneral diseases of the genitale. Thomas, Springfield/I

Campana A, Balerna M, Scarselli, Ferraris G (1981) Sterilità: Fattore cervicale. Cofese, Palermo, p 53

Carlsen E, Giwercman A, Keiding N, Skakkebaek NE (1992) Evidence for decreasing quality of semen during past 50 years. Br Med J 305: 609

Carreras A, Ramirez JP, Mendoza C (1992) Spermplasma membrane integrity measurement: a combined method. Andrologia 24: 335

Cerasaro M, Valenti M, MaSsacesi A, Lenzi A, Dondero F (1985) Correlation between direct IgG MAR test (mixed antiglobulin reaction test) and seminal analysis in men from infertile couples. Fertil Steril 44: 390

Chan SYW, Fox EJ, Chan MMC et al. (1985) The relationship between the human sperm hypoosmotic swelling test, routine semen analysis, and the human sperm zona-free hamster ovum penetration assay. Fertil Steril 44: 668

Chan PJ, Su BC, Tredway DR et al. (1994) White blood cells in semen affect hyperactivation but not sperm membrane integrity in the head and tail regions. Fertil Steril 61: 986

Check JH, Epstein R, Nowroozi K, Shanis BS, Wu CH, Bollendorf A (1989) The hypoosmotic swelling test as a useful adjunct to semen analysis to predict fertility potential. Fertil Steril 52: 159

Cimino C, Barba G (1985) The MAR test role for a rapid detection of antisperm autoimmunization in infertile men. Acta Eur Fertil 16: 347

Clermont Y (1963) The cycle of seminiferous epithelium in man. Am J Anat 112: 35

Clermont Y (1970) Dynamics of human spermatogenesis. In: Rosenberg E, Paulsen CA (eds) The human testis. Plenum, New York, p 47

Cockett ATK, Takikara H, Cosentino MJ (1984) The varicocele. Fertil Steril 41: 5

Coetzee K, Franken DR, Kruger TF, Lombard CJ (1992) Effect of multiple centrifugations on the evaluation of the acrosome reaction in human spermatozoa. Andrologia 24: 331

Cohen J, Fari A, Finegold WJ, Propping S, Taylor ML (1980) The split ejaculate. In: Emperaire JC, Audebert A, Hafez ESE (eds) Homologuous artificial insemination (AJH). Nijhoff, The Hague, p 112

Cohen J, Euser R, Schenck PE, Brugmann FW, Zeilmaker GH (1981) Motility and morphology of human spermatozoa in split ejaculates. Andrologia 13: 491

Cohen J, Edwards R, Feilly C et al. (1985) In vitro fertilization: a treatment of male infertility. Fertil Steril 43: 422

Cohen J, Malter M, Feilly C, Wright G, Elsner C, Kort H, Massey J (1988) Implantation of embryos after partial opening of oocyte zona pellucida to facilitate sperm penetration. Lancet 2: 162

Comhaire F, Vermeulen L, Ghedira K, Mas J, Irvine S, Callipolitis G (1983) Adenosine triphosphate in human semen: a quantitative estimate of fertilizing potential. Fertil Steril 40: 500

Confino E, Frank J, Dudkiewicz AB, Gleichner N, Friberg J (1985) The effect of ejaculation frequency on sperm quality. Presented at the 41st Annual Meeting of the American Fertility Society, Chicago, September 28 to October 2 (Abstract, p 87)

Cooper TG (1986) The epididymis sperm maturation and fertilisation. Springer, Heidelberg New York Tokyo

Cooper TG, Neuwinger J, Bahrs S, Nieschlag E (1992) Internal quality control of semen analysis. Fertil Steril 58: 172

Cummins JM, Pember SM Jequier AM, Yovich JL, Hartmann PE (1991) A test of the human sperm acrosome reaction following ionophore challenge. Relationship to fertility and other seminal parameters. J Androl 12: 96

Dale B, Iaccarino M, Fortunato A, Gragnaniello G, Kyozuka K, Tosti E (1994) A morphological and functional study of fusibility in round headed spermatozoa in the human. Fertil Steril 61: 336

David G, Bisson JP, Czyglik F, Jouannet P, Genigon C (1975) Anomalies morphologiques du spermatozoide humain. 1. Propositions pour un système de classification. J Gynécol Obstet Biol Reprod (Paris) [Suppl 1]: 4: 17

Denil J, Ohl DA, Hurd WW, Menge AC, Hiner MR (1992) Motility longenity of sperm samples processed for intrauterine insemination. Fertil Steril 58: 436

Denil J, Küpker W, Al-Hasani S, Schill T, Kuczyk M, Jonas U, Diedrich K (1995) Successful combination of transrectal electroejaculation and intracystoplasmic sperm injection in the treatment of anejaculation. (Unveröffentlicht)

Devroey P, Liu J, Nagy Z, Tournaye H, Silber SJ, Van Steirteghem AC (1994) Normal fertilization of human oocytes after testicular sperm extraction and intracytoplasmic sperm injection. Fertil Steril 62: 639

Dickerman Z, Sagiu M, Savion M, Allalouf D, Levinski H, Singer R (1989) Andrological parameters in human semen of high (greater than or equal to 6 ml) and low (less than or equal to 1 ml) volume. Andrologia 21: 353

Doepfmer R (1960) Das Ejakulat. In: Schuermann H, Doepfmer R (Hrsg) Fertilitätsstörungen beim Manne. Springer, Berlin Göttingen Heidelberg

Doepfmer R (1962) Die klinische Bedeutung der absoluten, der partiellen (einseitigen) und der relativen Polyspermie für die Pathogenese der männlichen Infertilität. Arch Klin Exp Dermatol 215: 246

Doody MC, Good MC (1993) The postcoital test: a quantitative method. J Abdrik 14: 149

Dorrington JH (1980) Pituitary and placental hormones. In: Austin CA, Short RV (eds) Reproduction in mammals. Book T. Mechanism of hormone action. Cambridge University Press, Cambridge, p 53

Dott HM, Foster GC (1972) A technique for studying the morphology of mammalian spermatozoa which are eosinophilic in a differential life dead stain. J Reprod Fertil 29: 443

Drobins EZ, Yudin AL, Cherr GN, Katz DF (1988) Hamster sperm penetration of the zona pellucida: Kinematic analysis and mechanical implications. Dev Biol 130: 311

Drobins EZ, Crowe LM, Berger T, Anchordoguy TJ, Overstreet JW, Crowe JH (1993) Cold shock damage is due to lipid phase transition in cell membranes: a demonstration using sperm as a model. J Exp Zool 265: 432

Dubois M, Jouannet P, Berge P, Volochine B, Serres C, David G (1975) Méthode et appareillage de mesure objéctive de la motilité des spermatozoides humains. Am Physiol Biol Med 9: 19

Edvinsson A, Bergman P, Steen Y, Nilsson S (1983) Characteristics of donor semen and cervical mucus at the time of conception. Fertil Steril 39: 327

Eliasson R (1971) Standards for investigation of human semen. Andrologia 3: 49

Eliasson R (1975) Analysis of semen. In: Behrmann SJ, Kistner RW (eds) Progress in infertility. Little Brown, Boston, p 691

Eliasson R (1981) Analysis of semen. In: Burger H, de Kretser DM (eds) The testis. Raven, New York, p 381

Eliasson R, Lindholmer CH (1972) Distribution and properties of spermatozoa in different fractions of split ejaculates. Fertil Steril 23: 252

Eliasson R, Lindholmer CH (1976) Functions of male accessory genital organs. In: Hafez ESE (ed) Human semen and fertility regulation in men. Mosby, St. Louis, p 44

Eliasson R, Treichl L (1971) Supravital staining of human spermatozoa. Fertil Steril 22: 134

Eliasson R, Eliasson L, Virji N (1980) LDH-X in human seminal plasma as an indicator of the funtional intergrity of spermatozoa. J Androl 1: 76

Engel S, Petzold (1994) The spermatozoal volume as indicative of the plasma membrane integrity (modification of the hypoosmotic swelling test). I. Methods. Andrologia 26: 309

Fazano F, Burmeister ML, de Lullo MA, Bottcher Luiz F, Neves PA, Bahomondes L (1993) Correlation between hypo-osmotic swelling test and „water test" to assess human sperm membrane integrity. Andrologia 25: 351

Flörke-Gerloff S, Töpfer-Petersen E, Müller-Esterl W et al. (1984) Biochemical and genetic investigation of round-headed spermatozoa in infertile men including two brothers and their father. Andrologia 16: 187

Foresta C, Rossato M, Mioni R, Zorzi M (1992) Progesterone induces capacitation in human spermatozoa. Andrologia 24: 33

Francavilla F, Catignani P, Romano R (1984) Immunological screening of a male population with infertile marriages. Andrologia 16: 578

Fredricsson B (1978) On the development of different morphologic abnormalities of human spermatozoa. Andrologia 10: 43

Fredricsson B (1979) Morphologic evaluation of spermatozoa in different laboratories. Andrologia 11: 57

Freund M (1963) Effect of frequency of emission of semen output on an estimate of daily sperm production in man. J Reprod Fertil 6: 269

Freund M (1966) Standards for the rating in human sperm morphology. Int J Fertil 11: 97

Freund M, Peterson RN (1976) Semen evaluation and fertility. In: Hafez ESE (ed) Human semen and fertility regulation in man. Mosby, St. Louis, p 334

Freundl G (1985) Spermatozoen-Zervikalschleim-Interaktion: Diagnostik und Bedeutung. Gynäkologie 18: 84

Friberg J (1974) A simple and sensitive micro-method for demonstration of sperm agglutinating antibodies in serum from infertile men and women. Acta Obstet Gynecol Scand [Suppl] 36: 21

Gaddum-Rosse P, Blandau RJ, Lee WI (1980) Sperm penetration into cervical mucus in vitro: II. Human spermatozoa in bovine mucus. Fertil Steril 33: 644

Gao B, Klein LE, Britten RJ, Davidson EH (1986) Sequence of mRNA coding for bindin, a specific sperm protein required for fertilization. Proc Natl Acad Sci USA 83: 8634

Gehring WG (1987) Bovine mucus penetration test, hypoosmotic swelling test and semen analysis. An assay for fresh and cryopreserved human spermatozoa – a fertile group versus an infertile group. Andrologia 19: 544

Glezerman M (1982) Semen analysis. In: Bandhauer K, Frick J (eds) Disturbances in male fertility. Springer, Berlin Heidelberg New York, p 207

Glezerman M, Rakowszky M, Lunenfeld B, Beer R, Goldman B (1976) Varicocele in oligospermic patients: pathophysiology and results after ligation and division of the internal spermatic vein. J Urol 115: 562

Gordon JW, Grunfeld L, Garrisi GJ, Talansky BE, Richards C, Laufer F (1988) Fertilization of human oocytes by sperm of infertile males after zona pellucida drilling. Fertil Steril 50: 68

Grillo M, Lehmann-Willenbrock E, Schnack E, Mettler L (1990) Prädikativer Wert von Spermatozoenfunktionstesten (HOS, BCM) TW. Gynäkologie 3: 111

Günther E, Bohnenstengel G, Glander HG et al. (1983) Beziehungen zwischen Spermabefunden und Fertilitätsprognose kinderloser Ehepaare. Hautarzt 34: 20

Haas GG (1986) The inhibitory effect of sperm-associated immunoglobulins on the cervical mucus penetration. Fertil Steril 46: 334

Haidl G, Hartmann R, Hofmann N (1987) Morphological studies on spermatozoa in motility-disorders. Andrologia 19: 433

Hammerstedt RH, Graham JK (1992) Cryopreservation of poultry sperm: the enigma of glycerol. Cryobiology 29: 26

Hammerstedt RH, Graham JK, Nolan JP (1990) Cryopreservation of mammalian sperm: what we ask them to survive. J Androl 11: 73

Hanson FW, Overstreet JW (1981) The interaction of human spermatozoa with cervical mucus in vivo. Am J Obstet Gynecol 140: 173

Hargreave TB (1994) Male infertility, 2nd edn. Springer, Berlin Heidelberg New York Tokyo

Hargreave TB, Nilsson S (1994) Seminology. In: Hargreave TB (ed) Male infertility, 2nd edn. Springer, Berlin Heidelberg New York Toyko

Hargreave TB, Pryor JP, Jequier AM, Crich JP (1994) Erectile and ejaculatory problems in infertility. In: Hargreave TB (ed) Male infertility, 2nd edn. Springer, Berlin Heidelberg New York Tokyo

Hartree EF, Mann T (1961) Phospholipids in vam semen: metabolism of plasmogen and fatty acids. Biochem J 80: 464

Haselberger J, Ludwig G, Kiessling M (1983) Spermaplasmafruktose and exkretorische Hodenfunktion. Therapiewoche 33: 3870

Heite HJ, Wokalek H (1980) Männerheilkunde. Fischer, Stuttgart

Heller CG, Clermont Y (1964) Kinetics of the germinal epithelium in man. Recent Prog Horm Res 20: 545

Hellstrom WJG, Samuels SJ, Waits AB, Overstreet JW (1989) A comparison of the usefulness of Sperm Mar and Immunobead tests for the detection of antisperm antibodies. Fertil Steril 52: 1027

Hendry WF, Morgan H, Stedronska J (1977) The clinical significance of antisperm antibodies in male subfertility. Br J Urol 49: 757

Hendry WF, Stedronska J, Lake RA (1982) Mixed erythrocyte-spermatozoa antiglobulin reaction (MAR test) for IgG antisperm antibodies in subfertile males. Fertil Steril 37: 108

Henley N, Baron C, Roberts KD (1994) Flow cytometric evaluation of the acrosome reaction of human spermatozoa: a new method using a photoactivated supravital stain intern. J Androl 17: 78

Henry MA, Noiles EE, Gao D, Mazur P, Crister JK (1994) Cryopreservation of human spermatozoa. IV. The effect of colling rate and warming rate on the maintenance of motility plasma membrane integrity, and mitochondrial function. Fertil Steril 60: 911

Hilscher B (1983) Spermatogoniogenesis; an interacting proliferation process between stem cell spermatogonia and differentiating spermatogonia. In: Holstein AF, Schirren C (eds) Föhringer Symposium: Stem cells in spermatogenesis. Grosse, Berlin (Fortschritte der Andrologie 7, p 46)

Hilscher W (1993) T_1-Prospermatogonia (Primordial spermatogonia of Rauh): the „Ameiotic" counterpart og early oocytes. In: Holstein AF, Schirren C (eds) Föhringer Symposium: Stem cells in Spermatogenesis. Grosse, Berlin (Fortschritte der Andrologie 7, p 21)

Hinney B, Wilke G, Michelmann HW (1993) Prognostic value of an automated sperm analysis in IVF or insemination therapy. Andrologia 25: 195

Hinting A, Comhaire F, Schoonjans F (1988) Capacity of objectively assessed sperm motility characteristics in differentiating between semen of fertile and subfertile men. Fertil Steril 50: 635

Hofmann N (1979) Die Beurteilung von Störungen der Spermatogenese und der männlichen Fertilität aufgrund spermatologischer Untersuchungsergebnisse. Z Hautkr 54: 5

Hofmann N, Freundl G (1986) Die mikroskopische Spermaanalyse. Fertilität 2: 135

Hofmann N, Freundl G, Hilscher B, Hilscher W (1982) Über die Zuordnung der pathomorphologischen Spermabefunde zu testikulären Erkrankungen. Aktuel Dermatol 8: 191

Hofmann N, Hilscher B, Hilscher W (1985) Diagnose und Therapie andrologischer Fertilitätsstörungen. In: Distler W, Hofmann N (Hrsg) Fertilitätsstörungen. Thieme, Stuttgart

Hofmann N, Fervers B, Hilscher B (1992) Correlation between multiheaded spermatozoa in the ejaculate and histological findings in the testis. Andrologia 24: 227

Holden CA, Hyne RV, Sathanathan AH, Trounson AO (1990) Assessment of human acrosome reaction using concanavalin A lactin. Mol Reprod Dev 25: 247

Holland-Moritz H, Krause W (1992) Semen analysis and fertility prognosia in andrological patients. Int J Androl 15: 473

Holstein AF, Roosen-Runge EC (1981) Atlas of human spermatogenesis. Grosse, Berlin

Holstein AF, Wartenberg H (1970) On the cytomorphology of human spermatogenesis. In: Holstein AF, Horstmann E (eds) Morphological aspects of andrology. Grosse, Berlin, p 8

Holstein C (1983) Morphologie freier unreifer Keimzellen im menschlichen Hoden, Nebenhoden und Ejakulat. Andrologia 15: 7

Holt WW, North RD (1984) Partially irreversible cold induced lipid phase transition in mammalian sperm plasma membrane domains: freeze fracture study. J Exp Zool 230: 473

Holt WV, North RD (1986) Thermotropic phase transition in the plasma membrane of ram spermatozoa. J Reprod Fertil 78: 447

Holt WV, Moore HDM, Hillier SG (1985) Computer-assisted measurement of sperm swimming speed in human semen: correlation of results with in vitro fertilization assays. Fertil Steril 44: 112

Hübner HM, Heidl R, Krause W (1985) Investigation of flow behavior (viscosity) from human seminal fluid with a rotational viscosimeter. Andrologia 17: 592

Hunter J (1799) In: Home E (ed) Account of dissection of hermaphrodite dog. Philos Trans R Soc Lond 18: 162

Insler V, Melmed H, Eichenbrenenr I, Serr D, Lunenfeld B (1972) The cervicale score. Int J Gynecol Obstet 10: 223–228

Insler V, Glezerman M, Bernstein D (1979) Die Behandlung des Zervicalfaktors der Infertilität. Arch Gynecol 228: 479

Irvine DS, Aitken RJ (1986) Predictive value of in vitro sperm function tests in the context of an AID service. Hum Reprod 1: 539

Ishii N, Mitsukawa S, Shirai M (1977) Sperm motile effiency. Andrologia 9: 55

Isojima S, Li TS, Ashitaka Y (1968) Immunologic analysis of sperm immobilizing factor found in sera of women with unexplained sterility. Am J Obstet Gynecol 101: 677

Janick J, MacLeod J (1970) The measurement of human spermatozoal motility. Fertil Steril 21: 140

Jecht E (1971) Neue Gesichtspunkte zur Pathogenese der Hämospermie. Fortschr Fertil Forsch 2: 78

Jecht EW, Russo JJ (1973) A system for the quantitative analysis of human sperm motility. Andrologia 5: 215

Jensen HM, Hjort T (1985) Diagnostik of autoimmunisering mod spermatozoer. Ugeskr Laeger 147: 2654

Jeyendran RS, Van der Ven HH, Perez-Pelaez M, Crabo BG, Zaneveld LJ (1984) Development of an assay to assess the functional integrity of the human sperm membrane and its relationship to other semen characteristics. J Reprod Fertil 70: 219

Jeyendran RS, van der Ven HH, Kennedy WP et al. (1985) Acrosomeless sperm. A cause of primary male infertility. Andrologia 17: 31

Joel CA (1953) Studien am menschlichen Sperma. Schwabe, Basel

Johnson GD, Nogueira-Araujo GMC (1981) A simple method of reducing the facing of immunofluorescence during microscopy. J Immunol Method 43: 349

Jones WL (1982) Immunologic infertility – fact or fiction. In: Wallach EE, Kempers RD (eds) Modern trends in infertility and conception control, vol 2. Harper & Row, Philadelphia, p 394

Jonsson B, Eneroth P, Landgren BM, Wikborn C (1986) Evaluation of in vitro sperm penetration testing of 176 infertile couples with the use of ejaculates and cervical mucus from donors. Fertil Steril 45: 353

Kamidono S, Hazama M, Matsumoto O, Takada K, Tomioka O, Ishigami J (1983) Study on humen spermatozoal motility: preliminary report on newly developed multiple exposure photography method. Andrologia 15/2: 111

Katz DF, Dott HM (1975) Methods of measuring swimming speed of spermatozoa. J Reprod Fertil 45: 263

Katz DF, Overstreet JW (1981) Sperm motility assessment by videomicrography. Fertil Steril 35: 188

Katz DF, Overstreet JW, Hanson FW (1980) A new quantitative test for sperm penetration into cervical mucus. Fertil Steril 33: 179

Kelåmi A (1981) Kelåmi-Affeld alloplastic spermatocele and successful human delivery. Uro Int 36: 368

Kibrick S, Belding DL, Merril B (1952) Methods for the detection of antibodies against mammalian spermatozoa II. A gelatin agglutination test. Fertil Steril 3: 430

Kiessling W (1960) Erkennung, Behandlung und Verhütung männlicher Fertilitätsstörungen. Münch Med Wochenschr 102: 267

Kiessling W (1984) Die Infertilität des Mannes. Therapiewoche 34: 4265

Kindler J, Möllmann H (1972) Einfluß von Chlorphenylalanin auf Hoden- und Nebenhodenplasma von Ratten. Andrologia 4: 299

Kjaergaard N, Mortensin N, Hostrup P, Lauritsen JG (1989) Prognostic value of semen analysis in infertility. Evaluation (Male fertility/Life table analysis). Andrologia 2: 62

Knuth UA, Wiesche AG/E (1988) Comparison of computerized semen analysis with the conventional procedure in 322 patients. Fertil Steril 49: 881

Knuth UA, Kühne J, Bals-Pratsch M, Nieschlag E (1988) Intra-individual variation of sperm velocity, linearity, lateral displacement and beat frequency in health volunteers. Andrologia 20: 243

Kolodziej FB, Katzorke T, Propping D (1986) Prognostic value of the sperm-penetration-meter test according to Kremer. Andrologia 18/5: 539

Krause W (1984) Long-term variations of seminal parameters. Andrologia 16: 175

Krause W (1996) Die Bedeutung der computergestützten Spermaanalyse (CASA) in der Andrologie. TW Urologie Nephrologie 8: 25

Krause W, Rothauge C-F (1991) Andrologie. Encke, Stuttgart

Krause W, Schönhärl G (1992): Automated analysis of human sperm motility by computer-aided image processing. In: Colpi GM, Pozza D (eds) Karger, Basel. Diagnosing male infertility. (Progr Reprod Biol Med, vol 15, p 103)

Krause W, Schönhärl G, Brake A (1993) The variability of measuring sperm concentration and motility as determined by computer-assisted image analysis and visual estimation. Andrologia 25: 181

Krebs D (Hrsg) (1984) Praktikum der extrakorporalen Befruchtung. Urban & Schwarzenberg, München, S 95

Kremer J (1965) A simple sperm penetration test. Int J Fertil 10: 209

Kremer J, Jager S (1976) The sperm cervical mucus contact test: a preliminary report. Fertil Steril 27: 335

Kremer J, Jager S, Juiken J (1977) The meaning of cervical mucus in Couples with antisperm antibodies. In: Insler V, Bettendorf G (eds) The uterine cervix in reproduction. Thieme, Verlag Stuttgart, p 181

de Kretser DM (1969) Ultrastructural features of human spermiogenesis. Z Zellforsch 98: 477

de Kretser DM (1979) Endocrinology of male infertility. Br Med Bull 35: 187

de Kretser DM, Temple-Smith PD, Kerr JB (1982) Anatomical and functional aspects of the male reproductive organs. In: Bandhauer K, Frick J (eds) Disturbances in male fertility. Springer, Berlin Heidelberg New York, p 1

Kruger TF, Acosta AA, Simons KF, Swanson RJ, Matta JF, Oehninger S (1988) Predictive value of abnormal sperm morphology in in vitro fertilization. Fertil Steril 49: 112

Küpker W, Al-Hasani S, Bauer O, Diedrich K (1994) Neue Techniken der assistierten Befruchtung. Fertilität 10: 216

Kurzrock R, Miller EG (1928) Biochemical studies of human semen and its relation to mucus of the cervix uteri. Am J Obstet Gynecol 15: 56

Lacroix B, Warter S (1982) Cytophotometric study of spermatozoa in normal subjects. Andrologia 14: 110

Lalonde L, Langlais J, Antari P, Chapdecaine A, Roberts KD, Bleau G (1988) Male infertility associated with round-headed acrosomeless spermatozoa. Fertil Steril 49: 316

Lamb EJ (1972) Prognosis for the infertile couple. Fertil Steril 23: 320

Lambert H, Overstreet JW, Morales P, Hanson FW, Yanagimachi R (1985) Sperm capacitation in the human female reproductive tract. Fertil Steril 43: 325

Lampe EH, Masters WH (1956) Problems of male fertility II: Effect of frequency ejaculation. Fertil Steril 7: 123

Lanzendorf E, Maloney MK, Veeck LL, Slusser J, Hodgen GD, Rosenwaks Z (1988) A preclinical evaluation of human spermatozoa into human oocytes. Fertil Steril 49: 835

Lasso JL, Noiles EE, Alvarez JG, Storey BT (1994) Mechanism of superoxide dismutase loss from human sperm cells during cryopreservation. J Androl 15: 255

Laws-King A, Trounson A, Sathananthan H, Kola I (1987) Fertilization of human oocytes by microinjection of a single spermatozoon under the zona pellucida. Fertil Steril 48: 637

Lee WI, Blandau RJ, Verdugo P (1977) Laser light-scattering studies of cervicalmucus. In: Insler V, Bettendorf G (eds) The uterine cervix and reproduction. Thieme, Stuttgart, p 68

Lee WI, Gaddum-Rosse P, Blandau RJ (1981) Sperm penetration into cervical mucus in vitro. III. Effect of freezing on estrous bovine cervical mucus. Fertil Steril 36: 209

Lee MA, Trucco GS, Bechtold KB, Wummer N, Kopf GS, Blasco (1987) Capacitation and acrosome reaction in human spermatozoa monitored by a chlortetracycline fluorescence assay. Fertil Steril 48: 649

Leib Z, Bartoov B, Eltes F, Servadio C (1994) Reduced semen quality caused by proctatisis: an enigma or reality? Fertil Steril 61: 1109

Levin RM, Latimore J, Wein JA, van Arsdalen KN (1986) Correlation of sperm count with frequency of ejaculation. Fertil Steril 45: 732

Levine RJ, Brown MH, Bell M, Shue F, Greenberg GN, Bordson BL (1992) Air-conditioned environments do not prevent deterioration of human semen quality during the summer. Fertil Steril 57: 1075

Lewis EL, Overstreet JW (1986) Immunologie infertility in the male. World J Urol 4/2: 77

Lilja H, Laurell C-B (1984) Liquefaction of coagulated human semen. Scand J Clin Lab Invest 44: 447

Lipshultz LI, Howards SS (1983 a) Infertility in the male. Livingstone, New York

Lipshultz LI, Howards SS (1983 b) Evaluation of the subfertile man. In: Lipshultz LI, Howards SS (eds) Infertility in the male. Livingstone, New York, p 187

Lischka G (1975) Die diagnostische Bedeutung der Fruktosebestimmung im Serum. Akt Dermatol 89: 92

Lode A (1891) Untersuchungen über die Zahlen- und Regenerationsverhältnisse der Spermatozoiden bei Hund und Mensch. Arch Physiol 50: 278

Lomeo A, Giambersio A (1991) „Water-test": A simple method to assess sperm-membrane intiquity. Int J Androl 14: 278

Lopata A, Patullo MJ, Chang A, James B (1976) A method for collecting motile spermatozoa from human semen. Fertil Steril 27: 677

Ludvik W (1976) Andrologie. Thieme, Stuttgart

Ludwig G (1986) Arbeitsanleitung zur Ejakulatanalyse. Sexualmedizin 15: 340

Ludwig G, Weigel H, Nuri M, Peters HJ (1974) Vergleichende Bestimmung der Spermaplasma-Fruktose nach der enzymatischen und der dünnschichtchromatographischen Methode. Urologe [A] 13: 177

Lunenfeld B, Glezerman M (1981) Diagnose und Therapie männlicher Fertilitätsstörungen. Grosse, Berlin

Lunenfeld B, Glezerman M (1982) Endocrine evaluation of male fertility disorders. In: Bandhauer K, Frick J (eds) Disturbances in male fertility. Springer Berlin Heidelberg New York, p 233

MacLeod J (1951) Semen quality in 1000 men of known fertility and in 800 cases of infertile marriage. Fertil Steril 2: 115

MacLeod J (1964) Human seminal cytology as a sensitive indicator of the germinal epithelium. Int J Fertil 9: 281

MacLeod J (1965 a) The semen examination. Clin Obstet Gynecol 8: 15

MacLeod J (1965 b) Seminal cytology in the presence of varicocele. Fertil Steril 16: 735

MacLeod J (1974) Effects of environmental factors and of antispermatogenic compounds of the human testis as reflected in seminal cytology. In: Mancini RE, Marini L (eds) Male fertility and sterility. Academic, London, p 123

MacLeod J, Gold RZ (1951) The male factor in fertility and infertility II. Spermatozoan counts in 1000 men of known fertility and in 1000 cases of infertile marriage. J Urol 66: 436

MacLeod J, Gold RZ (1954) The male factor: Fertility and sterility VI. Semen quality and certain other factors in relation to ease of conception. Fertil Steril 5: 217

Makler A (1978 a) A new multiple exporuse photography method for objective human spermatozoal motility determination. Fertil Steril 30: 192

Makler A (1978 b) A new chamber for rapid sperm count and motility estimation. Fertil Steril 30: 313

Makler A (1980 a) Use of the elaborated multiple exposure photography (MEP method in routine sperm motility analysis and for research purposes). Fertil Steril 33: 160

Makler A (1980 b) The improved ten – micrometer chamber for rapid sperm count and motility evaluation. Fertil Steril 33: 337

Makler A (1980 c) Use of microcomputer in combination with the multiple exposure photography technique for human sperm motility determination. J Urol 124: 372

Makler A, Murillo O, Huszar G, Tarlatzis B, DeCherney A, Naftolin F (1984) Improved techniques for collecting motile spermatozoa from human semen. I. A self-migratory method. Int J Androl 7: 61

Maleika F, Must R, Balerna M (1983) Die Flüssigkeitskonservierung von Humansperma in 3 verschiedenen Medien bei 20° und 4 °Celsius. In: Semm, Leidl, Rüsse, Mettler (Hrsg) Physiologie und Pathologie der Fortpflanzung Verhandlungsbericht. VIII. Veterinär-Humanmedizinische Gemeinschaftstagung München 17.–19. 2.

Maleika F, Pilat M, Schwind M (1985) Fertilizability in human in-vitro fertilization in relation to hamster-oocyte-penetration test (HOP), swell-test and other seminal parameters, Abstr 99. Abstract book of the First Meeting of the European Society of Human Reproduction and Embryology. Bonn 23.–26. Juni, p 35

Mandal A, Bhattacharyya AK (1985) Physical properties and non-enzymic components of human ejaculats. Relationship to spontaneous liquefaction. Int J Androl 8: 224

Mann T (1945) Studies on the metabolism of semen. 2. Glycolisis in spermatozoa. Biochem J 39: 458

Mann T (1946) Studies on the metabolism of semen. 3. Fructose as a normal constituent of seminal plasma. Site of formation and function of fructose in semen. Biochem J 40: 481

Mann T (1964) The biochemistry of semen and of the male reproductive tract. Methuen, London

Mann T (1974) Secretory function of the prostate seminal vesicle and other male accessory organs of reproduction. J Reprod Fertil 37: 179

Mann T, Lutwak-Mann C (1981) Male reproductive function and semen. Springer, Berlin Heidelberg New York

Marmar JL, Praiss DE, DeBenedictis TJ (1979) An estimate of the fertility potential of the fractions of the split ejaculate in terms of the motile sperm count. Fertil Steril 32: 202

Mathur S, Carlton M, Ziegler J, Rust PF, Williamson HO (1986) A computerized sperm motion analysis. Fertil Steril 46: 484

Matschulat AN, Schirren NC (1989) Untersuchungen über die Änderungen der Motilität menschlicher Spermatozoen in Abhängigkeit zur orphologischen Qualität. Andrologia 21: 83

Mattheus A, Heise H (1984) Zur Bestimmung der Spermatozoenmotilität. Andrologia 16: 439

Mawhinney MG (1983) Male accessory sex organs and androgen action. In: Lipschultz LI, Howards SS (eds) Infertility in the male. Livingstone, New York, p 135

Mazur P, Millet RH (1976) Permeability of human erythrocytes to glycerol in 1 and 2 M solutions at 0 degrees or 20 degrees C. Cryobiology 13: 507

Mazur P, Leibo SP, Chu EHY (1972) A two-factor hypothesis of freezing injury. Exp Cell Res 71: 345

McLaughlin EA, Ford WCL, Hull BMR (1992) Motility characteristics and membrane integrity of cryopreserved human spermatozoa. J Reprod Fertil 95: 527

Menkveld R, van Zyl JA, Kotze TJ (1984) A statistical comparison of three methods for the counting of human spermatozoa. Andrologia 16: 554

Menkveld R, Stander FSH, Kotze TW jr, Kruger TF, van Zyl JA (1990) The evaluation of morphological characteristics of human spermatozoa according to stricter criteria. Hum Reprod 5: 586

Mettler L, Czuppon AB (1985) Spermaantikörpernachweis in Seren steriler Patienten mittels RIA und ELISA im Vergleich zu den herkömmlichen Agglutinations- und Immobilisationstests und Hamster-Oozyten-Penetrationstest. Lab Med 9: 70

Michelmann HW, Hinney B (1996) Haben spermatologische Minimalkriterien bei der Therapie der andrologischen Subfertilität noch eine Berechtigung? TW Urologie. Nephrologie (im Druck)

Michelmann HW, Hinney B, Wilke G (1993) Andrologische Minimalkriterien in der Sterilitätstherapie. Fertilität 9: 219

Mizutani T, Schill W-B (1985) Motility of seminal plasma-free spermatozoa in the presence of several physiological compounds. Andrologia 17: 150

Möslein S, Pemper B, Wölbling R, Milbradt R, Taubert H-D (1987) Sekretion motiler Spermien: ein Vergleich der Separon- mit der Swim-up-Methode mittels Mikroprozessor-Bildanalyse. Fertilität 3: 157

Moghissi KS (1977) Significance and prognostic value of postcoital test. In: Insler V, Bettendorf G (eds) The uterine cervix in reproduction. Thieme, Stuttgart, p 231

Moghissi KS, Segal S, Meinhold D, Agronow SJ (1982) In-vitro sperm cervical mucus penetration: studies in human and bovine cervical mucus. Fertil Steril 37: 823

Morales P, Virgil P, Franken DR, Kaskar K, Coetzee K, Kruger TF (1994) Sperm-oocyte interaction: studies on the kinetics of zona pellucida binding and acrosome reaction of human spermatozoa. Andrologia 26: 131

Mordel N, Dano I, Epstein-Eldan M, Shemesh A, Schenker JG, Laufer N (1993) Novel parameters of human sperm hypoosmotic swelling test and their correlation to standard spermatogram, total motile sperm fraction, and sperm penetration assay. Fertil Steril 59: 1276

Mortimer D (1994) Semen analysis and other standard laboratory tests. Hargraeve TB (ed) Male Infertility, 2nd edn. Springer, Berlin Heidelberg New York Tokyo

Mortimer D, Leslie EE, Kelley RM, Templeton AA (1982) Morphological selection of human spermatozoa in vivo and in vitro. J Reprod Fertil 64: 391

Mortimer D, Pandya IJ, Sawers RS (1986) Human sperm morphology and the outcome of modified Kremer tests. Andrologia 18/4: 376

Naz RK, Kaplan P (1994) Interleukin-6 enhances the fertilizing capacity of human sperm by increasing capacitation and acrosome reaction. J Androl 15: 228

Neuwinger J, Behre HM, Nieschlag E (1990) Computerized semen analysis with sperm tail detection. Hum Reprod 5: 719

Niermann H (1990) Ergebnisse der Untersuchung von 200 Patienten mit Fertilitätsstörungen. Arch Klin Exp Dermatol 211: 156

Niermann H, Nolting S (1971) Azoospermie nach Meningitis: In: Schirren C (Hrsg) Fortschritte der Fertilitätsforschung, Bd. 2. Grosse, Berlin, S 145

Nieschlag E, Wickings EJ, Mauss J (1979) Endocrine testicular function in vivo and in vitro in infertile men. Acta Endocrinol 90: 544

Nistal M, Paniagua R (1984) Testicular and epididymal pathology. Thieme-Stratton, New York

Oehringer S, Acosta AA, Morshed IM et al. (1988) Corrective measures and pregnancies outcome in in vitro fertilization in patients with severe sperm morphology abnormalities. Fertil Steril 50: 283

Oliva A, Santillán MG, Caille A, Munuce MJ (1993) Sperm motility analysis using multiple-exposure photography (MEP): validity of the method with normal and abnormal patterns. Andrologia 25: 189

Olson JH, Birebaum R, Roseville MN et al. (1995) Semen analyses in 632 men over a 25 year period: no change in quality. J Urol (Suppl): 323 A

Overstreet JW, Katz DF (1991) Sperm transport capacitation. In: Speroff L, Simpson JL (eds) Gynecology and obstetrics, reproductive endocrinology, infertility and genetics, vol 5. Harper Row, New York

Overstreet JW, Katz DF, Hanson FW, Fonseca JR (1979) A simple inexpensive method for objective assessment of human sperm movement characteristics. Fertil Steril 31: 162

Overstreet JW, Coats C, Katz DF, Hanson FW (1980) The importance of seminal plasma for sperm penetration of human cervical mucus. Fertil Steril 34: 569

Palermo G, Joris H, Devroey P, van Steirteghem AG (1992) Pregnancies after intracytoplasmic injection of single spermatozoon into an oocyte. Lancet 340: 17

Pandya IJ, Mortimer D, Sawers RS (1986) A standardized approach for evaluating the penetration of human spermatozoa into cervical mucus in vitro. Fertil Steril 45: 357

Panidis D, Brozos G, Margaritis G, Vlassis G, Makedos G, Papaloucas A (1984) A contribution of sperm morphology to the diagnostic approach of varicocele. Acta Endocrinol 265 (Suppl): 20

Parinaud J, Mieusset R, Vieitez G, Labal B, Richoilley G (1993) Influence of sperm parameters on embryo quality. Fertil Steril 60: 888

Perez-Sanches F, Cooper TC, Yeung CH, Nieschlag E

(1994) Improvement in quality of cryopreserved human spermatozoa by swim-up before freezing. Int J Androl 17: 115

Papanicolaou GN (1942) A new procedure for staining vaginal smears. Science 95: 438

Peng CW, Balmaceda JP, Blanco JD, Gibbs RS, Asch RH (1986) Sperm washing and swim-up technique using antibiotics removes microbes from human semen. Fertil Steril 45: 97

Petzold R, Engel S (1994) Zellkonzentrationen und Motilität der Spermien des Mannes – konventionell und computer-gestützt ermittelt. Fertilität 10: 26

Pfaller W, Rovan E (1978) Preparation of resin embedded unicellular organisms without the use of fixatives and dehydration media. J Microscopy 114: 339

Pfaller W, Rovan E, Mairbäurl H (1976) A comparison of the ultrastructure of spray-frozen, freeze-etched or freeze-dried bull and boar spermatozoa with that after chemical fixation. J Reprod Fertil 48: 285

Philips DM (1972) Comparative analysis of mammalian sperm motility. J Cell Biol 53: 561

Pinatel MC (1985) Spermiogramme: technique de réalisation. Ann Biol Clin (Paris) 43: 39

Plattner H, Fischer WM, Schmitt WW, Bachmann L (1972) Freeze etching without cryoprotectants. J Cell Biol 53: 116

Poland ML, Moghissi KS, Giblin PT, Ager JW, Olson JM (1985) Variation of semen measures with normal men. Fertil Steril 44: 396

Polansky FF, Lamb E (1988) Do the results of semen analysis predict future fertility? A survival analysis study. Fertil Steril 49: 1059

Porath A, Adoni A, Cohen C (1988) Density differences in the spermatozoa of normozoospermic asthenozoospermic and oligo-asthenozoospermic males. Andrologia 20: 10

Prins GS, Weidel LA (1986) A comparative study of buffer systems as cryoprotectants for human spermatozoa. Fertil Steril 46: 147

Raboch J (1988) Proved fertility with severe oligozoospermia, Andrologia 20: 129

Ragni G, di Pietro R, Bestetti O, de Lauretis L, Olivaras D, Guercilena S (1985) Morphological selection of human spermatozoa in cervical mucus in vivo. Andrologia 17: 508

Ramirez JP, Carrelas A, Mendoza C (1992) Sperm plasma membrane integrity in fertile and infertile men. Andrologia 24: 141

Read MD, Schnieden H (1978) Variations in sperm count in oligozoospermic or asthenozoospermic patients. Andrologia 10: 52

Rehan N-E, Sobrero AJ, Fertig JW (1975) The semen of fertile men; statistical analysis of 1300 men. Fertil Steril 26: 492

Riedel HH (1980) Über den Nachweis einer speziellen Art von Spermatophagen im menschlichen Ejakulat. Andrologia 12: 232

Riedel HH, Schirren C (1978) Untersuchungen zur Differenzierung der Rundzellen im menschlichen Ejakulat. Z Hautkrankht 53: 255

Riffo M, Leiva S, Astudillo J (1992) Effect of zinc on human sperm motility and the acrosome reation. Int J Androl 15: 229

Rodriguez-Rigau LJ, Smith KD, Steinberger E (1978) Relationship of varicocele to sperm output and fertility in male partners in infertile couples. J Urol 120: 691

Rogers BJ (1985) The sperm penetration assay: its usefulness reevaluated. Fertil Steril 43: 821

Rogers BJ, Parker RA (1991) Relationship between human sperm hypo-osmotic swelling test and sperm penetration assay. J Androl 12: 152

Rogers-Neame NT, Garrison PN, Younger JB, Blackwell RE (1986) Determination of antisperm antibodies in infertile couples by milliliter infiltration. Fertil Steril 45: 299

Roosen-Runge EC, Barlow FD (1953) Quantitative studies on human spermatogenesis I. Spermatogonia. Am J Anat 93: 143

Rosemberg E, Paulsen CA (1970) The human testis. Plenum, New York

Rotem R, Paz GF, Zvit T et al. (1992) Ca^{2+}-independent induction of acrosome reaction by protein kinase C in human sperm. Endocrinol 131: 2235

Rowley MJ, Berlin JD, Heller CG (1971) The ultrastructure of four types of human spermatogonia. Z Zellforsch 115: 461

Sanchez R, Toepfer-Petersen E, Aitken RJ, Schill WB (1991) A new method for evaluation of the acrosome reaction in viable human spermatozoa. Andrologia 23: 197

Schill WB (1979) Fortschritte in der Diagnostik und Behandlung der Sterilität. Männliche Sterilitätsfaktoren. Arch Gynecol 228: 467

Schill WB (1980) Andrologische Diagnostik und Therapie. In: Mellin HE, Bauer HW (Hrsg) Infertilität des Mannes. Zuckerschwerdt, München, S 7

Schill WB (1985a) Funktionelle und immunologische Untersuchungsmethoden in der Andrologie. Lab Med 9: 63

Schill WB (1985b) Oligo(Astheno) (Terato)-zoospermie: Sinn und Unsinn der Behandlung. 17. Berliner Andrologisches Kolloquium, Berlin, 16. Februar 1985

Schill WB (1987) Aktuelles zur Polyzoospermie. 24. Berliner Andrologisches Kolloquium. Klinikum Steglitz Freie Univers Berlin, 14. Februar 1987

Schill WB, Dasilva M (1983) Results of spermatograms

obstained close to conception. In: Schirren C, Holstein AF (eds) Diagnostic aspects in andrology. Grosse, Berlin, p 27

Schill WB, Feifel M (1984) Low acrosin activity in polyzoospermia. Andrologia 16: 589

Schill WB, Toepfer-Petersen E, Engel W (1988) Acrosomal markers in clinical andrology. In: Jisuka R, Semm K (eds) Human Reproduction Current Status/Future Prospects. Elsevier Science, Amsterdam, p 203–212

Schill WB, Toepfer-Petersen E, Engel W, Schmoeckel CH (1986) Demonstration of acrosomial defects in polyzoospermia as a possible cause of male infertility. In: Soon TE, Ratnam SS (eds) Handbook of abstracts: 12th World Congress on fertility and sterility. Singapore, Oct 26–31

Schirren C (1971) Praktische Andrologie. Hartmann, Berlin

Schirren C (1972) Normwerte und Nomenklaturfragen in der Andrologie. Andrologia 4: 153

Schirren C (1973) Umweltschäden und Fertilität des Mannes. Andrologia 5: 91

Schirren C (1976) Differentialdiagnose des von den Normwerten abweichenden Spermiogramms. Fortschr Med 94: 2036

Schirren C (1982 a) Praktische Andrologie. 2. Aufl. Karger, Basel München Paris London New York Sydney

Schirren C (1982 b) Reduzierte Ejakulatmenge – diagnostische Überlegungen und therapeutische Ansatzmöglichkeiten. Andrologia 14: 369

Schirren C (1982 c) Motilitätsbestimmungen der Spermatozoen. Andrologia 14: 548

Schirren C, Thiesenhausen HJ (1972) Untersuchungen des Hodengewebes bei andrologischen Patienten mit Orchitis, Epididymitis und traumatischer Hodenschädigung in der Anamnese. Andrologia 4: 327

Schirren CG, Holstein AF, Schirren C (1971) Über die Morphologie rundköpfiger Spermatozoen des Menschen. Andrologia 3: 117

Schirren C, Laudahn G, Hartmann E, Heinze I, Richter E (1975) Untersuchungen zur Korrelation morphologischer und biochemischer Meßgrößen im menschlichen Ejakulat bei verschiedenen andrologischen Diagnosen. Andrologia 7: 117

Schirren C, Eckhardt U, Jachczik R, Carstensen CA (1977) Morphological differentiation of human spermatozoa with testsimplets slides. Andrologia 9: 191

Serafini P, Marrs RP (1986) Computerised staged freezing technique improves sperm survival and preserves penetration of zona free hamster ova. Fertil Steril 45: 854

Schmidt FH (1961) Die enzymatische Bestimmung von Glucose und Fruktose nebeneinander. Klin Wochenschr 39: 1244

Schneider W, Scheuerlein WN (1946) Unspezifische Nebenhodenentzündung und grippaler Infekt. Z Haut-Geschl Krkh 1: 105

Schütte B (1985) Hodenbiopsie bei Subfertilität. Grosse, Berlin (Fortschritte der Andrologie 9)

Schütte B (1987) Penetration ability of human spermatozoa into standardized bovine mucus (Penetrak) in patients with normal and pathological semen samples. Andrologia 19: 217

Schwartz D, Laplanche A, Jouannet P, David G (1979) Within subject varibility of human semen in regard to sperm count volume, total number of spermatozoa and length of abstinence. J Reprod Fertil 57: 391

Schwartz D, Mayaux MJ, Heuche V, Czyglik F, David G (1980) Importance of insemination timing and in AID: Human artificial insemination and semen preservation. In: David G, Price WS (eds) Plenum, New York London

Schwartz D, Mayaux MJ, Guihard-Moscato ML, Spira A, Jouannet P, Czyglik F, David G (1984) Study of sperm morphologic characteristics in a group of 833 fertile men. Andrologia 16: 423

Scott LS (1960) Mumps and male fertility. Br J Urol 32: 183

Sherins RJ, Brightwell D, Sternthal PM (1977) Longitudinal analysis of semen of fertile and infertile men. In: Troen P, Nankin H (eds) New concepts of the testis in normal and infertile men. Raven, New York, p 437

Sigg C, Hedinger C (1981) Quantitative and ultrastructural studies of germinal epithelium and testicular biopsies with mixed atrophy. Andrologia 13: 412

Simmons FA (1956) Human infertility. N Engl J Med 255: 1140

Singer R, Sagiv M, Barnet M et al. (1980) Mortility, vitality and percentage of morphologically abnormal forms of human spermatozoa in relation to sperm counts. Andrologia 12: 92

Singer R, Sagiv M, Barnet M et al. (1981) Head abnormalities. Assessment of sperm in the routine laboratory. Andrologia 13: 236

Singer R, Sagiv M, Barnet M, Allalouf D, Landau B, Servadio C (1982) Some characteristics of split human semen of various sperm densities. Andrologia 14: 260

Skakkebaek NE, Bryant JI, Philip J (1973) Studies on meiotic chromosomes in infertile men and controls with normal controls with normal karyotypes. J Reprod Fertil 35: 23

Sokol RZ, Sparkes R (1987) Demonstrated paternity in spite of severe idiopathic oligospermia. Fertil Steril 47: 356

Sokoloski JE, Blasco L, Storey BT, Wolf DP (1977) Turbidimetric analysis of human sperm motility. Fertil Steril 28: 1337

Spira A (1986) Mini Review. Epidemiology of human reproduction. Hum Reprod 1: 111

Stedronska J, Hendry WF (1983) The value of the mixed antiglobulin reaction (MAR) as an addition to routine seminal analysis in the evaluation of the subfertile couple. Am J Reprod Immuno 3: 89

Steinberger E (1971) Hormonal control of mammalian spermatogenesis. Physiol Rev 51: 1

Steinberger E, Rodriguez-Rigau LJ (1983) The infertile couple. J Androl 4: 111

Steinberger E, Rodriguez-Rigau LJ, Smith KD (1981) The interaction between the fertility potentials of the two members of an infertile couple. In: Frajese G, Hafez ESE, Conti C, Fabrini K (eds) Raven, New York, p 9

Steiner R, Hofmann N, Hartmann R, Kaufmann R (1977) Die Anwendung der Laser-Doppler-Spektroskopie zur Analyse der Spermatozoen-Motilität in verschiedenen Medien. Fortschr Fertil Forsch 5: 152

Stieve H (1930) Männliche Genitalorgane. In: v Möllendorf W (Hrsg) Handbuch der mikroskopischen Anatomie des Menschen, Bd 7, Teil 2. Springer, Berlin, S 1

Steptoe PC, Edwards RG (1978) Birth after re-implantation of a human embryo. Lancet ii: 366

Stone SC, Himsl K (1986) Peritoneal recovery of motile and nonmotile sperm in the presence of endometriosis. Fertil Steril 46: 338

Stumpf PG, Lloyd T (1985) In-vitro penetration of human sperm into bovine cervical mucus: effects of sperm washing and exposure to low temperature. Obstet Gynecol 65: 42

Sunde A, Kahn JA, Molne K (1988) Intrauterine insemination: a European collaborative report. Hum Reprod 3 [Suppl 2]: 69

Swerdloff RS, Overstreet JW, Sokol RZ, Raifer J (1985) Infertility in the male. UCLA Conference. Ann Intern Med 103: 906

Tadir Y (1994) Microsurgical fertilization techniques in IVF: Past, present and future developments. Perspectives on assisted reproduction. Ares Serono Symposia, p 169

Takahashi K, Wetzels AMM, Goverde HJM, Bastiaans BA, Janssen HJG, Rolland R (1992) The kinetics of the acrosome reaction of human spermatozoa and its correlation with in vitro fertilization. Fertil Steril 57: 889

Talbot P, Chacon RS (1981) A triple stain technique for evaluation normal acrosome reactions of human sperm. J Exp Zool 215: 201

Tang LCh, Chan YW (1985) Spermatozoal characteristics of hyperspermic and hypospermic human semen samples. IRCS Med Sci 13: 263

Tauber PF, Zaneveld LJD, Propping D, Schumacher GFB (1975) Components of human split ejaculates. I. Spermatozoa, fructose, immunglobulins albumin, lactoferrin, transferrin and other plasma proteins. J Reprod Fertil 43: 249

Tesarik J, Mendoza C, Carreras A (1992) Effects of phosphodiesterase inhibitors caffein and pentooxyfylline on spontaneous and stimulus-induced acrosome reaction in human sperm. Fertil Steril 58: 1185

Thiel W, Günther E, Schreiber G (1983) Untersuchungen zur Fertilitätsprognose des Mannes. Zentralbl Gynäkol 105: 1174

Titmar HG (1978) Seasonal fluctuation of condom retrieval. IRCS Med Sci 6: 135

Tjoa WS, Smolensky MH, Hsi BP, Steinberger E, Smith KD (1982) Circannual rythm in human sperm count revealed by serially independent sampling. Fertil Steril 38: 454

Töpfer-Petersen E, Heissler E, Schill WB (1985) The kinetic of acrosome reaction – an additional sperm parameter? Andrologia 17: 224

Töpfer-Petersen E, Völcker Ch, Heissler E, Schill WB (1987) Absence of acrosome reaction in polyzoospermia. Andrologia 19: 225

Togni S, Galliccioti G, Coccia P, Piffaretti-Yanez A, Stamm J, Balerna M (1995) Computer-aided semen analysis: sperm concentration assessment by the Stromberg-Mika system. Andrologia 27: 55

Tournaye H, van der Linden M, Van den Abbeel E, Devroey P, Van Steirteghem AC (1994) Mouse in vitro fertilization using spermtreated with pentoxifylline and 2-desoxyadenosine. Fertil Steril 62: 644

Uhler ML, Leung A, Chan SYW, Wang C (1992) Direct effect of progesterone and antiprogesterone on human hyperactivated motility and acrosome reaction. Fertil Steril 58: 1191

Ulstein M, Fjällbrant B (1973) Interrelation of different parameters at cervical mucus penetration of spermatozoa. Acta Obstet Gynecol Scand 52: 295

Upadhyaya M, Hibbard BM, Walker SM (1984) Antisperm antibodies and male infertility. Br J Urol 56/5: 531

Urry RL (1985) Laboratory diagnosis of male infertility. Clin Lab Med 5: 355

Van der Ven HH, Al-Hasani S, Diedrich K (1990) Neue Aspekte der Inseminationsbehandlung. In: Diedrich K (Hrsg) Neue Wege in Diagnostik und Therapie der Sterilität, 2. Aufl. Enke, Stuttgart (Bücherei des Frauenarztes, Bd 25, S 124)

Van der Ven HH, Jeyendran RS, Al-Hasani S, Perez-Pelaez M, Diedrich K, Zaneveld LJD (1986) Correlation between human swelling in hypoosmotic medium (Hypoosmotic Swelling Test) and in vitro fertilisation. J Androl 7: 190

Van Kooij RT, Balerna M, Roatti A, Campana A (1986)

Oocyte penetration and acrosome reactions of human sperm II. Correlation with other seminal parameters. Andrologia 18: 503

Van Steirteghem AC (1994) IVF and micromanipulation techniques for male-factor infertility. Current opinion. Obstet Gynecol 6: 173

Van Steirteghem AC, Liu J, Joris H et al. (1993) Higher success rate by intracytoplasmic sperm injection than by subzonal insemination. A report of a second series of 300 consecutive treatment cycles. Hum Reprod 8: 1055

Van Steirteghem AC, Liu J, Joris H et al. (1994) Assisted fertilization by subzonal insemination and intracytoplasmatic sperm injection. Reprod Fertil 6: 87–89

Vasterling HW (1960) Praktische Spermatologie. Thieme, Stuttgart

Vigersky RA (1983) Pituitary-testicular axis. In: Lipschultz LI, Howards SS (eds) Infertility in the male. Livingstone, New York, p 19

Vine MF, Margolin BH, Morrison HI, Hulka BS (1994) Cigarette smoking and sperm density: a meta-analysis. Fertil Steril 61: 35

Warter S, Montagnon D, Luchhetta G, Cranz C, Clavert A, Rumpler Y (1985) Semen parameters and capacitation. Andrologia 17: 570

Watson PF, Kunze E, Cramer P, Hammerstedt RH (1992) A comparison of critical osmolality and hydraulic conductivity and its activation energy in fowl and bull spermatozoa. J Androl 13: 131

Wernicke J, Schirren C (1982) Morphologische Differenzierung menschlicher Spermatozoen mittels vorgefertigter Methodik. Vergleichende Untersuchungen. Andrologia 6: 471

WHO (World Health Organization) (1987) WHO Laboratory manual for the examination of semen and semen cervical mucus interaction, 2nd ed. The Press Syndicate of the University of Cambridge, Cambridge

WHO (World Health Organization) (1992) WHO laboratory manual for the examination of human semen and sperm cervical mucus interaction, 3rd edn. The Press Syndicate of the University of Cambridge, Cambridge

WHO (World Health Organization) (1993) WHO-Laborbuch zur Untersuchung des menschlichen Ejakulates und der Spermien-Zervikalschleim-Interaktion, 3. Aufl. Springer, Berlin Heidelberg New York Toyko

Wolf D, Boldt J, Byrd W, Bechtol K (1985) Acrosomal status evaluation in human ejaculated sperm with monoclonal antibodies. Biol Reprod 32: 1157

Wolff H, Schill WB (1985) A modified enzyme-linked immunosorbent assay (ELISA) for the detection of antisperm antibodies. Andrologia 17: 426

Wu FCW, Aitken RJ, Furguson A (1989) Inflammatory bowels disease on male infertility: effect of sulfosalazine and 5-aminosalicyl acid on sperm fertilizing capacity and reactive oxygen species generation. Fertil Steril 52: 842

Yavetz H, Yogev L, Homonnai Z, Paz G (1991) Prerequisites for successful human sperm cryobanking: sperm quality and prefreezing holding time. Fertil Steril 55: 812

Yeung Ch-Hei, Nieschlag E (1993) Performance and comparison of CASA systems equipped with different phase-contrast optics. J Androl 14: 222

Zaini A, Jennings MG, Baker HWG (1985) Are conventional sperm morphology and motility assessment or predictive value in subfertile men? Int J Androl 8: 427

Zhong Ch-Q, Ho P-Ch, Fan M-Ch, Chan SYW, So WW, Wang Ch (1989) Immunological studies in patients with oligospermia. Fertil Steril 52: 1989

Zukerman Z, Rodriguez-Rigau LJ, Smith KD, Steinberger E (1977) Frequency distributions of sperm counts in fertile and infertile males. Fertil Steril 28: 1310

Zukerman Z, Eltes F, Tadir Y, Ovadia J, Bartoov B (1986) Polyzoospermia: possible mechanisms based on different schedules of abstinence. 12th World Congress on Fertility and Sterility, Singapore, Oct 26–31, Handbook of Abstracts 4, p 998

Zyl JA van, Menkoeld R, Kotze TJ van, Retief AE, Niekerk WA (1975) Oligospermia: a seven year survey of the incidence, chromosomal aberrations, treatment and pregnancy rate. Int J Fertil 20: 129

Sachverzeichnis